高等院校医疗器械系列规划教材

生物医用材料导论

编著 吕 杰 程 静 侯晓蓓

U0336973

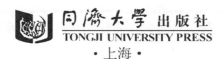

同济大学出版社
TONGJI UNIVERSITY PRESS
·上海·

内 容 提 要

本书主要介绍生物医用材料的特性、评价、管理和应用。重点介绍生物医用金属材料、无机非金属材料、高分子材料和复合材料,同时对生物医用材料的性能与改性作了具体介绍。

本书共分为 6 章,包括绪论、生物医用金属材料、生物医用无机非金属材料、生物医用高分子材料、生物医用复合材料和生物医用材料性能及其改性。

本书适用于生物医学工程类、生物技术类、医疗器械工程类、医学类等非材料学专业的各层次教学及实践工作,亦可作为相关领域研究的参考用书。

图书在版编目(CIP)数据

生物医用材料导论/吕杰,程静,侯晓蓓编著. --上
海:同济大学出版社,2016.10(2024.7 重印)
高等院校医疗器械系列"十三五"规划教材
ISBN 978-7-5608-6539-3

Ⅰ.①生… Ⅱ.①吕… ②程… ③侯… Ⅲ.①生物材
料—高等学校—教材 Ⅳ.①R318.08

中国版本图书馆 CIP 数据核字(2016)第 225981 号

高等院校医疗器械系列规划教材
生物医用材料导论
编著 吕 杰 程 静 侯晓蓓
责任编辑 张 睿 **责任校对** 徐春莲 **封面设计** 陈益平

出版发行 同济大学出版社 www.tongjipress.com.cn
(地址:上海市四平路 1239 号 邮编:200092 电话:021-65985622)
经 销 全国各地新华书店
印 刷 常熟市大宏印刷有限公司
开 本 787mm×1092mm 1/16
印 张 11
字 数 275 000
版 次 2016 年 10 月第 1 版
印 次 2024 年 7 月第 6 次印刷
书 号 ISBN 978-7-5608-6539-3

定 价 32.00 元

前　　言

生物医用材料是指应用于生理系统疾病的诊断、治疗、修复或替换生物体组织或器官，增进或恢复其功能的材料。研究领域涉及到材料学、医学和生命科学，属于交叉学科。

生物医用材料是生物医学工程学的重要研究领域，目前较为广泛的研究内容包括：用于人工心脏、人工血管和人工心脏瓣膜的高抗凝血材料，用于人工骨、人工关节和人工种植牙的生物陶瓷和玻璃，用于骨科修补及矫形外科的钛及钛合金，用于局部控制释放的药物载体的高分子材料，用于替代外科手术的缝合及活组织结合的生物粘合剂，以及血液净化材料等。

生物医用材料的科学研究具有明显的学科交叉特点，涉及材料学、物理、化学、医学和生物学等学科专业知识。编著本书的目的是帮助那些非材料学专业的读者，熟悉各种生物医用材料（金属材料、无机非金属材料、高分子材料、复合材料）的物理、化学、力学性能和加工方法及相关器械的临床应用，了解前沿生物医用材料领域最新的研究发展动态。

本书是编著者在近年来为"生物医学工程"本科专业、"医疗器械维护与管理"和"精密医疗器械技术"专科专业学生开设"医用材料"课程时准备的讲义的基础上，参考各种生物医用材料的文献、书籍和网页信息，经补充、完善、修订而成的。

本书的具体撰写分工如下：第1章、第2章由吕杰执笔，第3章由侯晓蓓执笔，第5章由程静执笔，第4章、第6章由程静、侯晓蓓、吕杰共同执笔。同济大学出版社的张睿及其他工作人员为本书的出版付出了辛勤劳动，在此表示感谢。

感谢上海健康医学院医疗器械学院的教师和同学对书稿提出的宝贵意见，书中有不妥之处，也盼广大读者指出。

编著者

2016 年 9 月

目　　录

第1章

绪　　论

1.1　概　　述

　　生物医用材料是与生物系统相互作用且在医学领域得以应用的材料,其中生物系统包括细胞、组织、器官等,医学领域的应用则包括对疾病的诊断、治疗、修复或替换生物体组织或器官,增进或恢复其功能等。生物医用材料本身不是药物,其作用不必通过药理学、免疫学或代谢手段实现,其治疗途径是与生物机体直接结合并产生相互作用,但有时为了促进生物医用材料更好地发挥其功能,也会将其与药物结合。

　　人类利用生物医用材料的历史十分悠久。在公元前约3500年,古埃及人就利用棉花纤维、马鬃做缝合线缝合伤口,用柳树枝和象牙来修补受损的牙齿,墨西哥的印第安人则使用木片修补受伤的颅骨。在中国和埃及的墓葬中就发现了公元前2500年的假牙、假鼻、假耳。公元600年,玛雅人用海贝壳制作具有珠光的牙齿,在外观上甚至已经达到了如今所要求的骨整合水平。尽管当时人们极度缺乏材料学、生物学、医学方面的相关知识,但这并不妨碍人们利用身边的某些天然材料来治愈伤口、解决人体生理或解剖功能丧失的问题。

　　从16世纪开始,金属材料开始在骨科领域得到大量应用,1588年,人们利用黄金板修复颚骨。1775年,金属材料开始被用来固定体内骨折。1851年,硫化天然橡胶制成的人工牙托和颚骨问世。在这一时期,生物医用材料的发展非常缓慢,一方面受到当时自然科学理论水平和工业技术水平的限制,另一方面也与医生、科学家、工程师三者之间缺少合作有关,当患者的生命受到严重危害时,往往依靠医生单打独斗,凭借自己的小发明来解决问题。

　　进入20世纪中期以后,随着医学、材料学(尤其是高分子材料学)、生物化学、物理学的迅速发展,高分子材料、陶瓷材料和新型金属材料不断涌现,如:聚羟基乙酸、聚甲基丙烯酸羟乙酯、胶原、多肽、纤维蛋白、羟基磷灰石、磷酸三钙、形状记忆合金等,这些材料主要由材料学家研究设计,因此许多材料并不是专门针对医用而设计的,在临床应用过程中可能存在生物相容性问题,例如最初的血管植入物材料聚酯纤维(俗称涤纶)就来源于纺织工业,会与血液发生生物反应而导致血管阻塞。但不可否认的是,这些新材料的出现推动了生物医用材料的发展,各种不同性能的材料可以满足不同的临床需求,也为各种人工器官的研制奠定了基础。

　　20世纪80年代后,人类开始将生物技术应用于生物医用材料的研制,将特定组织细胞"种植"于一种生物相容性良好的、可被人体逐步降解吸收的生物医用材料上,形成细胞—生物医用材料复合物,其中生物医用材料不断降解并为细胞的增长繁殖提供三维空间和营养代谢环境,而细胞经过繁殖逐渐形成新的具有与自身功能和形态相应的组织或器官,最终实现对病损组织或器官在结构、形态和功能等方面的重建,达到永久替代。这种将细胞生物学和材料科学相结合,在体外或体内构建组织或器官的技术,被称为组织工程,它打破了人们自古以来形成的"生物医用材料是一类无生命的材料"的观点,赋予了材料生命。

表 1-1　部分生物医用材料的临床应用

临床应用		材料
骨骼系统	关节置换(髋、膝)	钛、Ti-Al-V 合金、不锈钢、聚乙烯
	断裂固定骨板	不锈钢、钴铬合金
	骨水泥	聚甲基丙烯酸甲酯
	骨缺损修复	羟基磷灰石
	人工肌腱和韧带	聚四氟乙烯、涤纶
	牙齿固定的齿科植入物	钛、Ti-Al-V 合金、不锈钢、聚乙烯、氧化铝、磷酸钙
心血管系统	人工血管	涤纶、聚四氟乙烯、聚氨酯
	心脏瓣膜	不锈钢、碳质材料
	导管	硅橡胶、聚四氟乙烯、聚氨酯
器官	人工心脏	聚氨酯
	皮肤修复	硅橡胶-胶原复合材料
	人工肾(血液透析器)	纤维素、聚丙烯腈
	心肺装置	硅橡胶
传感器	人工耳蜗	铂电极
	人工晶体	聚甲基丙烯酸甲酯、硅橡胶、水凝胶
	接触镜	硅橡胶—丙烯酸酯、水凝胶
	角膜绷带	胶原、水晶胶

迄今为止,被详细研究过的生物医用材料已有千余种,临床医学上广泛使用的也有几十种。不同的生物医用材料具有不同的使用性能。一般而言,临床医学对生物医用材料有以下基本要求:

(1)材料无毒、不致癌、不致畸,不引起人体细胞的突变和不良组织反应。

(2)与人体生物相容性好,不引起中毒、溶血、凝血、发热和过敏等现象。

(3)具有与天然组织相适应的力学性能。

(4)针对不同的使用目的而具有特定的功能。

随着科学技术的不断发展,当代生物医用材料不仅强调材料自身理化性能和生物安全性、可靠性,还更强调赋予材料生物结构和生物功能,以使其在体内调动并发挥机体自我修复和完善的能力,重建或修复受损的人体组织和器官。然而生命现象是极其复杂的,是在几百万年的进化过程中适应生存所需要的结果,生命所具有的生长、再生、修复和精确调控能力是目前所有生物医用材料均无法比拟的,因此,生物医用材料的现状距离人们的真正期望和要求还相差很远。

1.2　生物医用材料的分类

生物医用材料按用途可分为骨、牙、关节、肌腱等骨骼—肌肉系统修复材料,皮肤、乳房、食道、呼吸道、膀胱等软组织材料，人工心脏瓣膜、血管、心血管内插管等心血管系统材料，血液净化膜和分离膜、气体选择性透过膜、角膜接触镜等医用膜材料，组织粘合剂和缝线材料，药物释放载体材料，临床诊断及生物传感器材料，齿科材料等。

生物医用材料按材料在生理环境中的生物化学反应水平分为惰性生物医用材料、活性生物医用材料、可降解和吸收的生物医用材料。

生物医用材料按材料的组成和性质可以分类如下：

1. 生物医用金属材料

生物医用金属材料是用作生物医用材料的金属或合金，又称外科用金属材料或医用金属材料。这类材料具有高的机械强度和抗疲劳性能，是临床应用最广泛的承力植入材料。该类材料的应用非常广泛，包括硬组织、软组织、人工器官和外科辅助器材等各个方面。除了要求这类材料具有良好的力学性能及相关的物理性能外，优良的抗生理腐蚀性和生物相容性也是其必须具备的条件。生物医用金属材料应用中的主要问题是由于生理环境的腐蚀而造成的金属离子向周围组织扩散及植入材料自身性质的退变，前者可能导致毒副作用，后者常常导致植入的失败。目前已经用于临床的生物医用金属材料主要有纯金属（钛、钽、铌、锆等），以及不锈钢、钴基合金和钛基合金等。

2. 生物医用无机非金属材料

生物医用无机非金属材料，也可称作生物陶瓷材料，以其无毒性（或毒性极小）、与生物体组织有良好生物相容性、耐腐蚀等优点受到人们的重视。无机非金属材料主要包括陶瓷、玻璃、玻璃陶瓷、碳素等。根据无机非金属生物医用材料在生物体内的活性，可以将其分为三类，分别是生物惰性无机非金属材料、生物活性无机非金属材料、生物可吸收和可降解无机非金属材料。生物医用无机非金属材料在人体硬组织的缺损修复及重建已丧失的生理功能方面起着重要的作用。

3. 生物医用高分子材料

生物医用高分子材料是生物医用材料中发展最早、应用最广泛、用量最大的材料，也是一个正在迅速发展的领域。它有天然产物和人工合成两个来源。该类材料除应满足一般的物理、化学性能要求外，还必须具有足够好的生物相容性。医用高分子材料按性质可分为非降解型和可生物降解型两类。对于前者，要求其在生物环境中能长期保持稳定，不发生降解、交联或物理磨损等，并具有良好的物理机械性能；虽不要求它绝对稳定，但是要求其本身和少量的降解产物对机体不产生明显的毒副作用，同时材料不致发生灾难性破坏。该类材料主要用于人体软组织修复体、硬组织修复体、人工器官、人造血管、接触镜、膜材、粘合剂和管腔制品等方面。这类材料主要包括聚乙烯、聚丙烯、聚丙烯酸酯、芳香聚酯、聚硅氧烷、聚甲醛等。可降解型高分子材料主要包括胶原、线性脂肪族聚酯、甲壳素、纤维素、聚氨基酸、聚乙烯醇、聚己内酯等。它们可在生物环境作用下发生结构破坏和性能蜕变，其降解产物能通过正常的新陈代谢，或被机体吸收利用，或被排出体外，主要用于药物释放和送达载体及非永久性植入装置。按使用的目的或用途，医用高分子材料还可分为心血管系统、软组织及硬组织等修复材料。用于心血管系统的医用高分子材料应当着重要求其抗凝血性好，不破坏红细胞、血小板，不改变血液中的蛋白，不干扰电解质等。

4. 生物医用复合材料

生物医用复合材料又称生物复合材料，它是由两种或两种以上不同材料复合而成的生物医用材料,并且与其所有单体的性能相比,复合材料的性能都有较大程度的提高。制备该类材料的目的就是进一步提高或改善某一种生物医用材料的性能。该类材料主要用于修复或替换人体组织、器官或增进其功能以及人工器官的制造。它除应具有预期的物理、化学性能之外,还必须满足生物相容性的要求。这里不仅要求组分材料自身必须满足生物相容性要求,而且复合之后不允许出现有损材料生物学性能的性质。按基材分,生物医用复合材料可分为高分子基、金属基和无机非金属基三类。它们既可以作为生物复合材料的基材,又可作为增强体或填料,它们之间的相互搭配或组合形成了大量性质各异的生物医用复合材料。利用生物技术,一些活体组织、细胞和诱导组织再生的生长因子被引入了生物医用材料,大大改善了其生物学性能,并可使其具有药物治疗功能,已成为生物医用材料的一个十分重要的发展方向。根据材料植入体内后引起的组织反应类型和水平,这类材料又可分为生物惰性的、生物活性的、可生物降解和吸收的等几种类型。人和动物中绝大多数组织均可视为复合材料,生物医用复合材料的发展为获得真正仿生的生物材料开辟了广阔的途径。

5. 生物衍生材料

生物衍生材料是由经过特殊处理的天然生物组织形成的生物医用材料,也称生物再生材料。生物组织可取自同种或异种动物体的组织。特殊处理包括维持组织原有构型而进行的固定、灭菌和消除抗原性的轻微处理,以及拆散原有构型,重建新的物理形态的强烈处理。由于经过处理的生物组织已失去生命力,因此生物衍生材料是无生命力的材料。但是,由于生物衍生材料或是具有类似于自然组织的构型和功能,或是其组成类似于自然组织,这类材料在维持人体动态过程的修复和替换中具有重要作用,主要用于人工心脏瓣膜、血管修复体、皮肤掩膜、纤维蛋白制品、骨修复体、巩膜修复体、鼻种植体、血浆增强剂和血液透析膜等。

1.3 生物相容性

生物医用材料必须具备优良的生物相容性才能被人体所接受,并保证临床使用的安全性。生物医用材料的生物相容性问题早在20世纪70年代初就受到各国政府和学术界的重视。1992年,国际标准化组织(ISO)发布《医疗器械生物学评价系列标准》(ISO 10993—1992),已被各国政府采纳。1997年,《医疗器械生物学评价标准》(GB/T 16886)等同采用了 ISO 10993—1992 标准,从而保证了我国生物医用材料和医疗器械研究、生产的质量和临床使用的安全,促进了生物医用材料研究的发展和水平的提高。

生物相容性是指生物医用材料在生理环境中,生物体对植入的材料的反应和产生有效作用的能力,用以表征材料在特定应用中与生物机体相互作用的生物学行为。生物医用材料必须对人体无毒、无致敏、无刺激、无遗传毒性、无致癌性,对人体组织、血液、免疫等系统不产生不良反应。因此,材料的生物相容性优劣是生物医用材料研究设计中首先考虑的重要问题。

生物医用材料与组织、细胞、血液接触时,会产生各种反应,包括宿主反应和材料反应(图 1-1)。

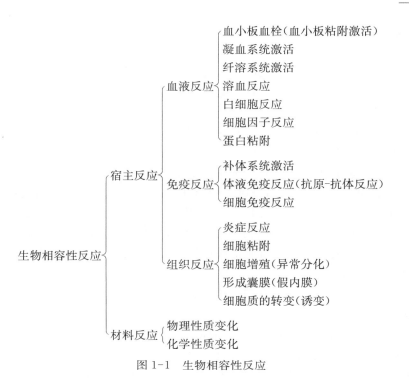

图 1-1　生物相容性反应

材料与机体之间存在反应,会使各自的功能和性质受到影响,不仅使生物材料变形变性,还将对机体造成各种危害。图 1-2 列出了材料与机体相互影响产生的后果。

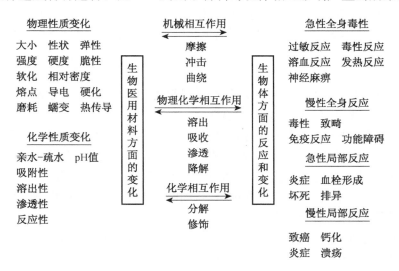

图 1-2　材料与机体相互作用反应示意模式

多数医用材料很难保持植入时的形状、物理化学性能。引起生物医用材料变化的主要因素有:

（1）生理活动中骨骼、关节、肌肉的力学性动态运动。

（2）细胞生物电、磁场和电解、氧化作用。

（3）新陈代谢过程中生物化学和酶催化反应。

（4）细胞粘附吞噬作用。

（5）体液中各种酶、细胞因子、蛋白质、氨基酸、多肽、自由基对材料的生物降解作用。

生物医用材料及装置植入人体后，引起三种宿主反应：

1. 组织反应

当生物医用材料与人体心血管外组织接触时，局部的组织对于异物产生一种机体防御性反应。例如植入物周围组织将出现白细胞、淋巴细胞和吞噬细胞聚集，发生不同程度的急性炎症。当材料有毒性物质渗出时，局部炎症不断加剧，严重时会出现组织坏死。长期存在植入物时，材料被淋巴细胞、成纤维细胞和胶原纤维包裹，形成纤维性包膜囊，使正常组织与材料隔开。如果材料稳定，没有毒性物质渗出，则在半年或更长时间内包膜囊变薄，囊壁中间淋巴细胞消失。这一薄包膜囊也变成释放体系的缓释层。如果材料中残留的小分子毒性物质不断渗出，就会刺激局部组织细胞形成慢性炎症，材料周围的包囊壁增厚，淋巴细胞浸润，逐步出现肉芽肿或发生癌变。

在组织相容性中，最关注的两个问题是炎症和肿瘤。

1）炎症

在体内使用的生物医用材料在临床上最常见的并发症是感染性炎症，引起感染的原因有：①植入手术过程中，皮肤或组织受到损伤，给微生物的侵入提供机会；②生物医用材料本身灭菌不彻底带来感染；③生物医用材料引出的无菌性炎症，例如，聚乳酸或聚己内酯在体内降解时造成局部酸性增加，抑制体内抗炎防御系统的反应性，增加了局部的感染性。

2）肿瘤

生物医用材料引起的肿瘤在体内是缓慢发生的，与材料本身含有毒性物质以及外形和表面性能有关。因此，对长期在体内应用的生物医用材料要进行慢性毒性、致突变和致癌的生物学试验。

2. 血液反应

近年来心血管系统用生物医用材料研究进展很快，例如各种介入导管、血管支架等。这些生物医用材料应该具有良好的血液相容性。

材料与血液直接接触时，血液和材料之间将产生一系列生物反应。这些反应表现为：材料表面出现血浆蛋白被吸附，血小板粘附、聚集、变形，凝血系统被激活，有可能形成血栓。通常情况是：材料表面在与血浆接触时，首先吸附血浆蛋白（例如白蛋白、γ球蛋白、纤维蛋白原等），接着发生血小板粘附、聚集并被激活，同时也会激活凝血因子，随后血小板和凝血系统进一步相互作用，最后形成血栓。

目前主要通过改变材料结构和表面性能来提高材料血液相容性。例如采用亲水—疏水微相分离结构、表面肝素化都有助于提高材料的血液相容性。同时研究血液相容性的体内外评价方法也很重要，特别是从分子水平上研究材料和血液的相互作用，阐明它们之间的关系和机制，包括血液中各种酶、细胞因子、补体的裂解产物在材料与血液相互作用中的影响。通过建立比较完善的血液相容性材料的设计理论和研究方法，开发出新的血液相容性更好的生物医用材料。

3. 免疫反应

人体的免疫系统是保护屏障，可防御侵害人体健康的物质和引起疾病的感染源以及其他环境因素和肿瘤。其功能有两种主要机制:第一种是非特异性免疫反应,例如单核巨噬细胞、粒细胞和异体巨噬细胞都属于非特异性防御的范畴;第二种是针对诱导物的特异性和适应性机制,例如淋巴细胞、巨噬细胞及其细胞因子产物都属于特异性防御的范畴。免疫系统可对侵入的微生物和异物进行不同方式的应答,包括抗体对微生物、病毒表面抗原反应的体液免疫应答以及由 T 细胞、巨噬细胞和单核细胞介导的细胞免疫应答。

免疫毒性物质可对免疫体系产生有害的作用,改变免疫系统微妙的平衡,发生以下有害反应:

(1) 由于免疫系统中一种或多种损伤或功能削弱而发生免疫抑制反应,结果造成免疫功能抑制或机体的正常防御功能被损害。

(2) 由于特殊免疫应答中的化学物质或蛋白引起的刺激,结果引起超敏和变态反应性疾病。

(3) 由于直接或间接刺激自体应答或自体免疫,引起自身免疫性疾病。

目前有些临床已证实有些生物医用材料会产生免疫毒性。例如,有些低分子质量有机分子或单体会引起超敏反应(如残留乳胶,双酚 A,丙烯酸等),有些生物医用材料植入物会造成异体型慢性炎症反应,发生自体免疫疾病(如聚四氟乙烯、聚酯等)。因此对于生物医用材料,也必须高度重视可能发生的免疫毒性反应。

引起宿主反应的主要因素有:

(1) 材料中残留有毒性的低分子物质。

(2) 材料聚合过程残留有毒性、刺激性的单体。

(3) 材料及制品在灭菌过程中吸附了化学毒剂和高温引发的裂解。

(4) 材料和制品的形状、大小、表面光滑程度。

(5) 材料的酸碱度。

1.4 生物医用材料的生物学评价

1.4.1 生物相容性评价标准及流程

1. 生物相容性的评价标准

从 20 世纪后期开始,经过十几年的国际间协同研究,目前已经形成了比较完整的生物学评价框架。国际标准化组织(ISO)以 10993 编号发布了 17 个相关标准,同时对医疗器械生物学评价方法也进行了标准化,其中主要包括:《遗传毒性、致癌性与生殖毒性实验》(ISO 10993—3:1997),《与血液相互作用实验选择》(ISO 10993—4:1997),《细胞毒性实验(体外法)》(ISO 10993—5:1997),《植入后局部反应实验》(ISO 10993—6:1997),《刺激与致敏实验》(ISO 10993—10:1997),《全身毒性实验》(ISO 10993—11:1997)。

生物医用材料的生物相容性评价项目的制定是一个比较复杂的课题,国内外都制定了许多方法和评价标准,国际标准为 ISO 10993,中国的标准为 GB/T 16886,重点都是观察研究材料植入体内后与机体组织、细胞、血液等短期、长期接触后所引起的各种不同的物理性变化、化学性变化以及机体反应等。

2. 医用材料生物相容性评价流程

生物材料的生物学评价通常包括体外和体内两种实验途径。体外实验是将材料或其浸提液在体外环境下与细胞或组织接触,观察材料对细胞数量、形态及分化的影响。体内实验则是将材料直接与动物体接触,观察植入体周围组织反应的情况,这类实验模拟了人体的生理环境,与材料的最终应用状况接近。目前,动物体内植入实验仍是评价生物材料安全性和有效性的最主要手段,但是在体内环境中只能对其最后影响结果做出大体评价,而不能对一些参数进行定量的分析。

医疗器械中的生物学评价主要围绕医用材料展开,其生物相容性的评价流程如图 1-3 所示。流程图中可以看出,如果产品在预期应用中已经有确定的安全使用史,则可能不必进一步开展生物学评价。对于新材料(新化学物质)要先开展定性定量的理化性质的表征和测量。对于有完全毒理学数据的新化学物质,且使用时接触频率和时间在安全限度内,则不必进一步进行生物学评价。对于含有可沥滤化学物质的医疗器械及材料,应考虑这些可沥滤物的潜在协同作用。对于在制造、运输、灭菌、储存过程中可以发生降解的医疗器械及材料,需要开展降解实验,并且对降解产物进行生物学评价。

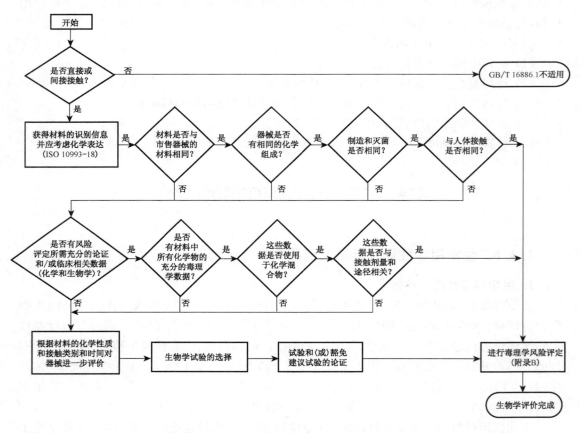

图 1-3 医疗器械生物相容性评价流程

1.4.2 生物相容性评价的实验方法

目前,对生物医用材料生物相容性的评价主要包括血液相容性评价和组织相容性评价两种方法,前者表示材料与血液之间相互适应的程度,后者表示材料与除血液之外其他组织的相互适应程度。具体的实验方法包括:细胞毒性实验、血液相容性实验、遗传毒性和致癌实验、显性致死实验、植入实验(皮下植入实验、骨内植入实验)、过敏实验等。其中最常用的是细胞毒性实验。

1. 细胞毒性实验

细胞毒性实验是指应用体外细胞培养的方法,通过检测材料或者其浸提液对细胞生长情况的影响来评价材料对细胞的毒性,是检测生物相容性的一种快速、价廉、重复性好的方法。细胞毒性与被测材料的量尤其是表面积有关。目前几乎所有的生物医用材料都必须通过相关实验来检测其是否具有细胞毒性,该实验方法的优越性已在国际上得到认可,具体包括以下几种方法:

1) 琼脂覆盖法

琼脂覆盖法是一种半定量的测试方法,用生物医用材料或其提取物均可进行。其方法是将含有培养液的琼脂层平铺在有单层细胞的培养皿中,再在固化的琼脂层上放上试样进行细胞培养。此法的优点是适用于多种类型的材料,缺点是其敏感性受到试样溶出物在琼脂层上扩散程度的影响。此实验成功的技术关键是掌握好琼脂培养基的温度以及正确使用中性红染料。

2) 分子滤过法

分子滤过法是通过评价生物医用材料对单层细胞琥珀酸脱氢酶活性的影响来检测细胞毒性的一种快速简便的方法。该方法能够同时观察生物医用材料的原发性及继发性细胞毒性,其优点是敏感可靠、易推广,适用于短期内评价有轻度毒性的生物医用材料,但它存在影响析出产物从材料中扩散的缺点。

3) 同位素标记法

同位素标记法包括铬释放法、^{3}H-leucine 掺入法、^{125}I-UdR(脱氧尿嘧啶核苷)释放法、放射性核苷酸前体物掺入法等。此方法能够深入地了解细胞受生物医用材料毒性的影响而产生的分子水平的变化,但缺点是方法复杂,与其他体外评价方法无明显相关性,实验结果不仅容易受到多方面因素的影响,而且易造成放射性污染,不利于操作人员的健康。

4) 流式细胞术

流式细胞术主要是用来分析单一的生物材料对体外培养细胞生物合成方面的影响。此技术利用鞘流原理使被荧光标记的单个悬浮细胞排成单列,按照重力方向流动,细胞被激光照射后发射荧光,利用检测器逐个对细胞的荧光强度进行测定。其定量分析是根据荧光粒子发出的光量子而定量的,从而使细胞 DNA 含量的测定准确、方便、快捷、便于分析,此技术已经被广泛地应用于免疫学、肿瘤学、血液学、体细胞遗传学等各种医学前沿领域,发展潜力较大。

5) 色度法

(1) 四甲基偶氮唑盐微量酶反应比色法(MTT 法):MTT 法是一种快速评定细胞毒性和细胞增殖的比色分析法,常用于细胞代谢和功能的测定。此方法是由 Mosroam 在 1983

年提出的,最初应用于免疫学领域,近几年才在生物医用材料的检测中应用。其基本原理是,线粒体琥珀酸脱氢酶能够催化四甲基偶氮唑盐形成蓝紫色结晶物并沉积于细胞中,二甲基亚砜(DMSO)可使结晶物溶解显色,结晶物结晶形成数目的多少与活细胞的数目和功能状态呈正相关。该方法可以快速、准确、灵敏地反映出细胞增殖程度和材料对细胞造成的细胞毒性损害程度。近年来,MTT 法已经在实验中得到广泛的验证,如 van Dijkhuizen-Readersma 等应用 MTT 法对亲水与疏水的聚乙醚酯高聚物进行了生物相容性的评价,所用标准为 ISO 10993—5。Jin 等在检测镍镉烤瓷合金的生物相容性时也采用了 MTT 法。

(2) 乳酸盐脱氢酶效能测定:又称为 LDH 测定。LDH 是一种存在于活细胞中稳定的胞质酶,其渗出增加提示细胞膜的稳定性遭到破坏。特定的细胞类型在特定的培养环境下每个细胞的 LDH 含量是恒定的,而 LDH 的含量受培养参数的影响(如 pH 值)。通过测定进入介质的 LDH 释放的渗透性能够检测细胞膜的完整性,LDH 的活性可以反映细胞线粒体的代谢和功能状况,进而反映细胞活性。LDH 在生物相容性的评价中被广泛应用,尤其是在现代毒物学测试中可以提供较 MTT 测试更有价值的信息。然而 Issa 等发现,MTT 测试较 LDH 测试敏感,但两者均显示了相似的细胞毒性等级,所以在评价材料的细胞毒性影响方面两者结合应用将更有价值。

2. 血液相容性实验

血液相容性是生物医用材料与血液接触时对血液破坏作用的量度,包括是否能够导致血栓形成、红细胞的破坏、血小板的减少或激活;能否激活凝血因子和补体系统;能否影响血液中各种酶的活性;能否引起有害的免疫反应等。其中溶血实验可以作为体外细胞毒性实验的一个重要补充,如果材料有溶血作用,则提示材料可能具有细胞毒性。血液相容性的研究目前主要集中在补体、血小板、白细胞、凝血因子等方向。血液相容性实验对用于心血管体系的生物医用材料发展有着重要的作用,但由于血凝机制和体内环境的多变性及复杂性,故而要求通过体内和体外实验从凝血、血小板、血栓形成、血液学或免疫学等多方面对生物医用材料的相容性进行评价,但是具体评价方法和指标都未统一,更没有标准化。

3. 遗传毒性和致癌实验

遗传毒性和致癌实验是生物材料中最复杂的问题。在体外检测方法中常用 Ames 实验,这是一种由细菌介导的检测基因毒物的方法,也是检测基因突变最常用的方法。但是由于 Ames 实验菌种的变异,使实验结果的假阴性率不断增加,已由原来的 10% 增加到 30%～40%,因此为了对遗传毒性和致癌性作出准确科学的评价,一般同时还需要进行体外染色体畸变实验和微核实验以便相互补充。在 20 世纪 70 年代初,由 Heddle 和 Schmid 利用啮齿类骨髓细胞建立了微核测定方法,目前许多国家和国际组织已将微核实验规定为安全性评价必做的实验。

4. 植入实验

植入实验包括皮下植入和骨内植入两种实验方法,是评价材料生物相容性和安全性的主要体内方法。该方法是通过将生物医用材料植入动物的合适部位(如皮下、肌肉),在一定时期通过组织学切片观察组织的变化,植入物周围纤维包膜的形成常被认为是材料与机体组织之间的理想反应,是提示材料生物相容性良好的一个重要指标。皮下植入实验适用于评价长期与组织接触的材料对皮下组织的反应。材料与对照材料分别植入到相同年龄、性别、种属动物的同一部位,实验周期为 4～12 周。术后定期对动物的生物反应进行评价,包括大体观察和组织病理学评价。在长期皮下植入时,围绕植入物是否形成肿瘤是开发下一代人工器官及生物材料需要解决的一个问题。骨内植入实验是指在实验动物左右肢(一般选择股骨外侧或者胫骨内侧)的同一位置处一侧放置实样,另一侧放置对照样本。实验期内观察动物并记录异常表现,实验完毕后对植入体周围组织进行生物反应评价。

5. 过敏实验

在动物腹腔内注射一定剂量的浸提液,每次注射后观察 15 min,特别是注意观察末次注射后有无用爪搔鼻、喷嚏、竖毛、抽搐、呼吸困难、尿便失禁、休克、死亡等反应。必须设立阴性对照组,并且保证遵循随机化原则。

1.4.3　生物相容性评价方法的展望

对生物医用材料的生物相容性评价,不仅要从整体水平去观察材料对人体各系统的影响,从细胞水平去观察材料对细胞的数量、形态及分化的影响,还要深入到分子水平去观察材料对细胞 DNA、mRNA 以及蛋白表达水平的影响,从整体、细胞和分子生物学这 3 个水平全方位地评价生物医用材料的生物相容性,以确保生物医用材料安全地应用于人体组织。建立材料对分子、细胞及机体相互作用的系统性评价已成为生物材料评价的发展趋势和最终目的。

随着分子生物学近几年的迅速发展,生物相容性评价方法的研究已经深入到了分子水平,并且提出了分子生物相容性的概念。从分子水平评价医用生物材料的安全性与有效性将成为未来生物材料领域的研究重点和前沿课题。在未来的研究中应突破传统的实验方法,从分子水平上研究材料对生物体细胞的基因结构、转录和翻译机制的影响,促进分子和细胞水平的研究与动物整体实验结果相结合,探索分子和细胞的变化与动物整体表现的相似性,从而在基因分子生物学水平上建立评价生物材料生物相容性的标准。分子生物学和分子基因学的实验方法在新型材料生物相容性的评价研究中可以取代某些啮齿类动物实验,包括特殊的检测核酸(RNA、DNA)技术。目前研究者已经着手从蛋白质组学和转录组学的角度对机体和生物材料之间的相互作用进行深入的研究,这些角度的研究将为建立快速、高效和准确的生物相容性评价体系奠定基础,同时也在一定程度上进一步帮助了解生物相容性的分子基础。

1.5　生物医用材料的管理

1.5.1　生物医用材料标准

1976 年,美国国会最早立法,授权食品药品管理局(FDA)管理医疗器械,并实行售前审批制度。随后,西欧、日本、加拿大、澳大利亚等也相继进行强制性管理。与此同时,国际各学术机构和团体也加强了医疗器械的安全性评价研究。

1979 年,美国国家标准局和牙科协会首先发布了《口腔材料生物学评价标准》(ANSI/ADA 41—1979)。

1982 年,美国材料试验协会(ASTM)发布了《生物材料和医疗器械的生物学评价项目选择标准》(ASTMF 748—82),并随后相继颁布了相关的生物学评价试验标准。

1984 年,国际标准化组织(ISO)颁布了《口腔材料生物学评价标准》,加拿大颁布了《生物材料评价试验方法标准》。

1986 年,美国、英国和加拿大的毒理学和生物学专家制定了《生物材料和医疗器械生物学评价指南》。

1987 年,美国药典(USP)发布了《医用塑料的生物学评价试验方法(体外)》。

1988 年又发布了《医用塑料的生物学评价试验方法(体内)》。

1990 年,联邦德国发布了《生物材料的生物学评价标准》。

1992 年,日本完成了《生物材料和医疗器械的生物学评价指南》。

国际标准化组织在 1989 年专门成立"194 技术委员会",研究制定《生物学材料和医疗器械生物学评价标准》。

在我国,生物医用材料的管理日趋规范和完善。生物医用材料的使用直接关系到人的生命安全,生物安全性和可靠性,是其临床应用关注的首要问题。我国政府十分重视医疗器械和生物医用材料产品的质量,国务院已于 2000 年颁布了《医疗器械监督管理条例》,国家食品药品监督管理总局制定了一系列规章和规范性文件,努力完善产品标准、市场准入及上市后监督管理规范,并尽量使之与国际接轨,促使行业的国际化和实现医疗器械国际贸易的真正平等。

为完善生物医用材料标准、确保产品质量,国家已相继建立了 13 个与生物医用材料相关的技术标准化委员会,负责标准的制定和修订,已制定和颁布医疗器械行业标准 629 个、国家标准 157 个,特别是在组织工程化产品质量控制方面我国已颁布 8 个标准,和国际处于同一水平。

我国从 20 世纪 70 年代后期开始研究生物医用材料和医疗器械的生物学评价,基本上是和国外同步开展这方面的研究的。1983 年,由中国药品生物制品检定所牵头的十个研究单位承担了国家科委"六五"课题——医用热硫化甲基乙烯基硅橡胶标准研究,在该课题中,对生物医用材料生物学评价试验项目选择(短期)和试验方法进行了研究。1987 年,卫生部将此标准正式发布(WS5-1-87),为我国开展生物医用材料和医疗器械发展的需要,国内急需一个与国际评价标准接轨和统一的生物学评价标准,为此,中国药品生物制品检定所、上海第二医科大学、天津医药科学研究所、中山医科大学、四川劳动卫生职业病防治研究所和第四中医大学六个单位在 1990 年承担了卫生部科学研究基金课题——生物材料和制品的生物学评价标准。1994 年正式完成此课题,并通过卫生部组织的专家鉴定。1997 年将 ISO 10993—1、ISO 10993—3、ISO 10993—5、ISO 10993—6、ISO 10993—11 五个标准转化成国标,并以 GB/T 16886—1、GB/T 16886—3、GB/T 16886—5、GB/T 16886—6、GB/T 16886—11 颁布。1998 年,国家药品监督管理局成立后,于 2000 年将 ISO 10993—2、ISO 10993—10、ISO 10993—12 三个标准转化成国标 GB/T 16886—2、GB/T 16886—10、GB/T 16886—12,同时编写 GB/T 16886(即 ISO 10993)的宣传贯彻教材,在全国开展 GB/T 16886 的宣传贯彻工作。

1.5.2 我国生物医用材料产业及管理现状

我国是生物医用材料和器械的需求大国,医疗保健服务人口基数大,医疗费用十年平均增长率近 20%,远远高于同期国民经济增长率,已逐渐成为社会和公民的沉重负担。但我国生物医用材料产业基础薄弱,生物医用材料及器械产品单一,技术落后,科技和产品脱轨,70%～80% 要依靠进口。同时我国材料加工工艺与发达国家差距较大,基础研究水平不高,这些都直接制约了新技术和新材料的开发和应用,加之资金匮乏及合作单位等原因,造成生物医用材料科研成果难以产业化。在我国,药品和医疗器械产值的比例约为 10∶2.5,远远落后于国际上的比例(10∶7);而我国在世界生物医用材料及制品市场中所占份额不足 3%。这意味着我国生物医用材料产业今后将直接面临世界市场的竞争限制和压力,也预示着巨大的产业前景。

目前,我国已取得一批具有自主知识产权的技术项目,并逐步形成生物医用材料的研发机构和团队。涉及生物医用材料的学会及协会组织有中国生物医学工程学会生物医用材料分会,中国人工器官学会,北京生物医学工程学会,上海市生物医学工程学会生物医用材料专业委员会,四川省生物医学工程学会,重庆市生物医学工程学会,中国生物复合材料学会和中国生物化学与分子生物学学会等。目前国家已经建立与生物医用材料相关的各类国家重点实验室及研究中心十余个。

我国早于 20 世纪 80 年代就是国际标准化组织(ISO)成员,享有直接参与对口国际标准草案投票的权利,国际标准取标率已近 80%,促进了医用器械产品标准的国际化。

医疗器械检测机构是行政管理的技术支撑。目前经国家药监局认可的医疗器械检测机构已达到 50 家,基本满足了我国医疗器械检测和监督管理的需要。为确保产品质量的安全性和可靠性,从 2008 年起,国家食品药品监督管理总局对生物医学材料和植入器械的第三类医疗器械强制要求建立和执行 GMP 质量管理体系,使产品标准和生产质量管理符合国际规范,确保产品的质量和安全有效。

为了进一步加快我国生物医用材料产业的发展,可以从以下几方面着手改进:

(1) 利用现代高科技,加速生物医用材料及制品的开发。

(2) 促进完整产业链的形成,加强科研成果转化能力,创新能力。

(3) 建立完善科研及企业发展融资渠道。

(4) 生产企业形成规模化、集中化,增强市场竞争力。

(5) 完善产业接轨机制,协助风险投资出口。

(6) 管理部门形成统一全面的协调机制,建立健全政策法规,促进中资企业的发展。

1.6　生物医用材料的发展趋势

迄今为止,被详细研究过的生物材料已有 1 000 多种,医学临床上广泛使用的也有几十种,涉及材料学的各个领域。生物医用材料得以迅猛发展的主要动力来自人口的老龄化、中青年创伤的增多、疑难疾病患者人数的增加和高新技术的发展。人口老龄化进程的加速和人类对健康与长寿的追求,激发了对生物医用材料的需求。目前,生物医用材料研究的重点是在保证安全性的前提下寻找组织相容性更好、可降解、耐腐蚀、持久、多用途的生物医用材料。

当代生物医用材料的发展不仅强调材料自身理化性能和生物安全性、可靠性的改善,而且更强调赋予其生物结构和生物功能,以使其在体内调动并发挥机体自我修复和完善的能力,重建或康复受损的人体组织或器官。目前国际上生物医用材料学科的最新进展和发展趋势概括为如下几方面。

1. 组织工程材料

组织工程是指应用生命科学与工程的原理和方法,构建一个生物装置,来维护、增进人体细胞和组织的生长,以恢复受损组织或器官的功能。它的主要任务是实现受损组织或器官的修复和重建,延长寿命和提高健康水平。

（1）首先,将特定组织细胞"种植"于一种生物相容性良好的、可被人体逐步降解吸收的生物医用材料(组织工程材料)上,形成细胞—生物医用材料复合物。

（2）生物医用材料为细胞的增长繁殖提供三维空间和营养代谢环境。

（3）随着材料的降解和细胞的繁殖,形成新的具有与自身功能和形态相应的组织或器官。

（4）这种具有生命力的活体组织或器官能对病损组织或器官进行结构、形态和功能的重建,并达到永久替代。

近10年来,组织工程学已经发展成为集生物工程、细胞生物学、分子生物学、生物医用材料、生物技术、生物化学、生物力学以及临床医学于一体的一门交叉学科。

生物医用材料在组织工程中占据非常重要的地位,同时组织工程也为生物医用材料提出问题和指明发展方向。由于传统的人工器官(如人工肾、肝)不具备生物功能(代谢、合成),只能作为辅助治疗装置使用,研究具有生物功能的组织工程人工器官已在全世界引起广泛重视。构建组织工程人工器官需要三个要素,即"种子"细胞、支架材料、细胞生长因子。最近,由于干细胞具有分化能力强的特点,将其用做"种子"细胞构建人工器官成为热点。组织工程学已经在人工皮肤、人工软骨、人工神经、人工肝等方面取得了一些突破性成果,展现出美好的应用前景。当前软组织工程材料的研究和发展主要集中在新型可降解生物医用材料上。例如,研究用物理、化学和生物方法以及基因工程手段改造和修饰原有材料,研究材料与细胞之间的反应和信号传导机制以及促进细胞再生的规律和原理,研究细胞机制的作用和原理等,以及研制具有选择通透性和表面改性的膜材,发展对细胞和组织具有诱导作用的智能高分子材料等方面。当前硬组织工程材料的研究和应用发展主要集中在碳纤维/高分子材料、无机材料(生物陶瓷、生物活性玻璃)、高分子材料的复合研究上。

2. 生物医用纳米材料

纳米生物材料,在医学上主要用做药物控释材料和药物载体。从物质性质上可以将纳米生物材料分为金属纳米颗粒、无机非金属纳米颗粒和生物降解性高分子纳米颗粒;从形态上可以将纳米生物材料分为纳米脂质体、固体脂质纳米粒、纳米囊(纳米球)和聚合物胶束。

纳米技术在20世纪90年代获得了突破性进展,在生物医学领域的应用研究也得到不断扩展。目前,纳米技术的研究热点主要是药物控释材料及基因治疗载体材料。药物控释是指药物通过生物材料以恒定速度、靶向定位或智能释放的过程。具有上述性能的生物材料是实现药物控释的关键,可以提高药物的治疗效果,减少其用量和毒副作用。由于人类基因组计划的完成及基因诊断与治疗不断取得进展,科学家对使用基因疗法治疗肿瘤充满信心。基因治疗是通过导入正常基因于特定的细胞(癌细胞)中,对缺损的或致病的基因进行修复;或者通过导入能够表达出具有治疗癌症功能的蛋白质基因,或导入能阻止体内致病基因合成蛋白质的基因片断来阻止致病基因发生作用,从而达到治疗的目的,这是治疗学的一个巨大进步。基因疗法的关键是导入基因的载体,只有借助于载体,正常基因才能进入细胞核内。目前,高分子纳米材料和脂质体是基因治疗的理想载体,它具有承载容量大,安全性高的特点。近年来新合成的一种树枝状高分子材料作为基因导入的载体值得关注。

此外,生物医用纳米材料在分析与检测技术、纳米复合医用材料、与生物大分子进行组装、用于输送抗原或疫苗等方面也有良好的应用前景。纳米碳材料可显著提高人工器官及组织的强度、韧度等多方面性能;纳米高分子颗粒可以用于某些疑难病的介入诊断和治疗;人工合成的纳米级类骨磷灰石晶体已成为制备纳米类骨生物复合活性材料的基础。该领域未来的发展趋势是,纳米生物医用材料"部件"与纳米医用无机材料及晶体结构"部件"的结合发展,如由纳米微电子控制的纳米机器人、药物的器官靶向化;通过纳米技术使介入性诊断和治疗向着微型、微量、微创或无创、快速、功能性和智能性的方向发展;模拟人体组织成分、结构与力学性能的纳米生物活性仿生医用复合材料等。

3. 活性生物医用材料

活性生物医用材料是一类能在材料界面上引发特殊生物反应的材料。这种反应致使组织和材料之间形成化学键合。这一概念是在 1969 年由美国人 L. Hench 在研究生物玻璃时发现并提出的,进而在生物陶瓷领域引入了生物活性概念,开创了新的研究领域。经过三四十年的发展,生物活性的概念在生物医用材料领域已建立了牢固的基础。如 β-磷酸三钙可吸收生物陶瓷等,在体内可被降解吸收并为新生组织所代替,具有诱出特殊生物反应的作用;由于羟基磷灰石是自然骨的主要无机成分,故将其植入体内不仅能传导成骨,而且能与新骨形成骨键合,当在肌肉、韧带或皮下种植这一成分时,能与组织密合,无炎症或刺激反应。生物活性材料具有的这些特殊的生物学性质,有利于人体组织的修复,是生物医用材料研究和发展的一个重要方向。

4. 生物医用金属材料

生物医用金属材料的发展相对比较缓慢,但由于金属材料具有其他材料不能比拟的高机械强度和优良的抗疲劳性能,目前仍是临床上应用最广泛的承力植入物。目前,对金属生物材料的研究热点集中在镍钛合金和新型生物医用钛合金两个方向。金属生物材料的发展方向在于用生物适应性优良的 Zr、Nb、Ta、Pd、Sn 合金元素取代钛合金中有毒性的 Al、V 等;另外,可被体液腐蚀吸收的生物医用镁合金也逐渐受到了重视。

5. 材料表面改性的新方法和新技术

表面改性研究是以大幅度改善生物医用材料与生物体的相容性为目标。除了设计、制造性能优异的新材料外,通过对传统医用材料进行表面化学处理(表面接枝大分子或基团)、表面物理改性(等离子体、离子注入或离子束)和生物改性是有效途径。材料表面改性的新方法和新技术是生物医用材料研究的永久性课题。目前流行的一些材料表面改性新方法包括等离子体表面改性、离子注入表面改性、表面涂层与薄膜合成、自组装单分子层、材料的表面修饰等。这个领域已成为生物材料学科最活跃、最引人注目和发展迅速的领域之一。

6. 介入治疗材料

介入治疗是指在医学影像技术(如 X 射线透视、CT、超声波、核磁共振)引导下,用穿刺针、导丝、导管等精密器械进入病变部位进行治疗。介入治疗能以微小的创伤获得与外科手术相同或更好的治疗效果。介入治疗材料包括支架材料、导管材料及栓塞材料等。

置入血管内支架是治疗心血管疾病的重要方法,当前冠脉支架多为医用不锈钢通过雕刻或激光蚀刻制备,在体内以自膨胀、球囊扩张式或扩张固定在血管内壁上。虽然经皮冠状动脉介入性治疗取得较好的效果,但术后 6 个月再狭窄发生率较高(约 30%),是介入性治疗面临的重要问题。近年来的研究方向有药物涂层支架、放射活性支架、包被支架、可降解支架等。管腔支架大多采用镍钛形状记忆合金制备,有自膨胀和球囊扩张式两类,主要用于治疗晚期恶性肿瘤引起的胆道狭窄,晚期气管、支气管或纵膈肿瘤引起的呼吸困难、支气管良性狭窄等;不能手术切除的恶性肿瘤引起的食管瘘及恶性难治性食管狭窄等。制作导管的材料有聚乙烯、聚氨酯、聚氯乙烯、聚四氟乙烯等。

导管外层材料多为能够提供硬度和记忆的聚酯、聚乙烯等,内层为光滑的聚四氟乙烯。栓塞材料按照材料性质可分为对机体无活性、自体材料和放射性颗粒三种。理想的栓塞材料应符合无毒、无抗原性,具有良好相容性,能迅速闭塞血管,能按需要闭塞不同口径、不同流量的血管,易经导管运送,易得,易消毒等要求。更高的要求是能控制闭塞血管时间的长短,一旦需要可经皮回收或使血管再通。常用栓塞材料包括自体血块、明胶海绵、微胶原纤维、胶原绒聚物等。

7. 血液净化材料

血液净化是采用过滤沉淀或吸附的原理,将体内内源性或外源性毒物(致病物质)专一性或高选择性地去除,从而达到治病的目的,是治疗各种疑难病症的有效疗法。尿毒症、各种药物中毒、免疫性疾病(系统性红斑狼疮、类风湿性关节炎)、高脂血症等,都可采用血液净化疗法治疗,其核心是滤膜、吸附剂等生物医用材料。血液净化材料的研究和临床应用,在日本和欧洲成为了生物医用材料发展的热点。

8. 复合生物医用材料

作为硬组织修复材料的主体,复合生物医用材料受到广泛重视。它具有强度高、韧性好的特点,目前已广泛应用于临床。通过具有不同性能材料的复合,可以达到"取长补短"的效果,有效解决材料的强度、韧性及生物相容性问题,是生物医用材料新品种开发的有效手段。提高复合材料界面之间结合程度(相容性)是复合生物医用材料研究的主要课题。根据使用方式的不同,该领域研究较多的是合金、碳纤维/高分子材料、无机材料(生物陶瓷、生物活性玻璃)/高分子材料的复合研究。

9. 口腔材料

口腔材料学是口腔医学与材料学之间的交叉学科,其品种及分类方法很多,可以分为口腔有机高分子材料、口腔无机非金属材料、口腔金属材料、口腔辅助材料;也可分为烤瓷材料、种植材料、充填材料、粘结材料、印模材料、耐火包埋材料。近年来组织工程技术在口腔临床中开始应用,主要是膜引导组织再生技术、牙周外科治疗和即刻植入修复中的应用。口腔材料中的生物化仿生材料尚待今后的研究和探讨。陶瓷材料脆弱的挠曲强度一直困扰着牙科医生和患者。而牙科修复学中颜色的再现问题是影响牙齿及修复体美观的一个重要因素。因此牙科陶瓷技术正沿着克服材料的脆性,精确测定牙的颜色并提供组成与性能稳定的陶瓷材料的方向发展。

10. 生物相容性评价标准

新的生物相容性内容的研究对材料的生物学评价提出新的要求,除了目前的 ISO 10993 系列标准外,新的评价方法将从以下几个方面展开:

（1）生物医用材料对人体免疫系统的影响。

（2）生物医用材料对各种细胞因子的影响。

（3）生物医用材料对细胞生长、凋亡的影响。

（4）降解控释材料对人体代谢过程的影响。

（5）智能材料对人体信息传递和功能调控的影响。

（6）药物控释材料、净化功能材料、组织工程材料的生物相容性评价。

思考题

1. 什么是生物医用材料？它与其他材料相比，有什么特点？

2. 临床医学对生物医用材料有哪些基本要求？

3. 生物医用材料按材料的组成和性质可分为哪几类？

4. 简述生物医用材料与机体相互影响可能产生的后果。

5. 简述生物医用材料的生物学评价。

6. 简述我国生物医用材料产业现状。

7. 简述生物医用材料的发展趋势。

第2章
生物医用金属材料

2.1 概　述

生物医用金属材料是一种用作生物医用的金属或合金材料。金属材料在医学中的应用已有很长的历史,公元前 400—300 年,腓尼基人就将金属丝用于修复牙缺失,在中国唐代(618—907),有用银膏补齿的记载,银膏的成分是银、汞和锡,与现代的银汞合金很相似。最先广泛应用于临床治疗的金属材料是具有良好化学稳定性及加工性能的金、银、铂等贵金属,但以修补为主。直到 20 世纪初,不锈钢的开发应用才使得金属材料在生物医用领域的应用发展更为广阔。

近 20 年来,与发展迅速的生物医用高分子材料、生物陶瓷材料、复合材料以及杂化和衍生材料相比,金属植入材料的发展较为缓慢,但由于金属植入材料除具有其他材料不能比拟的高强度、耐疲劳和易加工等优良性能以外,一些材料还具有一定的韧性,所以目前在临床应用上仍占有重要地位。其通常用于整形外科、牙科等领域,具有治疗、修复、固定和置换人体硬组织系统的功能。目前临床应用的金属材料主要包括医用贵金属,医用钛、钽、铌、锆等单质金属,以及不锈钢、钴基合金、钛合金、镍钛形状记忆合金、磁性合金等。

目前,生物医用金属材料在应用中面临的主要问题是生理环境的腐蚀所造成的金属离子向周围组织扩散及植入材料自身性质的退变,前者可能导致毒副作用,后者可能导致植入失效。为了改善这些材料的生物性能,近代表面改性技术已广泛用于材料的表面处理,使金属材料得到了极大的发展,成为当今整形外科等临床医学中不可或缺的材料之一。

生物医学金属材料服役期内,是处于人体生理环境中的。尽管使用目的各异,具体要求存在一定差异,但均有可能出现诸如感染、松动、过载、疲劳断裂、磨损、致敏或致癌等问题,因此必须考虑几个相互关联的因素,即材料性能及其对人体影响等方面,具体包括材料性质、材料加工工艺、器件体内承受的应力和有关组织反应等。从而要求材料必须具有良好的生物相容性,在体内不产生有害影响,具有适当的机械和理化性能,符合生物力学结构,具有简易可行和确切的手术操作技术,以及材料来源广且价格低、加工简易等。

2.1.1　医用金属材料的生物相容性和腐蚀性

1. 医用金属材料的生物相容性

金属材料作为人体植入材料应具有良好的生物相容性,无不良刺激、无毒害,不引起毒性反应、免疫反应或干扰免疫机制,不致癌、不致畸,无炎性反应,不引起感染,不被排斥。生物医用金属材料植入人体后,一般希望能在体内永久或半永久地发挥生理功能,所谓半永久对于金属人工关节来说在 15 年以上,在这样一个相当长的时间内,金属表面或多或少会有离子或原子因腐蚀或磨损进入周围生物组织,因此,材料对生物组织无毒就成为选择材料的必要条件。

毒性反应与材料释放的化学物质和浓度有关。因此,若需在材料中引入有毒元素来提高其他性能,首先应考虑采用合金化来减小或消除毒性,并提高耐蚀性能。某些有毒金属单质与其他金属元素形成合金后,可以减小甚至消除毒性。例如,不锈钢中有毒的铁、钴、镍,加入 2% 有毒的铍可以减小毒性,加入 20% 的铬则可消除毒性并增强耐蚀性;因此,合金的研制对开发新型生物医用材料有重要意义。另外,也可采用表面保护层和提高光洁度等方法来提高抗蚀性能。

元素周期表上 70% 的元素是金属,但由于毒性和力学性能差等原因,适合用于生物医用材料的纯金属很少,多为贵金属或过渡金属元素。其中基本无毒的金属单质有:铝(Al)、镓(Ga)、铟(In)、锡(Sn)、钛(Ti)、锆(Zr)、钼(Mo)、钨(W)、金(Au)、铂(Pt),在常用的生物医用合金材料中,还常采用铁(Fe)、钴(Co)、铬(Cr)、镍(Ni)、钒(V)、锰(Mn)等元素,如不锈钢(Cr-Ni-Mn-Fe)、钴合金(Co-Cr-Ni-Mn-W-Fe)等。

金属的毒性主要作用于细胞,可抑制酶的活动,阻止酶通过细胞膜的扩散和破坏溶酶体。一般可通过组织或细胞培养、急性和慢性毒性试验、溶血试验等来检测。

2. 医用金属材料的腐蚀性能

金属材料的缺点主要是腐蚀问题。植入体内的金属材料浸泡在人体体液,如血液、间质液、淋巴和关节滑液中,它们均含有蛋白质、有机酸、碱金属和无机盐,其中 Na^+、K^+、Cl^-等离子均是电解质,可使金属产生均匀腐蚀。

金属材料的腐蚀,除均匀腐蚀外,还可由成分的不纯、组织的不均匀性、材料的混用、应力集中或疲劳断裂等因素引起。

腐蚀不仅降低或破坏金属材料的机械性能,导致断裂,还产生腐蚀产物,对人体有刺激性和毒性。

生物医用金属材料在人体生理环境下的腐蚀主要有 8 种类型:

(1) 均匀腐蚀。化学或电化学反应全部在暴露表面上或在大部分表面上均匀进行的一种腐蚀。腐蚀产物及其进入人体环境中的金属离子总量较大,影响到材料的生物相容性。

(2) 点腐蚀。点腐蚀发生在金属表面某个局部,也就是说在金属表面出现了微电池作用,而作为阳极的部位要受到严重的腐蚀。临床资料证实,医用不锈钢发生点腐蚀的可能性较大。

(3) 电偶腐蚀。发生在两个具有不同电极电位的金属配件偶上的腐蚀。多见于两种以上材料制成的组合植入器件,甚至在加工零件过程中引入的其他工具的微粒屑,以及为病人手术所必须使用的外科器械引入的微粒屑,也可能引发电偶腐蚀。因此,临床上建议使用单一材料制作植入部件以及相应的手术器械、工具。

(4) 缝隙腐蚀。由于环境中化学成分的浓度分布不均匀引起的腐蚀,属闭塞电池腐蚀,多发生在界面部位,如接骨板和骨螺钉,在不锈钢植入器件更为常见。

(5) 晶间腐蚀。发生在材料内部晶粒边界上的一种腐蚀,可导致材料力学性能严重下降。一般可通过减少碳、硫、磷等杂质含量来改善晶间腐蚀倾向。

(6) 磨蚀。植入器件之间切向反复的相对滑动所造成的表面磨损和腐蚀环境作用所造成的腐蚀。不锈钢的耐磨蚀能力较差,钴基合金的耐磨蚀能力优良。

（7）疲劳腐蚀。材料在腐蚀介质中承受某些应力的循环作用所产生的腐蚀,表面微裂纹和缺陷可使疲劳腐蚀加剧。因此,提高表面光洁度可改善这一性能。

（8）应力腐蚀。在应力和腐蚀介质共同作用下出现的一种加速腐蚀的行为。在裂纹尖端处可发生力学和电化学综合作用,导致裂纹迅速扩展而造成植入器件断裂失效。钛合金和不锈钢对应力腐蚀敏感,而钴基合金对应力腐蚀不敏感。

在设计和加工金属医用植入器件时,一方面,必须考虑上述 8 种腐蚀可能造成的失效,从材料成分的准确性、均匀性、杂质元素的含量以及冶炼铸造后材料的微观组织的调整(包括热加工和热处理)等诸方面对材料的质量加以控制。另一方面,由于腐蚀与材料表面和环境有关,还必须重视改善材料的表观质量,如提高光洁度等,避免制品在形状、力学设计及材料配伍上出现不当。

2.1.2　医用金属材料的力学性能

1. 力学性能的基本概念

1）应力和应变

当材料受到外力作用,而所处的条件使它不能产生惯性移动时,它的几何形状和尺寸将发生变化,这种变化就称为应变。材料发生宏观的变形时,其内部分子间以及分子内各原子间的相对位置和距离就要发生变化,产生了原子间及分子之间的附加内力,抵抗着外力,并力图恢复到变化前的状态,达到平衡时,附加内力和外力大小相等,方向相反。定义单位面积上的附加内力为应力,其值与单位面积上所受的外力相等。国际单位制中应力单位用牛顿/米^2（N/m^2）,又称帕斯卡,简称帕（Pa）。材料受力的方式不同,发生变形的方式也不同。

在简单拉伸的情况下(图 2-1),材料受到的外力 F 是垂直于截面的大小相等、方向相反并作用在同一直线上的两个力,这时材料的形变称为拉伸应变。拉伸应变通常以单位长度的伸长量来定义,如果材料的初始长度为 l_0,变形后的长度为 l,则拉伸应变 ε 为

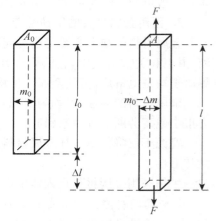

图 2-1　简单拉伸示意图

$$\varepsilon = \frac{l - l_0}{l_0} = \frac{\Delta l}{l_0}$$

式中,Δl 是材料的绝对伸长量。这种拉伸应变的定义在工程上被广泛运用,有时也称之为相对伸长或伸长率。当材料发生拉伸应变时,材料的应力称为拉伸应力,定义为

$$\sigma = \frac{F}{A_0}$$

式中,A_0 为材料的初始截面积。

在简单剪切的情况下(图 2-2),材料受到的力 F 是与截面平行的大小相等、方向相反的两个力,在剪切力的作用下,材料将发生偏斜,偏斜角 θ 的正切定义为切应变。

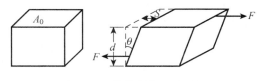

$$\gamma = \tan \theta$$

当切应变足够小时，$\gamma \approx \theta$。相应地，材料的剪切应力为

图 2-2　简单剪切示意图

$$\tau = \frac{F}{A_0}$$

2）弹性模量

对于理想的弹性固体，应力与应变关系服从胡克定律，即应力与应变成正比，比例常数称为弹性模量

$$弹性模量 = \frac{应力}{应变}$$

可见，弹性模量是材料发生单位应变时的应力，它表征材料抵抗变形能力的大小，模量越大，越不容易变形，表示材料的刚度越大。

对于简单拉伸的情况，称弹性模量为杨氏模量，定义为

$$E = \frac{\sigma}{\varepsilon} = \frac{\dfrac{F}{A_0}}{\dfrac{\Delta l}{l_0}}$$

对于简单剪切的情况，称弹性模量为剪切模量，定义为

$$G = \frac{\tau}{\gamma} = \frac{F}{A_0 \tan \theta}$$

由于应变都是无量纲的量，因此弹性模量的单位与应力的单位相同。本书提及的弹性模量，如无特殊说明，一般均指杨氏模量。

2. 力学性能常见指标

1）拉伸曲线图

一般材料试验机都具有荷载位移记录装置，可以将试样的抗力和变形的关系曲线（$F\text{-}\Delta L$ 曲线）记录下来。图 2-3 所示为低碳钢的 $F\text{-}\Delta L$ 曲线，以此来说明金属试样在拉伸全过程中，所受拉力和其变形的关系。图中，纵坐标表示荷载 F，单位是千牛（kN）；横坐标表示试样的绝对伸长 ΔL，单位是毫米（mm）。整个变化过程可分为四个阶段。

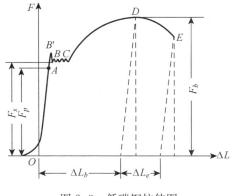

图 2-3　低碳钢拉伸图

OA——弹性阶段。其特征是荷载与伸长成线性关系，材料服从胡克定律。

$B'C$——屈服阶段。常呈锯齿状，B' 为上屈服点，B 为下屈服点，BC 为屈服平台。此时试样变形急剧增加，而所受荷载几乎没有增大。在试验机的示力盘上，表现为示力指针有微小的摆动。

CD——强化阶段。沿试样长度产生均匀的塑性变形,此时 $dF/d(\Delta L) > 0$,且有趋向于零的连续变化,表明试样的抗力随其塑性变形为非线性的增加。

DE——局部变形阶段(又称颈缩阶段)。在 *D* 点 $dF/d(\Delta L) = 0$,荷载达到最大值 F_b,之后转为 $dF/d(\Delta L) < 0$ 的变化,表示试样的抗力下降而变形继续增加,出现颈缩。此时变形局限于颈缩附近,直至断裂。

2)抗拉强度

抗拉强度(又称为抗张强度、强度极限)就是试样拉断前承受的最大标称拉应力。是金属由均匀塑性变形向局部集中塑性变形过渡的临界值,也是金属在静拉伸条件下的最大承载能力。对于塑性材料,它表征材料最大均匀塑性变形的抗力,拉伸试样在承受最大拉应力之前,变形是均匀一致的,但超出之后,金属开始出现缩颈现象,即产生集中变形;对于没有(或很小)均匀塑性变形的脆性材料,它反映了材料的断裂抗力。抗拉强度可通过在拉伸试验机上进行拉伸试验测出。

3)屈服强度

屈服强度是金属材料发生屈服现象时的屈服极限,亦即抵抗微量塑性变形的应力。对于屈服现象明显的材料,屈服强度就是屈服点的应力。对于无明显屈服的金属材料,规定以产生 0.2% 残余变形的应力值为其屈服极限,称为条件屈服极限或屈服强度。大于此极限的外力作用,将会使零件永久失效,无法恢复。屈服强度可通过在拉伸试验机上进行拉伸试验测出。

4)疲劳强度

疲劳强度是指材料在无限多次交变载荷作用下会产生破坏的最大应力,称为疲劳强度或疲劳极限。实际上,金属材料并不可能作无限多次交变载荷试验。一般试验时规定,钢在经受 10^7 次、非铁(有色)金属材料经受 10^8 次交变载荷作用时不产生断裂时的最大应力称为疲劳强度。

5)硬度

硬度是指材料抵抗硬物压入的能力。硬度的表征有布氏硬度、洛氏硬度和维氏硬度等。

(1)布氏硬度(HB)。测定布氏硬度时,用一定的载荷 *P* 将淬火钢球(或硬质合金球)压入被测金属材料的表面,保持一定的时间后卸掉载荷,用载荷与压痕表面积的比值作为布氏硬度值,单位 kgf/mm^2。当压头为淬火钢球时,用 HBS 表示,测硬度小于 450 HBS 的材料;当压头为硬质合金球时,用 HBW 表示,测 450～650 HBW 的材料。布氏硬度适用于测定硬度较低和较厚的材料,测量结果准确,但压痕较大,不宜用于成品检验。

(2)洛氏硬度(HR)。测定洛氏硬度时,先施加一个初载荷,用顶角 120°的金刚石圆锥或直径为 1.588 mm 的淬火钢球做压头然后在规定的主载荷作用下将压头压入被测材料的表面。卸掉载荷后,根据压痕的深度确定被测材料的洛氏硬度,值可以直接从硬度计上读取。采用不同的压头和载荷,可以组成不同的洛氏硬度标度:HRA(600 N 载荷,圆锥形金刚石压头),用于测硬度较高的薄壁零件;HRB(1 000N 载荷,淬火钢球压头),用于测有色金属;HRC(1 500 N 载荷,圆锥形金刚石压头),应用最多,用于测淬火件。洛氏硬度测试迅速简单,可在成品零件上检测,也可测薄件,但由于压痕较小,易受材料不均匀的影响,使数据重复性较差。

(3)维氏硬度(HV)。维氏硬度测定原理基本与布氏硬度相同,也是根据压痕凹陷处单位面积上的力的大小作为硬度值,但使用的是锥面夹角为 136°的金刚石正四棱锥体,压痕是四方锥形。维氏硬度测试使用载荷小,压痕深度浅,硬度测量精度高于布氏和洛氏,可测薄件,无需换压头,测定范围广。

3. 医用金属材料力学性能要求

医用金属材料通常作为受力器件在人体内"服役",应用为人工关节、人工椎体、骨折内固定钢板、螺钉、骨钉、骨针、牙种植体等。某些受力状态是相当恶劣的,如人工髋关节,每年要经受约 3.6×10^6 次(以每日一万步计算)可能数倍于人体体重的载荷冲击和磨损。若要使人工髋关节的使用寿命保持在 15 年以上,则材料必须具有优良的力学性能和耐磨性。

人体骨的力学性能因年龄、部位而异。评价骨和材料的力学性能最重要的指标有抗压强度、抗拉强度、屈服强度、弹性模量、疲劳极限和断裂韧性等。人体骨的强度虽然并不很高,如股骨头的抗压强度仅为 143 MPa,但具有较低的弹性模量;股骨头的强度纵向弹性模量约为 13.8 GPa,径向弹性模量为纵向的 1/3,因此,允许较大的应变,其断裂韧性较高。此外,健康骨骼还具有自行调节能力,不易损坏或断裂。与人体骨相反,生物医用金属材料通常具有较高的弹性模量,一般高出人体骨一个数量级,即使模量较低的钛合金也高出人体骨 4～5 倍,加之材料不能自行调节状态,因此,材料可能在冲击载荷下发生断裂,如人工髋关节柄部折断;要避免断裂发生,通常要求材料的强度高于人骨的 3 倍以上。此外,还应有较高的疲劳极限和断裂韧性。表 2-1 为常用金属材料的力学性能。为了保证材料的安全可靠性,在经过长期临床经验基础上,提出用于制作人工髋关节的医用金属材料力学性能的基本要求:屈服强度不低于 450 MPa,极限抗拉强度不低于 800 MPa,疲劳极限高于 400 MPa,伸长率高于 8%。

表 2-1 常用金属材料力学性能

金属	弹性模量/GPa	抗张强度/MPa	屈服强度/MPa	延伸率	疲劳极限/MPa	硬度(HV)
316 不锈钢	200	600～700	240～300	35%～65%	260～280	170～200
316L 不锈钢	200	540～620	200～250	50%～60%	260～280	170～200
铸钴合金	200	655	450	8%	316	300
锻钴合金	230	900～1 540	380～1 050	8%～60%	24～483	265～450
纯铁	110	405～550	345～485	15%～18%	310	240
钛-6 铝-4 钒	124	896	830	10%～11%	551	380

对于摩擦部件的医用金属材料,其耐磨性直接影响到植入器件的寿命,如金属人工髋关节与股骨头磨损会产生有害的金属微粒或碎屑,这些微粒有较高的能量状态,容易与体液发生化学反应,导致磨损局部周围组织的炎症、毒性反应等。金属易于磨损的原因之一是金属内部的滑移系统较多,在应力作用下滑移不易受到阻碍。

材料的硬度可以用来反映材料的耐磨性,因为硬度是材料抵抗其他物体刻画或压入其表面的能力,也可理解为在固体表面产生局部变形所需的能量。因此,可以通过提高材料的硬度来改善耐磨性。如果提高材料的整体硬度,则可能有损材料的其他特性,如韧性等;通常采用表面处理的方法来使材料表面晶化,使滑移受到阻碍,从而提高材料的表面硬度。在某些场合,还可以考虑选择较为合适的摩擦副,以减少摩擦,如采用高密度聚乙烯与钴合金和钛合金配伍,但近来又有聚乙烯磨屑对人有害的报道。总之,应尽量避免造成有害磨损物的出现,并把磨损产物控制在较低量水平。到目前为止,金属的耐磨损性还没有得到突破性的改善。因此,人们又把目光集中于陶瓷材料,用金属做关节柄、陶瓷(Al_2O_3、ZTA、Si_3N_4)等做股骨头的人工关节应运而生。

2.2 医用不锈钢

2.2.1 成分与结构

不锈钢是一类特殊钢材料,钢中的 Cr 含量要超过 12%,以保证其特有的耐腐蚀性能。不锈钢依据不同的耐腐蚀性能和强度要求,按其显微组织分为奥氏体(γ相)、铁素体(α相)、马氏体(M 相)、双相(γ+α、γ+M 等)和沉淀硬化(M+沉淀析出相)等多种类型,其中以 316L 和 317L 为代表的奥氏体不锈钢是最常用的外科植入金属材料,其他类型不锈钢主要用于制作医疗工具或特殊手术器械。1926 年,18%Cr-8%Ni 型不锈钢(304 不锈钢)首先被用作骨科植入材料,随后在口腔科中也得到应用。到 1952 年,含有 2%Mo 的 316 不锈钢在临床上获得应用,并逐渐取代了 304 不锈钢。为了解决不锈钢的晶间腐蚀问题,20 世纪60 年代,具有良好生物相容性、力学性能和更优耐腐蚀性能的超低碳不锈钢 316L 和 317L开始在医学领域中得到应用。

医用不锈钢与工业结构用不锈钢相比,由于要求其在人体内保持优良的耐腐蚀性,以减少金属离子溶出,避免晶间腐蚀、应力腐蚀等局部腐蚀现象发生,防止造成植入器件失效断裂,保证植入器械的安全性,因此其化学成分要求相对更加严格。医用不锈钢特别是植入用不锈钢,其中的 Ni 和 Cr 等合金元素含量均高于普通不锈钢(通常达到普通不锈钢的上限要求),S 和 P 等杂质元素含量要低于普通不锈钢,并明确规定钢中非金属夹杂物尺寸要分别小于 1.5 级(细系)和 1 级(粗系),而普通工业用不锈钢标准中并不对夹杂物提出特别要求。为了避免医用不锈钢发生晶间腐蚀,还要求其具有更低的 C 含量,在早期规定了 C 含量不高于 0.08% 和 0.03% 两个级别(质量分数)。随着冶金技术的进步和应用要求的提高,在最近几年修订的医用不锈钢国内外标准中,全部要求钢中 C 含量不高于 0.03%(如 ASTMF138-03、ASTM F139-03、ISO 5832-1—2007、GB 4234—2003)。

表 2-2　医用植入不锈钢与对应普通不锈钢的化学成分对比

标准	统一数字代号	牌号	C	Cr	Ni	Mn	Mo	Cu	Si	S	P	N
GB 4234—03 (Medical SS)	S31723 (317L)	00Cr18Ni14Mo3	≤ 0.03	17~19	13~15	≤ 2.0	2.25~3.0	≤ 0.5	≤ 1.0	≤ 0.01	≤ 0.025	≤ 0.1
	S31753 (317LN)	00Cr18Ni15Mo3N	≤ 0.03	17~19	14~16	≤ 2.0	2.35~4.2	≤ 0.5	≤ 1.0	≤ 0.01	≤ 0.025	0.1~0.2
GB 1220—07 (Industrial SS)	S31608 (316)	0Cr17Ni12Mo2	≤ 0.08	16~18	10~14	≤ 2.0	2~3	—	≤ 1.0	≤ 0.03	≤ 0.045	—
	S31603 (316L)	00Cr17Ni14Mo2	≤ 0.03	16~18	10~14	≤ 2.0	2~3	—	≤ 1.0	≤ 0.03	≤ 0.045	—

医用不锈钢中常用的 316L 或 317L 奥氏体不锈钢在固溶状态下的强度和硬度均偏低,但可以通过冷加工变形来提高其强度和硬度(图2-4)。因此临床使用的外科植入用不锈钢通常处于冷加工状态(冷加工变形量为 20% 左右),以满足植入器械要求的高强度和高硬度,但是冷加工状态增加了医用不锈钢应力腐蚀和腐蚀疲劳破坏的敏感性。

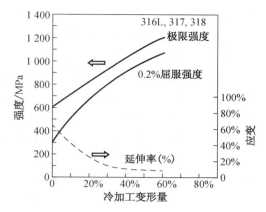

图 2-4 医用不锈钢的力学性能与冷加工变形量的关系

2.2.2 临床应用

医用不锈钢由于具有良好的生物相容性、良好的力学性能、优异的耐体液腐蚀性能,以及良好的加工成型性,已经成为临床广泛应用的医用植入材料和医疗工具材料。医用不锈钢被广泛用来制作各种人工关节和骨折内固定器械,如各种人工髋关节、膝关节、肩关节、肘关节、腕关节、踝关节和指关节,各种规格的截骨连接器、加压钢板、鹅头骨螺钉、脊椎钉、骨牵引钢丝,以及颅骨板、人工椎体等。在齿科方面,医用不锈钢被广泛应用于镶牙、齿科矫形、牙根种植及辅助器件,如各种齿冠、齿桥、固定支架、卡环、基托等,各种规格的嵌件、牙齿矫形弓丝、义齿和颌骨缺损修复等。在心脏外科,使用医用不锈钢制作心血管支架等(图 2-5)。除用于加工各种外科植入器械外,医用不锈钢还用于加工各种各样的医疗手术器械或工具。

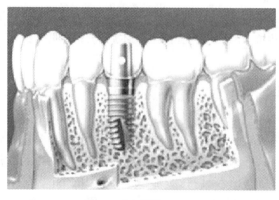

（a）齿科

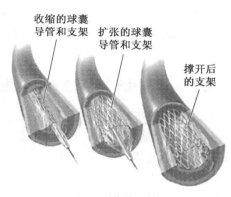

（b）心血管植入支架

图 2-5 医用不锈钢的典型应用

2.2.3 医用不锈钢存在的问题和不足

医用植入奥氏体不锈钢尽管具有优异的综合性能,但是在长期的临床使用中,发现仍然存在一些难以避免的问题和不足。

(1) 医用不锈钢的高密度(约 7.8 g/cm³)、高强度(300～1 000 MPa)以及高弹性模量(约 200 GPa)等特性会因与骨组织的力学性能相差较大而导致其力学相容性不够匹配,从而引起应力遮挡效应,易导致骨疏松、骨吸收或骨萎缩等现象发生。而骨组织由于缺乏足够的机械应力刺激,不易在骨折部位形成骨痂,容易发生二次骨折。

（2）医用不锈钢在生物环境中的腐蚀或磨蚀问题。医用不锈钢在人体内发生的主要腐蚀形式是缝隙腐蚀,其次是晶间腐蚀和点蚀,应力腐蚀开裂现象也有报道。总体来说,植入体使用时间越久,腐蚀程度越严重。腐蚀可能会对不锈钢力学性能和生物相容性产生强烈的影响,不仅会影响到材料或器件的使用寿命,还可能由于金属溶出物引起种植体周围组织的局部坏死和炎症反应,造成发炎、过敏和致癌等全身反应,影响宿主的健康。

（3）医用不锈钢中含有的 Ni、Cr 等金属离子溶出及相应的组织反应等问题。植入用医用奥氏体不锈钢中通常含有 10％以上的 Ni 元素,用以稳定不锈钢的奥氏体结构。大量临床应用已经证明,Ni 对人体是一种潜在的致敏因子。Ni 及其化合物对人体常见的损害是 Ni 接触性皮炎,发病率较高,过敏性强者发生湿疹。Ni 离子在生物体内富集可能会诱发毒性效应,发生细胞破坏和发炎反应,对生物体有致畸、致癌的危害性。有统计表明,随着现代工业的迅速发展,对 Ni 过敏的人数显著增多,图2-6给出了 20 世纪十几年间 Ni 过敏的增长情况。在植入体内的 316L 不锈钢板和螺栓周围组织中发现,Ni 离子浓度在 116～1 200 mg/L 范围内,在病人体内由于含 Ni 金属植入件腐蚀造成的 Ni 离子的最大释放率约为 20 $\mu g/(kg \cdot d^{-1})$。有研究认为,不锈钢支架中 Ni、Cr 和 Mo 等金属离子释放引起的过敏反应可能是心血管支架再狭窄的间接原因之一。

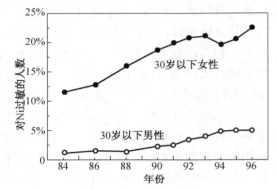

图 2-6　对 Ni 过敏青年人数量的增加趋势

（4）不锈钢在人体内表现为生物惰性,表面无生物活性,植入人体后与周边肌体组织的结合不牢固,易于松动,有时会影响植入治疗效果。

2.2.4　医用不锈钢的研究与发展

1. 医用无 Ni 奥氏体不锈钢

针对 Ni 元素带来的危害,近年来许多国家对日用品及医用金属材料中的 Ni 含量制定了越来越高的要求,相关标准中所允许的最高 Ni 含量也越来越低。在 1994 年颁布的欧洲议会 94/27/EC 标准中,要求植入人体内的材料（植入材料、矫形假牙等）中的 Ni 含量不应超过 0.05％。而对于长期接触人体皮肤的金属材料（首饰、手表、戒指、手镯等）,其 Ni 含量则以每周渗入皮肤含量不应超过 0.5 $\mu g/cm^2$ 为最高限量。针对含 Ni 医用金属材料可能对人体健康造成的危害,最好的办法就是严格禁止或限制各种直接接触人体的金属材料（如植入器件、牙科材料、首饰等）中的 Ni 含量。

鉴于医用不锈钢性能优异,制造技术成熟,价格低廉和临床应用广泛,为了避免其中 Ni 元素溶出引起的不良组织反应,近年来,在通过冶金和加工技术继续提高现有医用不锈钢综合性能的基础上,研究开发医用低 Ni 和无 Ni 奥氏体不锈钢已经成为国际上医用不锈钢的一个主要发展趋势。其原理是利用廉价的 N 元素（或 N 和 Mn 的共同作用）代替不锈钢中昂贵的 Ni 元素来稳定不锈钢的奥氏体组织结构,从而使不锈钢继续保持其优异的力学性能、耐腐蚀性能和生物学性能。

从近年来新修订的国际标准 ISO 5832-9(低 Ni+N 医用奥氏体不锈钢,对应美国标准 ASTM F1586)中可见,利用 N 元素来代替不锈钢中的部分 Ni 元素,可显著提高不锈钢的力学性能和耐腐蚀性能。这类不锈钢中的 Ni 含量较传统的 316L 不锈钢都有明显降低,而且表现出更为优良的耐模拟体液腐蚀性能,是一种很有潜力的新型不锈钢植入材料。欧美等国家都制定了相应材料标准,并开发出相应的新型医用不锈钢,中国也修订发布了《外科植入用低 Ni+N 不锈钢的材料标准》YY 0605.9—2007(等同于 ISO 5832-9,对应 ASTM F1586)。

从表 2-3 给出的美国 ASTM 标准中的外科植入用不锈钢的化学成分,可以看出外科植入用不锈钢的发展演变过程和趋势。医用不锈钢中的 Ni 含量逐渐降低到痕量(≤0.05%),而钢中的 N 含量从 0.1% 逐渐提高到 1%。与 Ni 元素相比,N 元素既经济又对人体无害,并且加 N 后能明显提高不锈钢的力学性能和耐腐蚀性能。ASTM F2229 中推荐的高 N 无 Ni 不锈钢由美国 Carpenter 公司开发并已经应用在欧美医疗市场上,部分和逐渐替代现有 Cr-Ni 型奥氏体不锈钢,用于加工各种骨固定器械及手术器械。从表 2-4 给出的美国 ASTM 标准中的外科植入用不锈钢的力学性能可以看出,随着医用不锈钢中 N 含量的增加,不锈钢的强度大幅度提高,是传统使用的 316L 或 317L 不锈钢强度的 2 倍以上,达到医用 Co-Cr 合金的强度水平,而不锈钢的塑性仍保持较高水平。

表 2-3 美国 ASTM 标准中的外壳植入用不锈钢化学成分

不锈钢	C	Cr	Ni	Mn	Mo	Cu	Si	N	其他
F138, 139	≤0.03	17~19	13.0~15.0	≤2.0	2.25~3.0	≤0.5	≤0.75	≤0.1	—
F745	≤0.06	16.5~19.0	11.0~14.5	≤2.0	2.0~3.0	≤0.5	≤1.0	≤0.2	—
F1314	≤0.03	20.5~23.5	11.5~13.5	4.0~6.0	2.0~3.0	≤0.5	≤0.75	0.2~0.4	V, Nb 0.1~0.3
F1586	≤0.08	19.5~22.0	9.0~11.0	2.0~4.25	2.0~3.0	≤0.25	≤0.75	0.25~0.5	Nb 0.25~0.8
F2229	≤0.08	19.0~23.0	≤0.05	21.0~24.0	0.5~1.5	≤0.25	≤0.75	0.85~1.1	—
F2581	0.15~0.25	16.5~18.0	≤0.05	9.5~12.5	2.7~3.3	0.2~0.6	≤0.25	0.45~0.55	—

表 2-4 美国 ASTM 标准中的外科植入用不锈钢的部分力学性能

不锈钢	加工方式	屈服强度/MPa	极限强度/MPa	延伸率
F138, F139	Annealing	≥190	≥490	≥40%
	Coldworking	≥690	≥860	≥12%
F745	Annealing	≥207	≥483	≥30%
F1314	Annealing	≥380	≥690	≥35%
	Coldworking	≥862	≥1 035	≥12%

（续表）

不锈钢	加工方式	屈服强度/MPa	极限强度/MPa	延伸率
F1586	Annealing	≥430	≥740	≥35%
	Medium hardening	≥700	≥1 000	≥20%
	Hardening	≥1 000	≥1 100	≥10%
F2229	Annealing	≥517	≥827	≥30%
	Melium hardening	≥827	≥1 034	≥20%
	Hardening	≥1 241	≥1 379	≥10%
F2581	Annealing	≥482	≥827	≥40%
	Coldworking	≥827	≥1 103	≥12%

鉴于 316L 或 317L 等 Cr-Ni 型医用不锈钢中存在的 Ni 危害和 N 在钢中的多种有益作用(提高强韧性和耐蚀性)，以及高 N 钢在工业中的成功生产和应用，从 20 世纪 90 年代起，国际上开始了医用高 N 无 Ni 奥氏体不锈钢的研究开发工作。1996 年 Menzel 等人分析了高 N 无 Ni 奥氏体钢在医疗领域中应用的可行性，对 Fe-18Cr-18Mn-2Mo-1N 高 N 无 Ni 不锈钢的组织和性能进行了全面研究。通过降低钢中的 Cr 和 Mn 含量，适当提高 Mo 含量，开发出 Fe-15Cr-(10~15)Mn-4Mo-0.9N 高 N 无 Ni 医用不锈钢。1999 年 Thomann 等人研究了 PANACEA P558 高 N 无 Ni 不锈钢(Fe-17Cr-10Mn-3Mo-0.49N)在 37 ℃模拟体液中的耐磨蚀性能，表明其具有比 ISO 5832-1 和 ISO 5832-9 两种含 Ni 医用不锈钢更为优异的耐磨损性能，非常适合制作外科植入器械。美国 Carpenter 公司在 1999 年发布了其新研发的 BioDur 108 高 N 无 Ni 奥氏体不锈钢(Fe-21Cr-22Mn-1Mo-1N)，其具有良好的力学性能和生物相容性，已在 2002 年列入到 ASTM 标准中(F2229—02)。Montanaro 等人通过实验研究表明，P558 高 N 无 Ni 不锈钢无细胞毒性、遗传毒性和致突变性。考虑到 Mn 元素的毒性和对耐蚀性的不利影响，Kuroda 等人采用高温渗 N 处理的方法，制备出小尺寸的 Fe-24Cr-2Mo-(0.62~0.92)N 高 N 无 Ni 无 Mn 不锈钢，其在细胞毒性试验中表现出良好的生物相容性。Fini 等人对照加 N 的 Cr-Ni 不锈钢(Fe-21Cr-10Ni-4Mn-2Mo-0.43N, ISO 5832-9)，研究了 P558 高 N 无 Ni 奥氏体不锈钢在体外细胞培养及植入绵羊胫骨 26 周后的形态和组织相容性。研究结果表明，高 N 无 Ni 不锈钢植入绵羊胫骨 26 周后，骨组织形态学测试结果达到 69.96%，明显高于参照的含 Ni 不锈钢的 55.06%，略优于 Ti6Al4V 合金的 67.33%，表现出优异的组织相容性，适于作为硬组织植入材料。最近 Weissr 等人探索将高 N 无 Ni 奥氏体不锈钢 DIN EN 1.4452(接近 ASTM F2229—02)用于制作心血管支架，以期利用其更优良的支撑力，开发尺寸更为精细的支架网格。

表 2-5 和表 2-6 分别给出了近几年来开发出的部分高 N 无 Ni 医用奥氏体不锈钢的化学成分及力学性能，可大致分为 Fe-Cr-N，Fe-Cr-Mo-N，Fe-Cr-Mn-Mo-N 3 种体系高 N 无 Ni 奥氏体不锈钢，均具有与医用 Co 基合金相近的高强度和高硬度，但塑性更优。美国 Carpenter 公司开发的 BioDur 108、中科院金属所开发的 BIOSSN4 等高 N 无 Ni 不锈钢还表现出更优异的耐蚀性能和生物相容性。高 N 无 Ni 奥氏体不锈钢表现出优良的综合性能和生物相容性，但其生产及加工工艺仍然是限制其应用和发展的重要环境。目前高 N 不锈钢的制备方法有热等静压熔炼、加压感应炉熔炼、粉末冶金、高温渗 N 等，而适合工业化大

规模生产只有加压电渣重熔技术,但仍存在 N 分布不均匀等问题。

表 2-5 部分高 N 无 Ni 医用不锈钢的化学成分

高 N 无 Ni 不锈钢	C	Cr	Mn	Mo	Si	Ni	N	Cu
PANACEA P558	0.20	17.4	10.18	3.09	0.43	≤0.08	0.48	—
Biodur 108	0.08	21	23	0.7	0.75	≤0.3	0.97	0.25
X13CrMnMoN18-14-3	0.13	18	14	3		≤0.05	0.75~1.0	Nb≤0.25
24Cr-1N(nitriding)		24					1.0	
24Cr-2Mo-1N(nitriding)		24		2			1.0	
BIOSSN4	0.043	17.9	15.3	2.02	0.02	≤0.2	0.46	0.66

表 2-6 部分医用高 N 无 Ni 不锈钢的力学性能

不锈钢	屈服强度/MPa	极限强度/MPa	延伸率	截面收缩率	维氏硬度/MPa
AISI316L(ISO 5832-1)	220~260	500~540	55%~65%	65%~75%	1 300~1 600
PANACEA P558	600	923	54%	74%	3 670
Biodur 108	586	931	52%	75%	
X13CrMnMoN18-14-3	590	1 030	70%	75%	2 590
24Cr-1N(nitriding)	—	1 032	26%	—	—
24Cr-2Mo-1N(nitriding)	—	1 167	45%	—	—
BIOSSN4	559	938	54%	64%	2 480

通过大量的临床应用研究已经表明,与目前临床大量使用的医用 316L 或 317L 不锈钢相比,高 N 无 Ni 奥氏体医用不锈钢具有更为优异的力学性能、抗耐蚀性能、耐磨性能和抗腐蚀疲劳性能,更优良的生物相容性,较低的材料成本,以及良好的加工成型性。由于其完全不含具有潜在毒副作用的 Ni 元素,作为人体植入材料具有极大的应用优势,将会显著提高医用金属植入材料的长期使用安全性。

2. 医用不锈钢的表面改性

通过表面改性处理不但可以有效地改善医用不锈钢的耐蚀性和耐磨性,而且还可以进一步提高其生物相容性,甚至使表面具有生物活性。近些年来,国内外学者在这方面已经开展了较多的研究,主要是针对骨、齿等硬组织的不锈钢植入物以及不锈钢心血管支架的表面改性。目前应用于医用不锈钢表面改性的方法主要包括表面合金化、陶瓷化、功能化等表面涂层处理技术。

在不锈钢心血管支架表面涂镀一层聚合物膜或覆盖一层有抗凝基因的内皮细胞膜均可以改善支架的生物学特性,能有效降低血栓形成,提高支架的血液相容性。另外,在不锈钢心血管支架表面涂覆带药涂层已经实现了临床应用。离子注入技术已经成功地应用在提高金属材料的表面硬度及其耐磨性,其在提高医用金属材料的耐蚀性、生物相容性等方面也在逐渐得到应用。对医用不锈钢进行离子注入可以改善其力学性能,如硬度、耐磨性、抗疲劳性等,这对提高医用不锈钢的临床使用安全性和使用寿命都具有重要意义。为了提高医用316L 不锈钢的耐磨性,通常采用氮离子注入方法,当表层注入适当厚度的氮离子改性层后,

29

就会明显提高人工股关节关节头的耐磨性,并显著提高其在模拟体液中的耐蚀性能。采用热喷涂、烧结、化学气相沉积法(CVD)、物理气相沉积(PVD)等表面技术可以在不锈钢表面制备出不同类型涂层。通过在不锈钢基体表面制备生物惰性或活性涂层,可提高不锈钢植入物的耐腐蚀性、生物相容性和血液相容性,其中研究较多的有类金刚石薄膜、氮化钽薄膜、碳化硅薄膜、羟基磷灰石涂层、高聚物涂层、纤维涂层、仿生涂层和生物玻璃陶瓷涂层等。将氧化铝、氧化锆和氮化钛等生物惰性材料作为不锈钢表面的涂层材料,可防止不锈钢基体中有害离子的溶出并抑制基体的腐蚀,使其比不锈钢基体具有更好的生物相容性。目前,与人体骨组织、软组织结合良好的金属植入体用陶瓷涂层材料,如羟基磷灰石、生物玻璃陶瓷等,已经应用于临床。

3. 抗菌不锈钢

据报道,仅仅在美国,每年就有多达 200 万例的院内感染发生,其中有 100 万例的院内感染是因植入医疗器械而引发。在英国,每年因治疗植入医疗器械引发的细菌感染需要花费 700 万～1 100 万英镑。而且,感染患者需要长期服用抗菌类药物,严重者需要经历二次手术,清除病灶,取出植入医疗器械,给患者带来了精神和经济压力。随着越来越多的耐药细菌的出现,对细菌感染的治疗愈加困难。2011 年欧洲流行的肠出血性大肠杆菌、超级细菌使人类社会充分意识到了抗菌类药物的滥用导致病原菌耐药水平不断提高带来的危害,以及临床感染治疗难度的加大。为此,2011 年我国卫生部、解放军总后勤部制定下发了《2011 年抗菌药物临床应用专项整治活动方案》,决定在全国、全军范围内开展抗菌药物临床应用的专项整治活动。可以预见,预防与治疗植入物引发的细菌感染势必朝着解决植入医疗器械材料自身设计问题的方向发展。

20 世纪 90 年代末,日本钢铁企业率先在国际上研究开发出具有抗菌功能的不锈钢,首先公布开发出含 Ag 抗菌不锈钢 R304-AB, R430-AB, R430LN-AB,其对大肠杆菌的杀菌率均在 99％以上,表现出优异的抗菌性能。我国在 21 世纪初已研究开发出含铜系列抗菌不锈钢,已相继开发出铁素体、奥氏体和马氏体等多种类型抗菌不锈钢,这些不锈钢的力学性能、耐蚀性能和加工性能均与普通不锈钢相当。抗菌不锈钢是在医用不锈钢化学成分的基础上添加抗菌元素——微量过饱和铜,并经过适当的抗菌热处理而赋予不锈钢强烈和广谱杀菌功能。在此基础上,开展了多方面的体外及部分动物体内植入实验研究,证明抗菌不锈钢对金黄色葡萄球菌、大肠杆菌等常见感染细菌均具有强烈的杀灭作用,当达到一定时间后(24 h),杀菌率可接近 100％。进一步的研究表明,抗菌不锈钢可强烈抑制在其表面形成细菌生物膜,进而可抑制由形成细菌生物膜而引起的感染发生。因此,含铜抗菌不锈钢有望在骨科、口腔科等硬组织修复与替换,以及心血管支架介入等医学临床领域中发挥其独特的抗菌性能以及必要的力学承载能力。

2.3 钴基合金

2.3.1 成分

最早开发的医用钴基合金为钴铬钼(Co-Cr-Mo)合金,其结构为奥氏体。以其优良的力学性能和较好的生物相容性,尤其是优良的耐蚀、耐磨和铸造性能而得到广泛应用。其耐蚀性比不锈钢强数 10 倍,硬度比不锈钢高 1/3。为了改善钴铬铝合金的疲劳破坏问题,20 世纪 70 年代又开发出具有良好疲劳性能的锻造钴镍铬铝钨铁(Co-Ni-Cr-Mo-W-Fe)合金和具有多相组织的 MP35N 钴镍铬铝合金。表 2-7 和表 2-8 分别给出了典型钴基合金的成分和性能。此外,精密铸造含钛的钴基合金也有应用,如商品牌号为 Titaron 和 Titalium 等。目前,应用最多的是铸造钴铬铝合金,该合金已被纳入 ISO 5582/4 标准,我国也于 1990 年将其列入国标 GB 12417-90。

表 2-7　典型钴基合金成分

元素 (wt %)	铸造 CoCrMo	锻造 CoCrWNi	热等静压 CoCrMo	锻造 CoCrWNi	锻造 CoNiCrMoWFe (ISO)	锻造 MP35N (ISO)
Ni	<2.5	<1.0	0.14	9.0~11.0	15.0~25.0	33.0~37.0
Cr	26.5~30.0	26~28	27~30	19.0~21.0	18.0~22.0	19.0~21.0
Mo	4.5~7.0	5~7	5.81	—	3.0~4.0	9.0~10.5
W	—	—	—	14.0~16.0	3.0~4.0	—
Fe	<1.0	<0.75	0.15	<3.0	4.0~6.0	<1.0
Ti	—	—	—	—	0.5~3.5	—
C	<0.35	<0.05	0.23	<0.05~0.15	<0.05	<0.025
Mn	<1.0	<1.0	0.40	<2.00	<1.00	<0.15
Si	<1.0	<1.0	—	<1.00	<0.50	<0.15
S	—	—	—	—	<0.010	<0.010
Co	其他	其他	其他	其他	其他	其他

2.3.2　制造工艺与力学性能

医用钴基合金的力学性能不仅与其成分密切相关,同样还与其制造工艺有关。在表 2-8 中的四种钴基合金中,只有钴铬钼合金可以在铸态下直接应用,其他三类均为医用锻造钴基合金。

表 2-8　典型钴基合金性能

元素	状态	屈服强度 /MPa	拉伸强度 /MPa	延伸率	疲劳强度 /MPa
CoCrMo	铸态	515	725	9%	250
	固溶退火	533	1 143	15%	280
	锻造	962	1 507	28%	897
	退火(ASTM)	450	665	8%	—
CoCrWNi	退火	350	862	60%	345
	冷加工	1 310	1 510	12%	586
	退火(ASTM)	310	860	10%	—

31

（续表）

性能 元素	状态	屈服强度 /MPa	拉伸强度 /MPa	延伸率	疲劳强度 /MPa
MP35N	退火	240	795	50%	333
	冷加工	1 206	1 276	10%	555
	冷加工加时效	1 586	1 793	8%	850
	退火(ISO)	300	800	40%	—
CoNiCrMoWFe	退火	275	600	50%	—
	冷加工	828	1 000	18%	—
	退火(ISO)	276	600	50%	—

钴在室温下是六方(hcp)密排晶体结构,其高温稳定相为面心立方(fcc)密排晶体结构。由于两相的相变自由能较低,通过合金成分的微调整和塑性加工,可使合金在室温下得到上述两相混合的复相组织,从而提高力学性能。医用钴基合金的制造加工方法主要有精密铸造、机械变形加工和粉末冶金三种。

（1）精密铸造多用于制造形状复杂的制品,钴铬钼合金具有较宽的力学性能,在大多数情况下可满足临床的要求。在需要时也可采用固溶退火锻造、热等静压来改善其组织缺陷,提高疲劳性能和力学性能,但后者成本昂贵而很少采用。

（2）机械变形工艺可使合金的铸态结构破碎,并得到晶粒细微的纤维状组织,提高力学性能。常用的机械加工工艺有热轧产制、挤压和冲压。同铸造钴铬钼合金相比,锻造钴基合金力学性能更优越(表2-8)。锻造钴基合金的人工髋关节在人体内发生疲劳断裂的概率大大减少。

（3）粉末冶金工艺是先将合金制成粉末,然后通过烧结得到相应的制品。为了提高烧结体的密度,多采用热等静压烧结工艺,但其成本高,应用受到限制。

无论采用何种工艺生产钴基合金植入件,为了得到良好的光洁表面,必须对植入件进行加工、打磨和抛光。当涉及钴基合金的焊接时,一般采用电子束焊或钨极氩弧焊。

2.3.3 钴基合金的生物相容性

钴基合金在人体内多保持钝化状态,很少见腐蚀现象,与不锈钢相比,其钝化膜更稳定,耐蚀性更好。但有研究认为,人体环境中的钝化膜会随时间而改变,电解液中的某些离子会吸附到钝化膜上与某些元素起作用促使钝化膜选择性溶解,而钝化膜的破坏则是产生点腐蚀和间隙腐蚀的原因。钴基合金钝化膜的主要成分是 Cr 的氧化物,它对合金的耐腐蚀性能起主要作用,而 Ni 对于钴基合金的耐腐蚀性能则没有明显作用,此外,锻造合金与铸造合金相比组织更为均匀,缺陷更少,成分相同时锻造合金的耐腐蚀性能更好。

从耐磨性看,它也是所有医用金属材料中最好的,一般认为植入人体后没有明显的组织学反应。但用铸造钴基合金制作的人工髋关节在体内的松动率较高,其原因是由于金属磨损腐蚀造成 Co、Ni 等离子溶出,在体内引起巨细胞及细胞和组织坏死,从而导致患者疼痛以及关节的松动、下沉。钴、镍、铬还可产生皮肤过敏反应,其中以钴最为严重。

2.3.4　临床应用

医用钴基合金和医用不锈钢是医用金属材料中应用最广泛的两类材料。相对不锈钢而言，前者更适合于制造体内承载苛刻、耐磨性要求较高的长期植入件。其品种主要有各类人工关节及整形外科植入器械(图 2-7)。在心脏外科、齿科等领域均有应用。

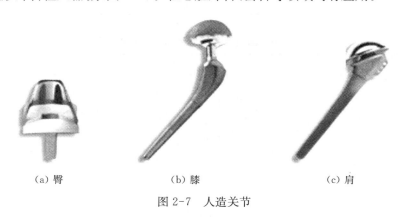

(a) 臀　　　　　　　　　(b) 膝　　　　　　　　　(c) 肩

图 2-7　人造关节

2.4　医用钛及钛合金

2.4.1　成分与特点

20 世纪 40 年代以来，随着钛冶炼工艺的完善，以及钛良好的生物相容性得到证实，钛和钛合金逐渐在临床医学中获得应用。1951 年已开始用纯钛作接骨板和骨螺钉。钛及钛合金的密度较小，只有 4.5 g/cm³，仅为铁基和铝基合金的一半，其比强度高，弹性模量低，生物力学相容性较好；生物相容性、耐腐蚀性和抗疲劳性能都优于不锈钢和钴基合金。因此，从 20 世纪 70 年代中期，钛及钛合金开始获得广泛的医学应用，成为最有发展前景的生物医用材料之一。

钛是目前已知的生物亲和性最好的金属之一，钛易与氧反应形成致密氧化钛(TiO_2)钝化膜，植入后引起的组织反应轻微。凝胶状态的 TiO_2 膜甚至具有诱导体液中钙、磷离子沉积生成磷灰石的能力，表现出一定的生物活性和骨性结合能力，尤其适合于骨内埋植。纯钛在低于 882 ℃ 时为六方密排(hcp)的 α 单相组织，力学性能较低，屈服强度为 170～485 MPa，抗拉强度为 240～550 MPa，延伸率为 15%～24%。随着钛中氧含量的增高，纯钛的强度提高，塑性下降。氧起着固溶强化作用。此外，采用冷加工变形处理也可以提高纯钛的强度。钛合金的研制始于宇航结构材料开发，随后转入医学应用。最常用的有 TC₄(Ti6Al4V)，在室温下具有 α+β 两相混合组织，通过固溶处理和时效处理，可使其强度等力学性能显著提高。表 2-9 上为 Ti6Al4V 合金的成分性能表。为了进一步改善钛合金疲劳和断裂韧性不理想，弹性模量偏高，含有毒性元素钒(V)等问题，近来国内外又开发出许多具有更好生物相容性和综合力学性能的新型医用钛合金(表 2-10)。

表 2-9　Ti6Al4V 合金成分与性能(退火)

Al	V	Fe	O	N	C	H	Ti	弹性模量/MPa	抗拉强度/MPa	屈服强度/MPa	延伸率
5.5%～6.75%	3.4%～4.5%	<0.3%	<0.2%	<0.05%	<0.08%	<0.015%	余量	110	860	70	12.5%

表 2-10　国内外新型医用钛合金性能比较

国别	名义成分	力学性能							说明
		σ_b/MPa	$\sigma_{0.2}$/MPa	δ	φ	σ_{-1}/MPa	K_{1c}/MPa	E/GPa	
日本	Ti15Mo5Zr3Al	1 284	1 312	11%	48%			75～85	低模量
日本	Ti15Zr4Mo2Ta0.2Pd	726	671	23%	54%				相容性
日本	Ti15Sn4Nb2Ta0.2Pd	990	833	14%	49%				相容性
德国	TiAl2.5Fe	1 033	914	15%	39%			105	以 Fe 代 V
瑞士	TiAl7Nb	1 024	921	14%	42%			110	高疲劳
德国	Ti30Ta							60～80	低模量相容性
美国	Ti3Nb13Zr	1 030	900	15%	45%		53	50～79	低模量相容性
美国	Ti12Mo6Zr2Fe	1 000	1 060	18%	64%	418	88	74～85	低模量相容性
美国	Ti15Mo3Nb(21SRx)	1 034	1 000	14%				79～83	低模量相容性
美国	Ti35Zr10Nb	1 050	1 020	14%				82～100	低模量相容性
中国	TAMZ	850	650	15%	50%	431	93	105	综合性相容性

　　钛及其合金的发展可分为三个时代,第一个时代以纯钛和 Ti-6Al-4V 为代表,第二个时代是以 Ti-5Al-2.5Fe 和 Ti-6Al-7Nb 为代表的新型 α+β 型合金,第三个时代则是一个开发与研制更好生物相容性和更低弹性模量钛合金的时代,其中以对 β 型钛合金的研究最为广泛。

　　最初应用于临床的钛合金主要以纯钛和 Ti-6Al-4V 为代表,纯钛在生理环境中具有良好的抗腐蚀性能,但其强度较低,耐磨损性能较差,限制了它在承载较大部位的应用,目前主要用于口腔修复及承载较小部分的骨替换,至今尚未出现强度问题。相比之下,Ti-6Al-4V 具有较高的强度和较好的加工性能,这种合金最初是为航天应用设计的,20 世纪 70 年代后期被广泛用作外科修复材料,如髋关节,膝关节等。同时,Ti-3Al-2.5V 也在临床上被用作股骨和胫骨替换材料。但这类合金含有 V 和 Al 两种元素,V 被认为是对生物体有毒的元素,其在生物体内聚集在骨、肝、肾、脾等器官,毒性效应与磷酸盐的生化代谢有关,通过影响 Na^+、K^+、Ca^{2+} 和 H^+ 的 ATP 酶发生作用,毒性超过 Ni 和 Cr,Al 元素对生物体的危害是通过铝盐在体内的蓄积而导致器官的损伤,另外 Al 元素还可引起骨软化、贫血和神经紊乱等症状,而且这类合金耐蚀性相对较差。

为了避免 V 元素的潜在毒性,20 世纪 80 年代中期两种新型 α+β 型医用钛合金 Ti-5Al-2.5Fe 和 Ti-6Al-7Nb 在欧洲得到了发展。这类合金的力学性能与 Ti-6Al-4V 相近。在此类合金中虽然以 Nb 和 Fe 取代了毒性元素 V,但仍含有 Al 元素,另外,与其他金属相比,虽然这两种合金及 Ti-6Al-4V 与骨的弹性模量最为接近,但仍为骨弹性模量的 4～10 倍。这种种植体与骨之间弹性模量的不匹配,将使得载荷不能由种植体很好地传递到相邻骨组织,出现"应力屏蔽"现象,从而导致种植体周围出现骨吸收,最终引起种植体松动或断裂,造成种植失败。因此,开发研究生物相容性更好、弹性模量更低的新型医用钛合金,以适应临床对种植材料的需求,成为生物医学金属材料的主要研究内容之一。

2.4.2 表面处理与生物相容性

钛及钛合金的表面钝化处理可使材料表面生成一层保护性的氧化膜,提高抗蚀能力。常用的表面钝化处理有化学和电化学钝化两种工艺。钝化后的植入器件在生理环境下均匀腐蚀甚微。但氧化膜中的钛仍可以以离子的形式扩散并积累于周围组织,引起相邻组织的颜色呈蓝灰至黑色,经多年临床观察发现,这种组织变色反应并不造成大的生理危害。

钛及钛合金的缺点是硬度较低,耐磨性差。若磨损发生,首先导致氧化膜破坏,随后磨损的颗粒腐蚀产物进入生物组织,尤其是 Ti6Al4V 合金中含有毒性的钒(V),可导致植入物的失效。为了改善钛及钛合金的耐磨性能,可将钛制品表面进行高温离子氮化及应用离子注入技术处理,通过引起晶格畸变,使制品表面呈压应力状态,从而提高硬度和耐磨性。离子氮化后的纯钛及钛合金硬度分别提高 7 倍和 2 倍,纯钛的磨损率降低到原来的 1/2,钛合金降低到原来的 1/6;氮化后钛材的年腐蚀率是非氮化的 1/3。动物实验表明,组织对表面渗氮钛材反应轻微,材料无毒性。此外,利用离子注入技术,可在钛及合金表面注入氮离子,使其表面生成氮化钛陶瓷涂层,大大提高钛制品的耐磨、耐蚀性能,如 TC₄ 氮化前后,制品在模拟体液中的年腐蚀率降低至原来的 1/3。

为了改善钛及合金与骨组织的结合性,可采用等离子喷涂和烧结法在钛合金基材表面上涂多孔纯钛或 Ti6Al4V 合金涂层,有利于新骨组织长入形成机械性结合。20 世纪 80 年代又开发了钛合金表面等离子喷涂羟基磷灰石陶瓷涂层的技术,使钛合金表面具有生物活性,成功用于钛种植牙根和人工关节柄部,提高了植入物与骨组织的结合强度。

2.4.3 加工工艺

钛的冶炼和成型加工比其他生物医用金属材料困难,常采用双真空或惰性气体保护的自耗电极熔炼法,并需严格控制杂质元素含量。医用钛合金植入件可采用精密锻造工艺,也可采用轧制型材工艺制备,其机械性能相当。形状复杂的制品也可采用真空熔模精密铸造工艺生产,热等静压工艺可以消除合金铸件内部疏松组织,使合金性能得到改善。

2.4.4 临床应用

钛和钛合金主要应用于整形外科,尤其是四肢骨和颅骨整复,是目前应用最多的金属医用材料(图 2-8)。

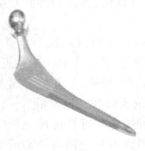 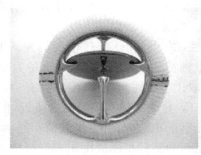 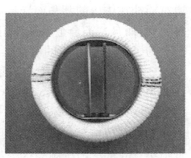

（a）钛股骨　　　　　　（b）单叶机械瓣膜　　　　　　（c）双叶机械瓣膜

图 2-8　钛合金的典型应用

1. 在骨外科方面的应用

在骨外科，用于制作各种骨折内固定器械和人工关节。其特点是弹性模量比其他金属材料更接近天然骨、密度小、质量轻。但钛合金耐磨性能不好，且存在咬合现象，因此，用钛合金制造组合式全关节需注意材料间的配合。

2. 在颅脑外科方面的应用

在颅脑外科，微孔钛网可修复损坏的头盖骨和硬膜，能有效保护脑髓液系统。钛合金也可制作颅骨板用于颅骨的整复。

3. 在口腔及颌面外科方面的应用

在口腔及颌面外科，纯钛网作为骨头托架已用于颚骨再造手术，制作义齿、牙床、托环、牙桥和牙冠等，在口腔整畸、口腔种植等领域也有良好的临床效果。

4. 在心血管方面的应用

在心血管方面，纯钛可用来制造人工心脏瓣膜和框架。在心脏起搏器中，密封的钛盒能有效防止潮气渗入密封的电子元器件。此外，一些用物理方法刺激骨生长的电子装置也采用了钛材。

2.5　形状记忆合金

2.5.1　发展史

1932 年，瑞典人奥兰德在金镉合金中首次观察到"记忆"效应，即合金的形状被改变之后，一旦加热到一定的跃变温度时，它又可以魔术般地变回到原来的形状，人们把具有这种特殊功能的合金称为形状记忆合金。记忆合金在医用领域的开发迄今不过 20 余年，但由于其在各领域的特效应用，正广为世人所瞩目，被誉为"神奇的功能材料"。

1963 年，美国海军军械研究所的 Buehler 在研究工作中发现，在高于室温较多的某温度范围内，把一种镍钛合金丝烧成弹簧，然后在冷水中把它拉直或铸成正方形、三角形等形状，再放在 40 ℃以上的热水中，该合金丝就恢复成原来的弹簧形状。后来陆续发现，某些其他合金也有类似的功能。这一类合金被称为形状记忆合金。每种以一定元素按一定重量比组成的形状记忆合金都有一个转变温度;在这一温度以上将该合金加工成一定的形状,然后将其冷却到转变温度以下,人为地改变其形状后再加热到转变温度以上,该合金便会自动地恢复到原先在转变温度以上加工成的形状。

1969 年,镍钛合金的"形状记忆效应"首次在工业上应用。人们采用了一种与众不同的管道接头装置。为了将两根需要对接的金属管连接,选用转变温度低于使用温度的某种形状记忆合金,在高于其转变温度的条件下,做成内径比待对接管子外径略微小一点的短管(作接头用),然后在低于其转变温度下将其内径稍加扩大,到该接头的转变温度时,接头就自动收缩而扣紧被接管道,形成牢固紧密的连接。美国在某种喷气式战斗机的油压系统中便使用了一种镍钛合金接头,从未发生过漏油、脱落或破损事故。

1969 年 7 月 20 日,美国宇航员乘坐"阿波罗"11 号登月舱在月球上首次留下了人类的脚印,并通过一个直径数米的半球形天线传输月球和地球之间的信息。这个庞然大物般的天线是怎么被带到月球上的呢? 就是用一种形状记忆合金材料,先在其转变温度以上按预定要求做好,然后降低温度把它压成一团,装进登月舱带上天去。放置于月球后,在阳光照射下,达到该合金的转变温度,天线"记"起了自己的本来面貌,变成一个巨大的半球。科学家在镍钛合金中添加其他元素,进一步研究开发了钛镍铜、钛镍铁、钛镍铬等新的镍钛系形状记忆合金;除此以外还有其他种类的形状记忆合金,如:铜镍系合金、铜铝系合金、铜锌系合金、铁系合金($Fe-Mn-Si$, $Fe-Pd$)等。而今形状记忆合金已应用到我们生活的各个领域,正在改变着我们的生活。

2.5.2 特性

在近十几年中,NiTi 合金以其特有的形状记忆效应和超弹性以及良好的生物相容性、耐腐蚀性等特性成为了生物医用材料的一个生力军。NiTi 合金和传统医用金属材料(如不锈钢)相比,它具有独特的形状记忆效应和超弹性,同时较低的弹性模量是其不可比拟的优势,弥补了大多数金属材料柔顺性和力学相容性方面的不足,使得 NiTi 合金在医用领域的应用得以快速发展。此外,NiTi 合金作为形状记忆合金:①形状记忆效应和超弹性最理想且最稳定;②具有相对良好的生物相容性;③马氏体相变温度可以控制在 10 ℃~100 ℃之间,在医用上常常将其控制在体温附近或略高于体温。

1. 形状记忆效应

形状记忆效应的定义为对某些具有热弹性马氏体相变的合金材料,在马氏体状态下进行一定限度的变形,随后进行加热,使马氏体发生逆相变直至马氏体完全消失,同时材料的形变完全恢复。一些形状记忆合金经过一定训练后还能够得到双程形状记忆效应。

近等原子比的 NiTi 合金的形状记忆可恢复形变最大可达 9%~10%。多晶的单程记忆效应的可恢复应变达 8%;双程记忆效应可恢复应变为 2%,并存在温度滞后。当应变小于 1%时,双程记忆循环次数可达几百万次。

在临床应用中,利用 NiTi 合金的形状记忆特性,控制合金的相变温度在体温附近(36 ℃)或略高于体温,使其在植入人体后自动或用生理盐水加热后恢复预定形状并固定在原位,大大减少手术复杂程度和病人的痛苦。

2. 超弹性

所谓超弹性是指奥氏体状态下的试样在外力作用下产生远大于其弹性极限应变量的应变,在卸载时应变可自动恢复的现象,多晶合金的超弹性可达 8% 左右,单晶最大则可达 10.7% 左右。

在介入医疗领域有超过 80% 的产品利用的是 NiTi 合金的超弹性,它使得合金支架或合金丝具有良好的柔顺性,可以与柔软且复杂的人体内管道很好地贴合。

3. 弹性模量

NiTi 形状记忆合金相对于其他的医用金属材料有较低的模量,更接近骨骼的模量,这一优点提高了它与骨骼的力学相容性,可以避免传统金属材料在植入后的应力遮挡效应从而不易造成骨骼疏松现象。

4. 疲劳

若 NiTi 形状记忆合金需要长期植入人体,则必须考虑诸如形状记忆性能的衰退等疲劳的问题,这一点可以通过形变恢复能力的变化来表征。形状记忆合金在高循环次数下可恢复应变明显降低。循环软化后 NiTi 合金仍能保持 5% 的超弹性形变。有实验发现合金在应力应变循环初期应变恢复率的衰减比较明显,如果对材料进行一定的预应变循环(100次)会提高材料的工作稳定性。然而,作为生物植入体而言,材料的疲劳不仅体现在长期的交变应力的作用,更重要的是在生物环境中如在体液、血液等腐蚀介质与应力的双重作用下的腐蚀疲劳。生物环境下材料所承受的应力通常是不规则和无法预测的,因而这方面的研究还有待进一步的开展。

5. 磨损

在用 NiTi 合金制作关节假体或骨替代材料时,需要考虑到合金的耐磨损性能,因为合金不同于活体材料无法进行自我修复,且摩擦产生的碎屑会损伤人体。NiTi 合金的超弹性使材料具有较好的耐磨性。当磨粒与合金接触时,由于合金具有较大的弹性应变值足以抵消磨损时的挤压应变,因而在分离时材料可以完全恢复原来的形状和尺寸。

6. 腐蚀

经过大量的实验发现 NiTi 合金具有较好的抗腐蚀性。生物体液对金属材料有一定的腐蚀作用,而 Ni 离子又是一种具有毒性的离子,所以 NiTi 合金用于人体最大的问题是合金受到腐蚀后有可能释放出有毒的 Ni 离子。而且在人体中并非绝对的处于中性状态,一些局部的酸性容易造成金属植入物的腐蚀。目前仍存在少数 NiTi 合金在人体内受到腐蚀的实例,因而一些研究中提出,表面氧化后形成的氧化膜能有效提高材料的抗腐蚀能力。不同的生物环境及材料本身的表面状态和微结构是材料腐蚀行为的决定因素。

7. 血液相容性

血液相容性是指医用材料与血液接触后,产生符合要求的生物学反应和起有效作用的性能。判断一种医用材料的血液相容性,通常从抗凝血能力和不损伤血液成分和功能两方面来考虑。大多数金属材料的血液相容性都比较差,因为带有正电性的表面容易吸附负电性的血液组元,从而引起如血栓等不良反应,因而材料表面结构是决定血液相容性的关键因素。通过表面改性可以大大提高 NiTi 合金的血液相容性。

生物医用金属材料

表 2-11 NiTi 记忆合金主要应用

科系	临床主要需求	应用分类	相应器件	NiTi 合金的特性
骨科	骨科创伤	管状骨骨折 近关节骨折 颅骨骨折 作为骨组织替代	环抱器,骨板,骨钉等 聚髌器,骑缝钉等 颅骨镯钉 多孔 NiTi 合金	主要利用合金的形状记忆效应、高强度及较低的弹性模量不易引起骨质疏松
矫形外科与五官科	外科整形以及耳鼻喉等狭小空间疾病的治疗器件	牙科 颅面外科 耳鼻喉科	NiTi 矫形丝,牙根植入物等 牵张器 NiTi 丝制成的网状矫形鼻部支架和窥镜等	矫形利用合金超弹性能够提供恒定且平和的矫正力
人体内管道	内管道疾病,如血栓、肿瘤和癌	主要在食道、气管、胆道、尿道、血管等	基于超弹性的自膨胀支架,形状记忆效应加热膨胀支架及冷却收缩支架	利用形状记忆效应、超弹性、柔顺性及高的支撑力可以避免管道的再狭窄
微创伤介入手术的其他器件		主要应用于人体内管道的手术	热疗仪,心脏隔膜堵塞器,血栓收集器,内窥镜,血管替代支架	
人工器官和组织	器官或组织的破损或毁坏	心脏功能障碍 韧带替代物	人工心肌 NiTi 合金条带	双程形状记忆效应 利用合金的低模量与天然韧带相近的强度、韧性和弹性
生物微机电系统	应用于介入手术和载药系统的器件	基于 NiTi 合金驱动器的微型器件	介入手术所用的微型夹、微型阀、微型泵	NiTi 合金较大的可恢复应力和应变,R 相变较小的相变热滞可对激发信号做出快速响应

2.5.3 临床应用

1. 形状记忆合金螺钉在骨科医学上的应用

NiTi 形状记忆合金螺钉是治疗新鲜股骨颈骨折的医用产品。该螺钉治疗的疾病是老年人的多发病和常见病,也有因事故、车祸等造成的骨折。按以往常规方法治疗,患者因术后长期卧床而引起严重并发症而死亡,国内外学者虽研究许多内固定方法,但均未得到满意的效果。NiTi 记忆合金螺钉研制成功,完全解决了这一骨科难题。该螺钉具有灵敏的记忆性能,其恢复力为 6~7 kg,抗应力值过 20 kg。在人体内部,螺钉端部呈张开趋势以保持对周围骨组织压力和对骨折端持久的加压作用使骨折处紧密接触,加快骨折愈合。手术简便可靠,固定牢固,骨折愈合快(比常规方法提前 2/3),病人下地活动早(比常规方法提前 5/6)。因而避免了患者因长期卧床而引起的肺炎、褥疮以及股骨头缺血坏死等并发症。该螺钉除具备医学需要的特性之外,还具有独特的形状记忆效应。在医学界具有其他材料无法比拟的优越性,能够解决其他材料无法解决的医学难题。这些特性已逐渐被医学界认识和接受,今后定会更广泛和深入地发展。

2. 医用多孔 NiTi 合金

多孔 NiTi 合金具有形状记忆效应、体积记忆效应、超弹性、低密度、低弹性模量和适当的强度等优点,且多孔结构使植入物的固定更可靠,利于人体体液营养成分的传输,从而缩短病人的康复期,使其成为骨关节等硬组织替换材料的研究热点之一。目前主要采用粉末冶金法制备多孔 NiTi 合金包括常规真空烧结法、热等静压法和自蔓延高温合成法。

3. NiTi 记忆血栓器

目前医学上的液体栓塞剂和固体栓塞器都有较严重的缺点。医学界迫切需要一种在导管内摩擦系数小、不受导管口径限制和不损伤靶血管的栓塞器并且能达到及时、有效、安全地栓塞动脉血管的目的。新型海螺形或螺旋球形记忆血管栓塞器具有双向记忆效应,在低温(4 ℃~15 ℃)下,海螺形或螺旋球形血管栓塞器呈近直线形或大波浪形弹簧状,将它穿入导丝内芯后都呈直线形弹簧状,在 X 线电视监视下能顺利地导入到动脉血管,在血温(36 ℃~37 ℃)作用下呈直线形的记忆血管栓塞器就回复到所设计的海螺形或螺旋球形。

4. 牙齿矫形丝

用超弹性 TiNi 合金丝和不锈钢丝做的牙齿矫正丝,其中用超弹性 TiNi 合金丝是最适宜的。通常牙齿矫形用不锈钢丝 CoCr 合金丝,但这些材料有弹性模量高,弹性应变小的缺点。为了给出适宜的矫正力,在矫正前就要加工成弓形,而且结扎固定要求熟练。如果用 TiNi 合金作牙齿矫形丝,即使应变高达 10% 也不会产生塑性变形,而且应力诱发马氏体相变使弹性模量呈现非线型特性,即应变增大时矫正力波动很少。这种材料不仅操作简单,疗效好,也可减轻患者不适感。

5. 脊柱侧弯矫形

各种脊柱侧弯症(先天性、习惯性、神经性、佝偻病性、特发性等)疾病,不仅身心受到严重损伤,而且内脏也受到压迫,所以有必要进行外科手术矫形。目前在手术中安放不锈钢矫形棒时,要求固定后脊柱受到的矫正力保持在 30~40 kg 以下,一旦受力过大,矫形棒就会破坏,结果不仅是脊柱,而且连神经也有受损伤的危险。同时存在矫形棒安放后矫正力会随时间变化,大约矫正力降到初始时的 30% 时,就需要再进行手术调整矫正力,这样给患者在精神和肉体上都造成极大痛苦。采用形状记忆合金制作的矫形棒,只需要进行一次安放矫形棒固定。如果矫形棒的矫正力有变化,通过体外加热形状记忆合金,把温度升高到比体温约高 5 ℃,就能恢复足够的矫正力。

NiTi 合金所具有的特殊性能,使它具有广泛的用途。较低的弹性模量适合用做骨科的修复和替代材料,非线性的超弹性可以在外科矫形过程中提供恒定且平稳的矫正力,良好的生物相容性使它在介入医疗领域得到广泛应用,独特的形状记忆效应也适合用来做智能元件。

2.6 医用镁合金

目前,广泛应用于临床的金属植入材料包括不锈钢、钴铬合金及钛合金,它们都具有良好的抗腐蚀性能,在体内能够长期保持结构稳定,但也存在一些弊端,如这些材料因体内摩擦而产生磨屑以及因腐蚀而产生有毒离子,造成局部过敏反应或者炎症,降低其生物相容性。此外,这些材料为不可降解材料,对于只需短期植入时,在人体组织功能恢复之后需要通过二次手术取出,增加了患者的痛苦、二次手术风险和医疗成本。鉴于此,近年来,国内外学者对生物医用可降解金属植入材料进行了大量的研究。由于镁及其合金表现出诸多优势,成为此领域的研究热点。

表 2-12　不同植入材料相对于自然骨的物理和力学性能总结

性能	自然骨	镁合金	钛合金	Co-Cr 合金	不锈钢	合成羟基磷灰石
密度/g/cm³	1.8~2.1	1.74~2.0	4.4~4.5	8.3~9.2	7.9~8.1	3.1
弹性模量/GPa	3~20	41~45	110~117	230	189~205	73~117
压缩屈服强度/MPa	130~180	65~100	758~1 117	450~1 000	170~310	600
断裂韧性/MPa·m^{1/2}	3~6	15~40	55~115	N/A	50~200	0.7

2.6.1　镁合金的优缺点

镁合金之所以成为生物医用可降解金属植入材料领域的研究热点,其原因有:①镁合金具有良好的生物相容性。镁是人体内仅次于钙、钠和钾的常量元素之一,能够激活多种酶,参与体内一系列代谢过程,促进钙的沉积,是骨生长的必需元素。此外,体内过量的镁可通过尿液排出体外,不会导致血清镁含量的明显升高或沉积于体内而引起中毒反应。②镁合金具有良好的力学相容性。镁及其合金有高的比强度和比刚度,且密度接近自然骨,其弹性模量为 41~45 GPa,更接近于人骨的弹性模量,可有效缓解应力遮挡效应,促进骨的生长和愈合并防止发生二次骨折。③镁合金具有完全可降解性。镁具有很低的标准电极电位(−2.37 V),易发生腐蚀反应,在含有 Cl⁻ 的人体体液环境中易生成镁离子被周围机体组织吸收或通过体液排出体外。④镁合金成本低。镁的资源丰富,价格相对低廉。

镁的标准电极电位很低,易腐蚀,且 P-B 比(Pilling-Bedworth ratio, PBR)为 0.8,无法生成有效的保护性氧化膜,特别是体液中的 Cl⁻ 会加速镁合金的腐蚀。较快的降解速率导致植入材料在机体未痊愈之前已经发生严重的腐蚀,降低了材料的力学性能和稳定性,使材料失效,甚至有可能会完全降解。针对于此,有研究提出镁合金作为可降解植入材料应满足在 37 ℃模拟体液中的腐蚀速率<0.5 mm/a,保证有效服役期在 90~180 d,而目前多数材料难以达到此要求。镁合金的快速腐蚀会伴随氢气的大量释放,使其来不及扩散与吸收而在植入体周围形成气泡。气泡虽然可通过皮下穿刺去除,但气泡的形成将会一定程度上影响植入体周围组织的生理机能和植入部位的恢复治疗。此外,过快的降解速率将使植入体附近体液局部 pH 值升高,对人体骨骼及组织生长产生潜在危害,例如,导致人体组织中蛋白质发生沉积和炎症,或出现溶血和局部溶骨现象。正是由于镁合金较快的降解速率,以及由此产生的材料失效、氢气大量集中释放和 pH 值升高等问题,严重制约了镁合金在临床上的应用。

2.6.2　临床应用

1. 骨固定材料

目前,广泛应用的不锈钢和钛合金的弹性模量都远高于人骨的弹性模量,由此产生的应力遮挡效应不利于骨的生长和愈合。镁合金与人骨的弹性模量接近,可有效缓解应力遮挡效应。镁合金在骨折愈合初期能够提供稳定的力学性能,逐渐降低其应力遮挡作用,使骨折部位承受逐步增大至生理水平的应力刺激,从而加速骨折愈合,防止局部骨质疏松和再骨折的发生。实验涉及的骨固定材料主要有棒、板条和螺钉,对此已有大量研究报道。

2. 血管支架

迄今为止,临床上多采用由不锈钢与高分子制成的血管支架来治疗血管狭窄等问题。但不锈钢支架永久存在血管内,可引发局部炎症,有血管再狭窄的可能性;高分子支架力学性能差,在降解期间,容易在植入处诱发酸性环境,延缓病愈。镁合金因易降解性及合适的力学性能,可被制成可降解血管支架。

3. 多孔镁骨组织工程材料

常用的多孔骨组织工程材料有生物陶瓷和聚乳酸,这些材料力学性能差。多孔镁作为一种可降解的生物材料,其力学性能符合要求,且其本身具有生物活性,可诱导细胞分化生长和血管长入。目前有研究人员分别通过铸造法、粉末冶金法和激光加工技术制备了多孔镁骨组织工程材料,认为镁合金在多孔骨组织工程材料方面具有良好的发展前景。

2.6.3 镁合金腐蚀类型及耐腐蚀性研究

在体内环境中,根据腐蚀特性,镁合金的腐蚀种类主要有电偶腐蚀、应力腐蚀、腐蚀疲劳和磨蚀。其中,尤以电偶腐蚀对镁合金耐蚀性的影响最为显著。镁合金中不仅存在不同的相、杂质与缺陷,即使同一相中不同部位的元素含量也不尽相同,因此,镁合金表面难以达到电化学均匀。镁合金中的第二相相对于基体通常具有较高的腐蚀电位,在其周围发生严重的电偶腐蚀,甚至导致第二相的脱落,并伴随形成较深的点蚀坑,表现为严重的局部腐蚀。另外,点蚀坑通常也是腐蚀疲劳和应力腐蚀的裂纹萌生源。通常,植入物在暴露于侵蚀性的生理环境中还要承受一定的载荷。例如,髋关节植入物在人正常行走时要经受大约4倍于人体重的载荷,而血管支架要连续地经受由心脏跳动所导致的循环载荷。应力与侵蚀性生理环境的共同作用,将引起植入物发生应力腐蚀和腐蚀疲劳。另外,由于要经受周围组织的摩擦和血液等的冲刷,镁合金植入物还会发生磨蚀。

镁合金较快的降解速率严重限制了其在临床上的应用,因此,提高镁合金的耐蚀性具有重要意义。目前,提高镁合金耐蚀性的途径主要有开发高纯镁合金、合金化、表面涂层、热处理及压力加工和改进工艺。

1. 高纯镁合金的开发

杂质元素在镁合金中一般形成晶界阴极相,极大促进了表面微电池的形成,加速合金的电化学腐蚀,其中尤以 Fe、Ni、Cu 和 Co 的危害性最大。开发高纯镁合金以尽力消除杂质元素的不利影响可提高合金的耐蚀性,具体措施为:选用高纯净原料,净化熔炼工艺,添加提纯元素。能起到提纯作用的合金元素主要是 Mn 和 Zr,它们通过与杂质元素形成高熔点金属间化合物而从镁熔体中沉淀出来。有研究结果表明,高纯镁由于含有较少的杂质元素而具有较高的开路腐蚀电位和较低的腐蚀速率。

2. 合金化

镁合金中合金元素的加入能够细化组织,使得基体间阴极相变得细小弥散,强烈降低局部腐蚀倾向。另外,诸如稀土元素等还能起到钝化作用。有研究结果表明,Ca 的加入显著增强了镁合金的耐蚀性,其表面膜层膜电阻增加了5倍。

3. 表面涂层

合金化虽能一定程度上提高镁合金的耐蚀性,但许多元素在镁合金中的固溶度较低且受到生物相容性的限制,单纯通过合金化来改善镁合金耐蚀性有一定的挑战。为此,人们大力开发镁合金的表面涂层技术。镁合金涂层主要包括生物活性陶瓷、可降解高分子涂层、阳极氧化膜和化学转化膜。生物活性陶瓷和可降解高分子涂层由于其良好的生物相容性更是受到了极大的关注,此外金属镀层和惰性生物陶瓷涂层也有一定的发展。

4. 热处理及压力加工

热处理可改善镁合金的显微组织,使杂质元素及第二相固溶到晶粒内部或分布更弥散,有效降低电偶腐蚀的发生几率。压力加工可细化晶粒,有研究者认为晶粒细化减弱了由成分偏析引起的晶界位置与晶粒内部的差异现象,使腐蚀变得更均匀。

5. 工艺改进

目前,制造生物医用镁合金比较常用的方法主要是传统的铸造和粉末冶金法,以及在此基础上的后续加工处理。近年来,快速凝固技术和金属玻璃化技术有所发展。快速凝固技术能够提高镁合金的耐蚀性,这是因为:①增大有害杂质元素的固溶度极限,形成成分范围较宽的相组织;②使合金表面的成分均匀化,降低局部微电偶电池的活性,提高镁合金的耐局部腐蚀性能;③增大可形成玻璃体结构氧化膜的元素的固溶度,促进更具保护性玻璃体膜的形成。

6. 镁合金复合材料

由于 HA 良好的生物活性,研究工作者还积极探索镁合金/HA 复合材料。研究表明,HA 可稳定镁合金的腐蚀速率并改变镁合金的腐蚀形态,使镁合金从局部腐蚀变为均匀腐蚀,此外,通过控制二者比例以及 HA 颗粒的大小和分散可调节复合材料的力学性能和腐蚀性能。

生物医用镁合金的研究目前还仅处于起步阶段,开发高强高韧、生物安全且降解行为可控的高性能镁合金还存在一定难度,对其性能评价也有失严谨。因此,未来研究应集中在以下几个方面:

(1) 通过选择合适的合金体系并搭配相应的耐腐蚀工艺,开发出高强高韧、生物安全且降解行为可控的高性能镁合金。

(2) 在提高合金耐蚀性的基础上加深生物安全性的评价,特别是腐蚀产物与合金元素对细胞在基因层面(DNA 损伤、修复、突变)的影响。

(3) 要特别开展研究镁合金在承载条件下的应力腐蚀行为和腐蚀疲劳行为。

(4) 为增强不同研究结果的可对比性,有必要建立一套体外腐蚀研究的新标准,包括确切的腐蚀介质、环境条件和介质的循环流动性等。

2.7 医用贵金属

医用贵金属是指金(Au)、银(Ag)、铂(Pt)及其合金的总称。具有稳定的物理和化学性质,抗腐蚀性优良,表现出生物惰性。通过合金化可对其物理、化学性能进行调整,满足不同的需求。由于它们的导电性能优良,常用于制作植入式的电极或电子检测装置。

1. 金及金合金

金及金合金主要用于口腔牙齿的整牙修复。纯金质软,应用受到限制。为了提高强度,降低成本,开发出以金银铜三元合金为基础的金合金,其成分为:Au 95.8%~62.4%、Ag

2.4%~17.4%、Cu 1.6%~1.54%,此外,还添加少量钯(Pd)、铂(Pt)、锌(Zn),随着金含量的降低及银、铜含量的增加,金合金的抗拉强度由250 MP提高至813 MP,维氏硬度也由52提高至255。金及金合金除主要用于口腔科外,在颅骨修复及植入电极电子装置方面也有临床应用。

2. 银及银合金

纯银具有优异的导电性能,可用于制作植入型的电极或电子检测装置。但银最重要的临床应用是与汞合金形成汞齐合金,用作口腔充填材料使用。汞齐合金又称银汞合金,是将银、铜、锡合金粉与汞通过研磨或强烈振动发生反应而形成的一种合金,其成分中银含量占40%~70%。银合金粉除了按其中铜的含量分为低铜银合金粉、高银合金粉外,还可按生产工艺特点分为车屑银合金粉、雾化球形银合金粉和急冷喷甩微晶银合金粉三种,后者是我国独立研制出的一种高钢高性能银合金粉。生产和开发银汞合金主要应防止有害的游离汞出现,减少对人体的危害,同时减少银的含量,降低成本。

3. 铂及铂合金

铂是唯一抗氧化直到熔点的金属,抗蚀性能优异,在室温下除王水外,几乎不与任何化学试剂反应,呈生物惰性。在铂中添加金、钯、铑、铱等元素,可使其具有美丽素雅色泽,并具有最好的抗蚀性和加工性。常用的有铂合金、铂金合金、铂银合金等。铂及其合金制造的微探针广泛应用于神经系统检测,如神经修复装置、耳蜗神经刺激装置、膈神经刺激装置、视觉神经装置和心脏起搏器电极等。

4. 医用钽

钽发现于1802年,1903年被用作外科植入材料。纯钽为银灰色难熔金属,熔点为2 980 ℃。钽的晶体结构为体心立方。钽是化学活性很高的金属,在生理或其他环境中,甚至在缺氧的状态下,其表面都能立即生成一层化学性能稳定的钝化膜,从而使钽具有很好的化学稳定性和抗生理腐蚀性,并具有良好的生物相容性。钽植入骨内能与周围生成的新骨直接接触。最近有研究表明,多孔金属钽在其表面进行生物活化处理后,植入动物体内,孔内有新骨生成,即具有诱导成骨性。这表明金属钽具有优良的生物学性能,钽可加工成板、带、丝材,用于制造骨板、骨钉、夹板、缝合针等外科植入器械。临床上,钽片可用于修补颅盖,钽丝可缝合神经、肌腱和血管,钽板可用于修补骨缺损,钽网可用于修补肌肉组织。此外,在血管金属支架表面镀一层钽,能明显提高血管支架的抗血栓性能。通过制造工艺控制和冷加工处理,钽也可以用作承力部位的修复。

5. 医用铌

铌为难熔金属,熔点为2 467 ℃,其晶体结构为体心立方晶体。纯铌的密度为8.5 g/cm³。铌和钽的化学性质很相似,具有良好的化学稳定性和耐腐蚀性能。铌对很多腐蚀介质在冷态或稍热的条件下不起反应,金属铌在空气中只在温度高于200 ℃时才明显氧化。铌和氯、氢、氮分别在200 ℃、250 ℃、400 ℃时才发生反应。铌可通过锻造、轧制或拉拔等工序加工成棒、板、管、丝和异性材等。铌容易磨损和粘结刀具,切削加工时宜采用油水乳化液冷却,以保持刀具刃部的锋利性。医用铌一般采用高纯铌,铌在医学方面与钽类似,如制髓内钉等。由于其来源和经济原因,医用铌的用途受到很大的限制。

6. 医用锆

锆和钛同属Ⅳ族元素,具有相似的组织结构和化学性质,密度为6.49 g/cm³,抗拉强度为 931 MPa,具有良好的耐蚀性、生物相容性和加工性能。锆可取代钛在临床上应用,但因其价格较贵,应用受到限制。

思考题

1. 对于生物医用的金属材料,一般应满足哪些要求?

2. 试比较医用不锈钢、医用钴基合金、医用钛及钛合金的优缺点及临床应用领域。

3. 医用形状记忆合金具有哪些特点?

4. 目前医用镁合金的研究主要有哪些方面? 相对于其他金属材料而言,它具有哪些优势?

5. 试分析以下病例或器械当中可能用到的医用金属材料,并说明其作用和理由。

(1)口腔种植体;(2)股骨颈骨折;(3)心血管血栓。

第3章
生物医用无机非金属材料

3.1 概　述

　　将无机非金属材料作为生物医用材料来使用已有漫长的历史,最早可以追溯到 18 世纪初期,1808 年年初,人们成功地制成了用于镶牙的陶齿,1892 年 Dreesman 发表有关使用熟石膏填充骨缺损的第一篇报告。20 世纪 60 年代和 70 年代生物陶瓷材料得到广泛研究,多孔氧化铝陶瓷、玻璃碳、热解碳、羟基磷灰石陶瓷、单晶氧化铝陶瓷等无机非金属材料的临床应用取得良好效果。1963 年是生物陶瓷发展史上较为重要的一年,该年 Smith 报道发现了一种陶瓷骨替代材料,这是一种用环氧树脂浸透的 48％气孔的多孔铝酸盐材料,它与骨组织的物理性能相匹配。1969 年,美国 L. Hench 教授成功研究了一种可用于人体硬组织修复的生物玻璃,该材料能够与生物体内的骨组织发生化学结合,人体组织可长入并同其键和,具有良好的生物相容性。70 年代后,人们对可吸收陶瓷进行广泛研究,Driskell 等报道了 $\beta\text{-}Ca_3(PO_4)_2$ 多孔陶瓷植入生物体后,能被迅速吸收,发生骨置换,有些学者称其为生物可降解陶瓷。

　　过去医学领域中应用最广泛的生物医用材料是金属和有机材料。可是金属长期埋植入在生物体内容易发生腐蚀,许多金属离子对人体有毒,金属磨屑会引起周围生物组织发生变化,另外还会产生金属元素向各种器官转移、组织变态反应等问题。而有机材料则强度较低,许多应用受到限制,还存在长期耐久性问题。生物医用无机材料,也可称作生物陶瓷材料,以其无毒性(或毒性极小)、与生物体组织有良好生物相容性、耐腐蚀等优点,越来越受到重视。

　　表 3-1 列出了金属、高分子、无机三类生物医用材料的不同特性,从表中可以看出,尽管医用无机材料自身存在一些缺点,但也表现出许多优良特性。无机材料不生锈、不燃烧,而且抗腐蚀,强度也比较好,可以大大弥补金属材料和有机材料的缺陷。

表 3-1　金属、高分子和无机医用材料的比较

特性	金属	高分子	无机非金属		
			生物惰性	生物活性	可降解
成分	与骨不同	与骨不同	与骨不同	与骨相似	与骨相似
和骨组织结合	不	不	不	结合	骨置换
毒性	溶解离子有毒	溶解增塑剂有害	一般没有	一般没有	一般没有
破坏方式	一般不断裂	难断裂	破断	破断	破断

（续表）

特性	金属	高分子	无机非金属		
			生物惰性	生物活性	可降解
破坏强度	大（一般无问题）	—	中（要提高）	一般较低（必须提高）	一般较低（必须提高）
弹性模量	大	小	大	中	中
柔软性延展性	有	有	无	无	无
抗腐蚀性	较差	良好	良好	良好	良好
透过性	无	有	无	无	无
加工性	良好	良好	—	较好	较好
生物相容性	—	—	良好	良好	良好
溶解性	很小	很小	很小	较小	小

根据无机非金属生物医用材料在生物体内的活性，可以将其分为三类，如图 3-1 所示。

1. 生物惰性无机非金属材料

此类材料包括氧化铝陶瓷、碳质材料、氧化锆陶瓷等，该类材料植入体内后能与周围组织之间形成纤维包膜。

2. 生物活性无机非金属材料

此类材料包括羟基磷灰石陶瓷、生物活性玻璃陶瓷等，该类材料植入体内后能与周围骨组织形成牢固的化学键结合。

3. 生物可吸收和可降解无机非金属材料

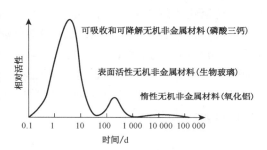

图 3-1　无机非金属生物医用材料按照活性可分为三类

此类材料主要包括磷酸三钙陶瓷、可溶性铝酸钙陶瓷等，该类材料植入体内后逐渐被降解、吸收，从而被新生组织代替。

目前，约有 40 余种生物陶瓷材料在医学、整形外科方面制成了 50 余种复制和代用品，发挥着非常重要的作用。本章将按照上述分类方法对无机非金属生物医用材料作简单介绍。

3.2　生物惰性医用无机非金属材料

生物惰性医用无机非金属材料是指化学性能稳定、生物相容性好的无机材料。生物惰性医用无机材料主要有生物惰性医用陶瓷、医用碳质材料、惰性生物玻璃和玻璃陶瓷三大类。这些材料在体内能耐氧化、耐腐蚀、不降解、不变性，也不参与体内代谢过程，它们与骨组织不能产生化学结合，而是被纤维结缔组织膜所包裹，形成纤维骨性结合界面。

3.2.1　生物惰性医用陶瓷

生物惰性医用陶瓷材料主要分为氧化物陶瓷和非氧化物陶瓷以及陶材三类，氧化物陶瓷主要是 Al、Mg、Ti、Zr 等的氧化物，非氧化物陶瓷主要是硼化物、氮化物、碳化物、硅化物等,陶材主要是由多种氧化物矿物构成的长石、石英、高岭土等原料制成。

1. 氧化物陶瓷

在生物医用材料中比较典型的氧化物陶瓷主要是氧化铝陶瓷和氧化锆陶瓷,从 20 世纪 70 年代至 80 年代中期,世界许多国家如美国、联邦德国、瑞士、荷兰和日本都对氧化物生物陶瓷,特别是氧化铝生物陶瓷进行了广泛的研究和应用。

1) 氧化铝陶瓷

(1) 氧化铝陶瓷的晶体结构:氧化铝陶瓷是指主晶相为刚玉(α-Al_2O_3)的陶瓷材料。氧化铝陶瓷具有多种晶体结构,大部分是由氢氧化铝脱水转变为稳定 α-Al_2O_3 相时所生成的中间相,它们结构不完整,在高温下不稳定,最后都转变为 α-Al_2O_3。α-Al_2O_3 具有稳定的晶体结构,刚玉属六方晶系,氧离子作六方最紧密堆积,6 个氧离子(离子半径为 0.132 nm)围成一个八面体,半径较小的铝离子(离子半径为 0.057 nm)处于八面体中心的空隙,铝离子的配位数为 6。刚玉的单位晶胞是面心的菱面体,同时包含两个 Al_2O_3 的分子。刚玉的这种结构使氧化铝陶瓷的机械性能、高温性能、介电性能及耐化学腐蚀性能都非常优异。

(2) 氧化铝陶瓷的性能:氧化铝陶瓷属生物惰性材料,这种陶瓷具有较高的机械强度、硬度、耐磨性和化学惰性。一般来讲,Al_2O_3 含量在 45% 以上的均属于氧化铝陶瓷,主晶相为刚玉(α-Al_2O_3),此外还会有莫来石晶相及硅酸盐玻璃相等。随着氧化铝含量的增加,其主晶相 α-Al_2O_3 增多,瓷体的物理化学性能也逐渐提高。表 3-2 列出了不同氧化铝含量对瓷体机械性能的影响。

表 3-2　Al_2O_3 含量对瓷体性能的影响

性能指标	Al_2O_3 含量								
	60%	65%	72%	80%	85%	90%	95%	97%	99%
抗压强度/MPa	400	420	500	660	800	940	1 110	1 150	1 200
抗弯强度/MPa	83	106	125	134	151	187	219	248	247
弹性模量/GPa	108	120	146	230	271	318	321	365	400

为保证产品质量,医用氧化铝陶瓷的化学组成和物理性能在 ISO 6474 标准中有明确规定,如表 3-3 所示。依据 ISO 6474,对氧化铝陶瓷作为修复或植入物的主要原因如表 3-4 所示。

表 3-3　氧化铝生物陶瓷的物理性能

	高纯氧化铝陶瓷	ISO 6474 标准
氧化铝质量分数	>99.9%	>99.9%
杂质质量分数	0.01%	≤0.1%
氧化镁	<0.1%	≤0.3%
密度/(g·cm⁻³)	>3.98	>3.90
平均晶粒尺寸/μm	2~6	<7
硬度 HV	2 300	>2 000
抗压强度/MPa	4 400	4 000
抗弯强度/MPa	450	400
弹性模量/GPa	420	380

表 3-4　医用氧化铝陶瓷的重要性能(ISO 6474)

基本性能	重要性原因
高的抗腐蚀性	保证生物惰性
优异的刚性及良好的表面抛光性能	保证高耐磨性
高杨氏模量和高抗压强度	保证坚硬不变形
高的机械强度	保证良好的疲劳性能,以及安全性和可靠性
高纯度	保持长期稳定性

除多晶氧化铝外,单晶氧化铝也可以用作生物医用材料,单晶氧化铝结构更为完整,无脆弱的晶界相,在应力作用下不易出现微裂纹和裂纹扩展,因而表现出更高的强度以及更好的耐酸性和生物相容性。表 3-5 是单晶体和多晶体氧化铝陶瓷的性能比较。

表 3-5　单晶和多晶体 Al_2O_3 陶瓷的性能比较

性能	单晶体	多晶体
外观	无色透明	白的(黄白色)
抗压强度/MPa	5 000	5 000
抗拉强度/MPa	650	250
抗弯强度/MPa	1 300	500
弹性模量/GPa	400	380
硬度/HV	2 100	1 800
冲击强度/(MPa·cm)	7.6	5.4
影响机械强度的原因	晶格缺陷,表面伤痕裂纹	纯度、密度、晶粒大小
加工性	直线状、棒状	可加工成任意形状

（3）氧化铝陶瓷的制备方法:氧化铝陶瓷的制备包括氧化铝粉体制备、氧化铝陶瓷成型与烧结、精加工等步骤。

① 氧化铝粉体制备方法　氧化铝粉体的制备方法有物理制备法和化学制备法。氧化铝粉末的物理制备方法主要是电熔加机械粉碎。该方法是以工业氧化铝为原料,经电弧加热冶炼使之发生晶型转化,冷却后经机械粉碎,加工成所需的各种尺寸。由于电熔生产的氧化铝硬度和熔点较高,颗粒形状随粉碎方法不同有较大差异。

氧化铝粉体的化学制备方法可以采用 Bayer 法。Bayer 法所用的原料为铝矾土矿,首先将经过破碎的铝矾土粉料与苛性碱液加入到蒸煮器中进行蒸煮,将铁、钛等氧化物从溶液中除去后,再将得到的铝硅酸钠溶液导入沉淀池中。最后,将从溶液中析晶出来的三水铝氧通过筛分、洗涤、干燥、煅烧后得到氧化铝,这种氧化铝一般称为普通氧化铝。由这种方法制成的氧化铝平均粒径为 $10\sim100~\mu m$,含杂质 Na_2O 的含量为 0.3%,Fe_2O_3 为 0.1%,SiO_2 为 0.01%。此外,氧化铝的化学制备方法还有机醇盐水解法、化学沉淀法、溶胶凝胶法、氢氧化铝热分解法、碳酸铝铵热分解法、铝盐热分解法。

② 氧化铝陶瓷成型与烧结　氧化铝陶瓷制品的成型方法有干压、注浆、挤压、冷等静压、注射、流延、热压与热等静压成型等多种方法。近几年来,国内外又开发出压滤成型、直接凝固注模成型、凝胶注成型、离心注浆成型与固体自由成型等成型技术方法。常用的成型

方法有干压成型和注浆成型等。

烧结是将颗粒状陶瓷坯体致密化并形成固体材料的技术方法,是将坯体内颗粒间空洞排除,将少量气体及杂质有机物排除,使颗粒之间相互生长结合,形成新的物质的过程。烧结的加热装置最广泛的是电炉。除了常压烧结,即无压烧结外,还有热压烧结及热等静压烧结等。此外,微波烧结法、电弧等离子烧结法、自蔓延烧结技术亦正在开发研究中。

③ 精加工　氧化铝陶瓷材料在完成烧结后,还需进行精加工。一般采用比氧化铝陶瓷更硬的研磨抛光材料如 SiC、B_4C 或金刚钻等对其作精加工以提高氧化铝陶瓷的表面光洁度,也可以采用 Al_2O_3 微粉或金刚钻膏对其进行研磨抛光,同时,也可以采用激光加工研磨及抛光的方法。

(4) 氧化铝陶瓷的临床应用:从 20 世纪 70 年代初期,人们便开始用氧化铝陶瓷作为生物医用材料,1971—1972 年美国学者 Hulbert 开始用氧化铝陶瓷做动物实验,1972 年 Boutin 博士在法国临床应用氧化铝陶瓷人工关节,后又有联邦德国、瑞士、荷兰、中国等都在广泛使用氧化铝陶瓷制作的人工牙根、人工关节和人工骨。Griss、Heimke、Mittelmeier 和 Salzer 等公司也发展了陶瓷髋关节的应用,图 3-2 是氧化铝陶瓷髋关节头和关节臼,武汉工业大学李世谱等人自 70 年代末开始研究氧化铝陶瓷关节,取得了良好的临床效果。

在近 30 年的临床实践中,使用氧化铝假体进行人工关节固定,取得了令人满意的结果。高密度、高纯度氧化铝陶瓷是内修复手术中主要的关节材料,长期临床实践说明氧化铝陶瓷头和聚乙烯臼之间具有优异的抗磨损性能。

由于致密氧化铝植入体界面上的纤维组织非常薄,如果将氧化铝装置与紧固机械配合植入,且施加压缩载荷,则植入效果比较好;如果只将接近惰性类型的材料植入体内,便会产生界面位移,形成的纤维囊的厚度达数百微米,植入体会很快松动。

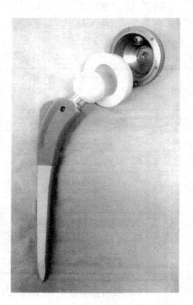

图 3-2　人工髋关节中氧化铝-氧化铝关节头和关节臼

氧化铝陶瓷可以被用于制作人工髋关节、人造膝关节、人工牙根和骨骼固定螺钉及修补角膜等。但由于氧化铝陶瓷同样具有脆性大,机械加工困难等特点,其用于医用还需进一步的研究。现有将羟基磷灰石引入 Al_2O_3 来达到人工骨的修复。其特点是利用羟基磷灰石良好的生物活性和生物相容性以及 Al_2O_3 的高强度、高机械性能特点来提高其综合的力学性能,能够很好地弥补 Al_2O_3 的不足,很好地满足了人工骨的修复需求。

2) 氧化锆陶瓷

氧化锆陶瓷制品是在更高的温度下同样也通过压制和烧结细小粉末制成。氧化锆陶瓷具有各种各样的结晶形式,形成不同的微观结构,力学性能也不同。保持粉体的组成和均匀性是保证烧结产品的化学组成和力学性能的基本要求。纯氧化锆不能作为医用材料,因为在烧结过程中从高温降到室温以上时会发生从四方到单斜的晶相转变,这一相转变同时伴随着 3%~4% 的体积扩展,使材料内部产生内应力和裂纹。在氧化锆陶瓷中加入氧化锰或氧化钇会抑制相变的发生。在多种医用氧化锆类型当中,钇稳定氧化锆四方多晶体

(Y-TZP)由于具有高的弯曲强度和断裂韧性而成为当中最好的材料,同时它还具有在承受更大负载环境中替代氧化铝陶瓷的潜力。

ISO 13356 标准规定了 Y-TZP 作为医用材料应具备的化学组成及物理性能要求,如表3-6 所示。20 世纪 90 年代,由于一些不纯的氧化锆产品含有放射性铀和钍引发人们的争议。现在,粉末的纯度已非常的高,且在国际标准(ISO 13356)中规定钇稳定氧化锆陶瓷中含有的放射性元素的浓度要低于 200 Bq/kg。

表 3-6　Y-TZP 陶瓷材料的化学组成和物理性能要求(ISO 13356)

体积密度/$(g \cdot cm^{-3})$	$\geqslant 6.00$
化学组成 $ZrO_2 + HfO_2 + Y_2O_3$	$>99.0\%$
Y_2O_3	$4.4\% \sim 5.4\%$
Hf_2O_3	$<5\%$
Al_2O_3	$<0.5\%$
其他氧化物	$<0.5\%$
微观结构平均晶粒尺寸/μm	<0.6
双轴挠屈强度/MPa	>500
4 点弯曲强度	>800

有关氧化锆陶瓷缺乏长期临床数据和四方晶相表面稳定性的对立观点仍在争论当中。通过在水中和较高温度下(100 ℃~150 ℃)对氧化锆陶瓷的研究发现其存在相变的潜在危险。虽然这种条件并不是人体内的实际环境,但是很明显,如果其表面发生从四方到单斜的相转变会使其力学性能严重恶化。

在 20 世纪 80 年代末,稳定氧化锆陶瓷被应用到骨科整形手术当中,并把它当作是新一代的陶瓷材料。此外,氧化锆烤瓷牙是最常用的,可加工成氧化锆全瓷牙(图 3-3)。烤瓷牙的好坏直接影响到患者的身体健康,而用氧化锆材质的烤瓷牙由于没有金属内冠层,牙齿透明度好,光泽度极佳,更有效避免了牙齿过敏和牙龈黑线等问题,具有较好的遮色能力,能够完美解决牙患者的牙齿美容需求,而且氧化锆材质的强韧性弥补

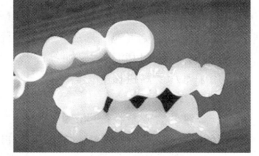

图 3-3　氧化锆全瓷牙

了普通烤瓷牙易崩缺的缺点,且其生物相容性好、不刺激口腔粘膜组织、易于清洁,是目前国内外最优质的烤瓷牙材料。

2. 非氧化物陶瓷材料

非氧化物陶瓷材料临床应用报道较少,主要是用作硬组织的替换材料。非氧化物陶瓷材料是以难熔化合物为基础制成的,而这些化合物又是由Ⅲ~Ⅴ族轻元素(B、C、N、Al、Si)形成,主要呈共价化学键形式,在极宽的温度范围和其他外作用条件下具有较高的稳定性,例如 SiC、Si_3N_4 陶瓷材料。SiC 材料硬度大、强度高、导热导电性好,是一种耐磨、耐腐蚀材料,Si_3N_4 陶瓷材料具有较高的断裂韧性和高的抗折强度。

惰性材料与组织之间结合不是通过化学或生物方式进行,两者之间容易产生相互间的

滑动,并逐渐被软组织或硬组织形成纤维包囊。这种植入材料与组织间的相对位移最终导致界面处植入材料和组织功能的退化。

3.2.2 碳质材料

1. 碳质材料

碳质材料具有植入人体后化学稳定性好、与人体亲和性好、没有毒性和排异反应等优点。碳质材料在生物医用领域应用广泛,在外科植入物中主要包括热解碳、玻璃碳、蒸汽沉积碳和碳纤维。

1) 热解碳

热解碳是目前国内外应用最多的一种碳质材料。热解碳的弹性模量与人体皮质骨相似,用它制作骨科植入体引起的应力遮挡效应要小得多,结合碳质材料的低摩擦性,良好的生物相容性和可以直接与骨固定的特性,使其可能用于人工关节、人工骨的研制。

热解碳是在 1 000 ℃～2 400 ℃温度范围内,在流化床内将碳氢化合物热解,使碳沉积在加工好的基体上(一般采用石墨)。在医学上只用低温各向同性碳(LTIC,1 500 ℃以下沉积的碳),厚度可达 1 mm。LTIC 材料在人体的生理环境中化学性质稳定、生物相容性非常好,具有优良的力学性能,在临床中得到广泛应用。此外,为了提高热解碳的硬度,可在流化床内加入合金元素(如硅),可以得到低温各向同性含硅热解碳(LTI-Si 碳),含一定量硅的各向同性热解碳被证明耐久性、生物稳定性更好。

2) 玻璃碳

玻璃碳的碳纯度高,其兼有碳材料和玻璃的特性,断口形貌及结构特征类似玻璃态碳。玻璃碳是通过控制固体(预先成型的高分子材料)如酚醛树脂等加热形成的。在加热过程中,聚合物体放出挥发成分,留下玻璃状剩余物体,加热速率必须低得足以使挥发物扩散到表面并逸出以避免气泡的形成。加工过程中的体积收缩约为 50%。玻璃碳具有密度小、抗渗透、各向同性、耐高温、耐腐蚀等特点,然由于其具有较低的密度,比热解碳的机械性能差,主要用于不承受高机械应力的部位。

3) 碳纤维

碳纤维的含碳量在 90%以上,它是以有机纤维(丙烯腈)为原料,在隔氧的惰性环境中,原丝经过 1 000 ℃～1 500 ℃高温焙烧,再加以张力牵引,使链状分子中脱掉大部分氢、氮等小分子后,剩下的碳分子按同一方向整齐排列。这种碳纤维是黑色细丝,单丝直径 7～9 μm,抗拉强度可达 3 040 MPa。碳纤维比铝轻、比钢强、比人发细。碳纤维具有碳素材料的特性,又兼备纺织纤维的柔软可加工性、耐高温、耐摩擦、导电、导热及耐腐蚀等,碳纤维相对密度小,有很高的比强度。与一般碳素材料不同的是,碳纤维显著的各向异性、柔软、可加工成各种织物,沿纤维方向表现出很高的强度。

4) 碳/碳复合材料

碳/碳复合材料是以碳纤维增强碳基体的新型复合材料,具有高的比强度、高的断裂韧性、耐腐蚀性及高温环境下良好的高温强度保持率和抗热振等性能,碳/碳复合材料的增强相和基体相都由碳构成,一方面继承了碳材料固有的生物相容性,另一方面又具有纤维增强复合材料的高强度与高韧性特点。它的出现解决了传统碳材料的强度与韧性问题,是一种极具潜力的新型生物医用材料,在人体骨修复与骨替代材料方面具有较好的应用前景。

2. 碳质材料的性能

1）碳质材料的生物相容性

碳质材料的生物相容性在血液、软组织和骨中的临床试验中得到证明,实验结果和从临床收集到的数据都说明对应于体内防御机制碳质材料是惰性的。经过大量动物实验研究发现,碳质材料在软组织和骨骼中仅有轻微的组织反应。

热解碳具有良好的生物相容性,是一种化学惰性材料,具有抗血栓性、生物体不吸收、与血液和蛋白质的适应性好等优点。在体内不会因被腐蚀或磨损而产生对机体有害的离子,此外,低温各向同性碳还具有罕见的抗血凝性能。在用于心脏瓣膜修复治疗的材料中,热解碳具有良好的血液相容性、力学性能、机械性能及耐久性等优点。Cook 将热解碳、氧化铝以及涂覆热解碳的氧化铝齿科种植体植入狒狒的下颌骨,24 个月后用扫描电镜,X 光显微术等定量观察其周围骨组织的重建情况,结果表明:在顶部,低模量的热解碳种植体($E = $ 14 GPa)周围,网状骨和皮质骨结合程度和厚度高;而对氧化铝以及涂覆热解碳的氧化铝 ($E = 375$ GPa)种植体而言,由于两者弹性模量较高,致使顶部骨组织所受应力较小,损失较多,长期植入效果差。

韩健等为了研究碳纤维人工气管的生物相容性,于 1985 年 4 月至 1991 年 6 月期间共进行了 51 条试验犬的动物实验。研究结果发现植入 51 条试验犬体内的碳纤维人工气管无一例发生塌陷或变形,当分别在 3、4、8 个月后取出试验用人工气管检查时,发现碳纤维人工气管无变形、无腐蚀,且保持良好弹性和硬度。

左健等报道了不同碳含量的三种碳纤维植入犬体后的拉曼光谱。结果显示,三种不同碳含量的碳纤维植入犬体后均有大量结缔组织增生、无炎症和异物巨细胞反应。还发现高碳含量的碳纤维与组织结合最牢固,更易诱发类腱组织生长,而起到替代或增强肌腱的功能。

Adams 等研究了碳/碳复合材料用于鼠股骨的情况,结果表明碳/碳复合材料具有极优异的硬组织相容性,骨皮层组织对它可很快适应,在碳/碳复合材料与骨之间没有形成过渡软组织层,也没有出现炎症反应。通过与金属钛的植入体进行对比发现:碳/碳复合材料与骨的界面剪切强度明显大于钛与骨的界面强度,另外钛植入体周围的骨组织产生了一些负效应,而在碳/碳植入体周围则没有,反映了碳/碳复合材料与骨组织间良好的亲合性。经显微分析可观察到骨组织与碳/碳复合材料的凹凸表面结合得很紧密,并有骨组织向碳/碳复合材料表面沟槽生长的现象。该研究中采用的碳/碳复合材料表面孔径绝大多数小于 10 μm,而一般理论认为,骨组织向多孔材料表面内生长的孔径范围在 50～300 μm,因此这种碳/碳复合材料表面主要是为骨组织附着提供一定程度的机械嵌合作用。

各种形式的碳质材料主要应用于心血管外科和骨科中,用于制作人工心脏瓣膜、人工关节、人工齿、腱或韧带。若以纤维增强塑料的形式出现,还可以制造心肺机上的各种受力结构部件,是一种理想的人工心肺机的管道材料,可用于取代血管和制作经皮管道等。

2）碳质材料的物理机械性能

碳质材料强度高,质量轻,抗摩擦,抗疲劳。碳材料的弹性模量与骨骼十分接近,正好处在皮层骨的模量范围,如表 3-7 所示,与骨骼匹配性好,可减弱由假体应力遮挡作用引起的骨吸收等并发症,表现出良好的生物力学相容性。国外各种生物碳质材料的机械性能和强度见表 3-8。碳质材料的机械性能,尤其是热解碳的机械性能主要取决于其密度。如图 3-4

与图3-5所示,随着密度的增加,热解碳的断裂强度和弹性模量随之增加。

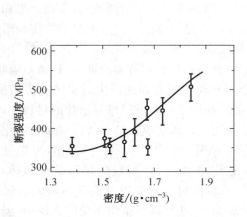 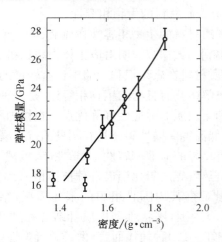

图3-4 LTI热解碳的密度-断裂强度关系   图3-5 LTI热解碳的密度-弹性模量关系

表3-7 人体骨头和材料的弹性模量对比

材料	成分	弹性模量/GPa
人骨	—	1～30
金属	—	100～200
高分子	聚碳酸酯 PC 聚苯硫醚 PPS	2.4 2.8
碳材	石墨 玻璃碳 热解碳 碳/碳复合材料	24 24 28 1～30

表3-8 碳质材料的机械性能和强度

材料	气孔率	密度/(g·cm⁻³)	弹性模量/GPa	抗压强度/MPa	抗拉强度/MPa	抗折强度/MPa	疲劳强度/MPa
石墨(各向同性)	7%	1.8	2.5	—	—	140	70(d)*
石墨少许各向异性	12%** 16%～20%**	1.8 1.6～1.75	20～24 6～9	65～95 18～58	24～30 8～19	45～55 14～27	50～60(d)* —
热解石墨	2.7% — —	2.19 1.3～2 1.7～2.2	28～41 17～28 17～28	900	200	— 340～520 270～550	— — 100
气相沉积碳	—	1.5～2.2	14.21			340～700	100
玻璃质碳	—	1.4～1.6 1.45～1.5	— 24～28	700	20～200	70～205 150～200	100 —

注:*—动态的(d);**—开口气孔率。

碳质材料为化学惰性材料,耐酸碱,易于灭菌、消毒,可以使用标准仪器设备进行灭菌消毒。此外,碳质材料具有良好的生物稳定性,耐生物老化,在生物体内不易被腐蚀,也不会有离子向周围组织扩散。

3. 碳质材料的临床应用

低温热解各向同性碳(LTIC)被用于制作心脏瓣膜始于 20 世纪 70 年代,我国最早研制 LTIC 人工心脏瓣膜碟片始于 1975 年。心脏瓣膜浸于血液中不断运动,要求高度的抗血栓性、耐磨性、低密度和长期使用无疲劳。碳质材料具有较好的血液相容性和优良的物理性能。低温热解各向同性碳代表了无机生物医用材料血液相容性的最高水平。世界上应用热解碳机械瓣膜已达 200 万例,美国每年植入 6 万例人工心瓣。

热解碳用于制作人工心脏瓣膜具有以下优点:

(1) LTIC 涂层具有足够的强度,十分耐磨,心脏耐磨模拟实验结果表明,0.5 mm 厚度的 Si-C 涂层可耐用数十年。

(2) 由于含 Si 的 LTIC 与血液之间能生成一种蛋白质中间吸附层,LTIC 具有优异的生物相容性,不产生血凝和血栓。

(3) 抛光后的 Si-C 涂层是致密不透性的,不会引起降解反应。

(4) 无毒性、无刺激性、不致癌。

碳材料具有出色的抗疲劳性能、高韧性、高强度质量比,还能够加工成各种形状,而且 X 射线又能透过,因此,用做外置固定骨架具有独一无二的优势。此外,碳材料还广泛应用于人工齿根、人工骨与人工关节、人工韧带和肌腱等。尽管碳质材料是目前唯一的抗血栓最好的无机材料,但是这种材料制备的机械心脏瓣膜仍然是易发生血栓、栓塞,因此须长期服用抗凝剂。

3.2.3 惰性生物玻璃陶瓷

1. 惰性生物玻璃陶瓷

玻璃陶瓷又称微晶玻璃,是在玻璃基质中加入晶核形成剂,并通过一定的热处理,使玻璃基质中有晶体生成,即形成玻璃与晶体共存的状态。玻璃陶瓷是 20 世纪 50 年代初发展起来的无机材料,它以较高的机械强度和硬度、良好的化学稳定性等著称,惰性玻璃陶瓷主要应用于口腔医学领域。玻璃陶瓷在显微结构上是由玻璃相和结晶相组成,玻璃陶瓷兼有玻璃和陶瓷两者所具备的性能。玻璃的均匀性连同控制析晶的方法使材料获得具有极细晶粒的无孔隙均匀结构,有利于材料获得比其母体玻璃高得多的机械强度。

玻璃陶瓷是由结晶相和玻璃相组成。结晶相是多晶结构,晶粒细小,比一般结晶材料的晶体小得多,一般小于 0.1 μm。晶体在微晶玻璃中的分布是按照三度空间取向。在晶体之间分布着残存的玻璃相,玻璃相将大量的、力度细微的晶体结合起来,结晶相的数量一般为 50%～90%。玻璃相的数量为 5%～50%,玻璃陶瓷中结晶相、玻璃相分布的状态随着它们的比例而变化。当玻璃相占的比例大时,玻璃相成纤维连续的基体,而彼此孤立的晶相均匀地分布在其中;如玻璃相数量较少时,玻璃相分散在晶体网架之间,呈连续网络状;当玻璃相数量很少时,它就以薄膜的状态分布在晶体之间。而玻璃陶瓷的性能,主要由析出晶体的种类、晶粒大小、晶相的多少以及残存玻璃相的种类及数量所决定。玻璃的组成、热处理工艺及成核剂的使用是否适当对玻璃的微晶化起关键作用。

玻璃陶瓷按基础玻璃成分可分为硅酸盐、铝硅酸盐、硼硅酸盐、硼酸盐及磷酸盐五大类,也可根据玻璃析出的结晶成分分成氧化铝质、白榴石质、云母系、磷灰石质玻璃陶瓷。一些惰性生物医用玻璃陶瓷材料的应用和特征见表 3-9。

表 3-9　惰性生物医用玻璃陶瓷的应用和特征

惰性生物医用玻璃陶瓷	应用	特征
$MgO-Al_2O_3-TiO_2-SiO_2-CaF_2$ 系玻璃陶瓷	股骨头	高强度，耐磨
$K_2O-MgF_2-MgO-SiO_2$ 系玻璃陶瓷	齿冠	
$CaO-Al_2O_3-P_2O_5$ 系玻璃陶瓷	齿冠	可铸造，折射率接近自然齿，美观
$MgO-CaO-SiO_2-P_2O_5$ 系玻璃陶瓷	齿冠	
$Li_2O-Al_2O_3-Fe_2O_3-SiO_2-P_2O_5$ 系玻璃陶瓷	体内治疗癌症	含强磁性晶体可转变放射性

2. 玻璃陶瓷的临床应用

1）云母系玻璃陶瓷

1978 年，美国 Corning 玻璃工厂和 Dentsply 齿科公司合作开发了 Dicor 可铸造玻璃陶瓷，于 1984 年正式用于临床。Dicor 可铸造玻璃主要成分为：SiO_2（61%）、MgO（19%）、K_2O（9%）、少量 MGF_2、Al_2O_3、ZrO_2。结晶相为四硅氟云母，晶体占总质量的 55%，还有为增进美观效果而加入微量的荧光剂。Dicor 为可铸造玻璃陶瓷化处理后，玻璃基质中云母结晶相互交错，使其强度提高，抗弯强度为 115～150 MPa。Dior 可铸造玻璃陶瓷具有在口腔环境中耐腐蚀，与组织有良好的生物相容性，透明度高，收缩率小，边缘适合性好的特点。此外，可铸造玻璃陶瓷与牙釉质的硬度接近，见表 3-10。

表 3-10　可铸陶瓷与牙釉质的物理性能比较

性能	密度/($g \cdot cm^{-3}$)	折射率	透明度	热传导 $J/s/cm^2/℃$	膨胀系数 $\times 10^{-6}/℃$	压缩强度/MPa	弹性模量/GPa	显微硬度 KHN100
可铸陶瓷	2.7	1.52	1.56	0.016 8	7.2	828	70.3	362
牙釉质	3.0	1.65	0.48	0.009 2	11.4	400	81.1	343

Dicor 可铸造玻璃陶瓷适合制作各类嵌体。要求患牙的牙冠有一定的顶龈高度以利于固位，唇舌面及颌面均应能够预备出足够的间隙，以满足材料强度所要求的必须厚度。Dicor 铸造玻璃陶瓷问世后，因其具有半透明性和与牙釉质接近的折射率，使得修复材料在美学上起到了一次飞跃，各国牙医都争相应用和研究，解决了患者对审美要求极高的问题。然而这类玻璃陶瓷存在着瓷冠碎裂的问题。因此在临床上为了减少 Dicor 冠碎裂，应对其组分和结构的控制做进一步的研究。

2）白榴石玻璃陶瓷

白榴石（$K_2O \cdot Al_2O_3 \cdot 4SiO_2$）属四方晶系，常呈假等轴晶系，其热膨胀系数为 $31 \times 10^{-6}/℃$。其硅氧骨干可看做由 $[SiO_4]$ 四面体的四元环和六元环组成，钾充填于六方环形成的 16 个孔隙中心（图 3-6）。当温度在 625 ℃ 以上时，白榴石转变为等轴晶系的变体 β-白榴石。

白榴石作为内部增强剂用于牙科全瓷，以提高全瓷修复体的强度。IPS-Empress 可铸玻璃陶瓷是一种白榴石强化陶瓷。其成分为 SiO_2、K_2O、Al_2O_3、Na_2O、CaO 和 TiO_2，它是由依获嘉（Ivoclar）公司与苏黎世大学冠桥系共同研制的，并于 1986 年应用于临床。IPS-Empress 玻璃陶瓷是一种以玻

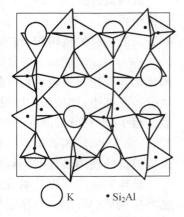

○ K　·Si_2Al

图 3-6　白榴石的晶体结构

璃为基质内含微小白榴石晶核的陶瓷块。其具有美观、良好的半透明性与牙釉质近似的折光性、良好的边缘密合性及抗折断性能,抗挠曲强度可达 160~180 MPa,三点弯曲强度达到450 MPa 左右。此外,其耐磨性能与牙釉质相似。此外,Opect HSP 也是一种白石榴质玻璃陶瓷,其成分为 SiO_2、Al_2O_3、K_2O、CaO、Na_2O 和 B_2O_3,晶粒大小约为 4 μm,抗弯强度为 105~170 MPa。

惰性生物玻璃陶瓷还可用于人工关节。1967 年,一位瑞士学者研究了一种具有生物相容性的玻璃陶瓷,其成分为 SiO_2、Na_2O、CaO、P_2O_5、La。我国从 1974 年开始进行玻璃陶瓷人工关节的研究,经大量的实验确定了 SiO_2-Al_2O_3-Li_2O 系统,以 Ag 为晶核剂,生成以$Li_2O \cdot SiO_2$ 为主要晶相和少量 SiO_2、β-$Li_2O \cdot Al_2O_3 \cdot 4SiO_2$ 晶体的玻璃陶瓷材料。动物实验证明,这种玻璃陶瓷人工关节具有良好的生物相容性、机械性能、耐腐蚀、抗氧化性且无毒等优点。

3.3　生物活性医用无机非金属材料

曾国庆等认为,生物医用材料的活性包含两方面的含义:①从材料学角度来看,这是具有有限溶解度的材料,在生理环境下,能产生表面溶解或降解,通过与组织间物质交换,产生骨矿物成分——磷灰石富集,达到与骨间的化学结合;②从生物学角度而言,植入体能与骨直接结合,即在界面上没有纤维组织膜或此膜很薄,此乃过程所谓骨性结合,被视为"生物活性材料"的主要标志。根据 Spiekeman(1980)的分类法,界面反应显微组织层厚度小于44 μm,种植体的松动度为 0°,是典型的骨性结合界面。Branemar 等最先提出骨性结合的定义是:在光学显微镜下高度分化的、活的骨组织与种植体形成直接接触。

3.3.1　羟基磷灰石

1. 羟基磷灰石

自然骨的主要无机矿物成分为纳米羟基磷灰石[$Ca_{10}(PO_4)_6(OH)_2$,HAP]针状晶体。早在 1790 年,Wener 用希腊文字将这种材料命名为磷灰石。但直至 1926 年,Bassett 用 X射线衍射方法对人骨和牙齿的矿物成分进行分析认为其无机矿物很像磷灰石。Nàray-Szabó 和 Mehmel 分别独立地研究了氟磷灰石的晶体结构。从 1937 年开始,McConnell 发表了大量有关磷灰石复合物晶体化学方面的文章。到 1958 年,Posner 和他的同事对羟基磷灰石的晶体结构进行了细致的分析。20 世纪 60 年代,W. F. Neuman 等大量报道了羟基磷灰石与钙化的关系。1967—1975 年,Moriwaki 和他的合作者对骨骼和牙釉质用 X 射线衍射技术研究了其中碳酸羟基磷灰石的结晶性和晶格变形。20 世纪 70 年代,日本学者Hideki Aoki 等发现烧成的羟基磷灰石陶瓷具有良好的生物相容性,首先开发出羟基磷灰石生物医用材料,并应用于外科与齿科临床。不久,美国学者 Jarcho 也烧成羟基磷灰石陶瓷。此后,世界各国都对羟基磷灰石材料进行了全方位研究。我国 20 世纪 80 年代开始研究,四川大学、武汉工业大学等单位都成功研制出羟基磷灰石陶瓷,并进行了许多临床应用研究。研究结果显示,人工合成的 HAP 材料的成分、形态、结构与自然骨的矿物成分非常接近,具有生物活性和生物相容性好、无毒、无排斥反应、不致癌、可降解、可与骨直接结合等特点,应用非常广泛。

羟基磷灰石晶体为六方晶系,属 L6PC 对称型和 P63/m 空间群,晶胞参数为 $a_0 = 0.938\sim0.943$ nm,$c_0 = 0.686\sim0.688$ nm,$z = 2$。它的结构比较复杂,在(0001)面上的投影如图 3-7 所示。

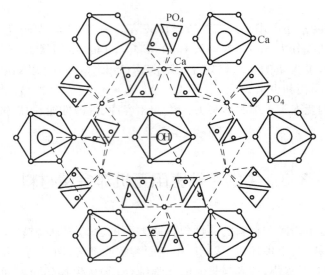

图 3-7 羟基磷灰石的晶体结构在(0001)面上的投影

2. 羟基磷灰石材料的性能

1)物理化学性质

羟基磷灰石的理论密度为 3.156 g/cm^{-3},折射率为 $1.64\sim1.65$,莫氏硬度为 5。羟基磷灰石微溶于水,呈弱碱性(pH=$7\sim9$),易溶于酸而难溶于碱。离子交换能力强,Ca^{2+} 很容易被 Cd^{2+}、Hg^{2+} 等有害金属离子和 Sr^{2+}、Ba^{2+}、Pb^{2+} 等重金属离子置换。OH^- 也常被 F^-、Cl^- 置换,并且置换速度非常快,还可以与含羧基(COOH)的氨基酸、蛋白质、有机酸等反应。

2)力学性能

致密羟基磷灰石陶瓷的弹性模量 E 在 $41\sim121$ GPa 之间,取决于测试方法、气孔率和杂质相含量等。在密度大于 75% 的范围内,发现弹性模量与烧结密度成线性关系。致密 HAP 陶瓷的抗拉强度、弯曲强度和压缩强度分别在 $38\sim250$ MPa 和 $38\sim300$ MPa 之间。强度值取决于残余微孔隙率、晶粒尺寸和杂质相等。孔隙率的增高降低陶瓷的强度。Jarcho 等制备的 HA 陶瓷的压缩强度高达 917 MPa,高于珐琅和牙质的压缩强度(分别为 384 MPa 和 296 MPa)。RAO 和 Boehm 报道磷灰石的弯曲强度与气孔率呈指数关系变化。烧结 HA 弯曲强度同样取决于样品的力学性能处理和测试方法。因为弯曲强度较大程度地取决于样品的表面条件和晶粒尺寸。致密 HAP 的断裂韧性在 $0.7\sim1.3$ MPa·m$^{1/2}$,随着气孔率的增高而呈线性降低,整体 HAP 具有很低的韧性,说明该材料很脆。断裂韧性随烧结温度而变化,与密度和晶粒尺寸的共同作用有关。优化断裂韧性必须获得全密度并保持最小的晶粒尺寸。如果在热压时可保留足够含量湿气,短暂的持续压力对高温烧结会很有利。

多孔羟基磷灰石强度低,这主要与它的总气孔体积有关。

De Groot 等认为多孔 HAP 的抗压强度(σ_c)主要由总气孔率(V_p)决定

$$\sigma_c = 700 \exp(-5 V_p) \text{MPa}$$

抗张强度(σ_t)主要由微孔($<1\ \mu m$)率(V_m)决定

$$\sigma_t = 220 \exp(-20 V_m) \text{MPa}$$

3)羟基磷灰石的组织相容性

多孔 HAP 具有生物降解性,主要是由于:①生物化学溶解,这取决于材料的溶解产物及周围环境的 pH 值,新的表面相可能形成非晶态磷酸钙、$CaHPO_4 \cdot 2H_2O$(透钙磷石,C_2P)及 HA 的阳离子替换物等;②由于晶界易于化学变化而分解成小颗粒;③生理因素,例如吞噬作用可降低周围的 pH 值。

3. 羟基磷灰石的临床应用

羟基磷灰石陶瓷具有良好的化学稳定性和生物相容性,能与骨形成紧密的结合,大量的生物相容性实验证明它无毒、无刺激、不致过敏反应、无致畸、无致突变、不致溶血,不破坏生物组织,并能与骨形成牢固的化学结合,在人工听小骨、人工口腔材料及眼科修复材料等领域均有应用(图 3-8)。

羟基磷灰石致密烧结体可用于人工听小骨,得到与生物玻璃相同的临床效果。龚树生等于 1990 年 1 月—1995 年 4 月应用羟基磷灰石陶瓷听骨对不同类型的中耳疾病患者(82 耳)施行了听骨链重建术。77 耳术后有不同程度的改善,提高最少 10 dB,最多达 35 dB。提高 15 dB 以上者占 84%,其中提高 20～30 dB 者占 61%,可客观

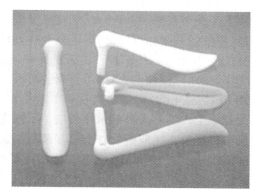

图 3-8 羟基磷灰石生物陶瓷骨

地说明此人工听骨材料的可靠性。舒畅等 1992 年 3 月—1998 年 12 月,用羟基磷灰石生物陶瓷制成的人工听骨用于听骨链重建术 26 例,年龄 16～65 岁。其中慢性中耳炎 26 耳,鼓室硬化症 3 耳,先天性听骨畸形 1 耳。术后 5 例失去联系,25 耳得到随访和评估,平均时间 2.5 年,最长达 6 年(2 耳)。以 1 年后测算测听结果,气骨导间距 0～10 dB 6 耳,11～20 dB 10 耳,21～30 dB 2 耳,无变化 3 耳,气骨导间距大于术前 2 耳,人工听骨排出 2 耳。术后 2 年听力测试结果见表 3-11。

表 3-11 手术前后听力测试结果(术后 2 年)/dB

	气导平均值	骨导平均值	气-骨导间距
手术前(25 耳) 手术后(25 耳)	48.5 32.6	22.6 24.1	27.2 13.8
P 值	<0.05	>0.05	<0.01

羟基磷灰石在口腔科的应用相对广泛,包括萎缩牙槽嵴的增高,颌骨囊肿骨腔填塞,牙周缺损修复,根管充填及盖髓等。Kent 等 1978 年开始临床试用羟基磷灰石微粒植入修复

萎缩牙槽嵴,为牙槽嵴增高加宽术开创了崭新的思路,并取得了良好的效果。李声伟等报道了用致密多晶羟基磷灰石微粒人工骨植入整复上额齿槽突裂术。邓碧秋等用人工骨充填于下颌智齿拔除后的牙槽窝内,以及慢性根尖周炎及根尖囊肿术后的骨缺损内,取得了满意的效果。赵士芳等将 HAP 应用于即刻牙骨植周围骨缺损的植骨中,发现 HAP 植骨处新骨的形成增多,并于种植体紧密结合,从而有助于种植体的稳定,显示了 HAP 良好的生物学性能。Proussaefs 等对 1 例上颌窦提升 HAP 植骨的患者进行组织学研究,发现种植体在正常行使功能 9 年多后,HAP 与种植体结合紧密,无炎症存在,且种植体—骨结合率正常,这说明 HAP 长期植骨的效果良好。此外,羟基磷灰石在口腔保健中有着广泛应用,可将其用于牙膏添加剂,含有 HAP 的牙膏在预防牙周炎、牙龈炎方面取得了良好疗效。在齿科保健方面,主要利用的是羟基磷灰石的吸附作用、抑菌作用、再矿化作用、增白作用等。现在新型的羟基磷灰石牙膏在世界各国,尤其是像日本等发达国家,已投放市场,并受到消费者的欢迎。

合成的羟基磷灰石粉末具有一定的成骨效应。可以制作各种羟基磷灰石涂层人工关节,诱发骨质生长,起生物固定作用。1986 年,Geesink 等首次将羟基磷灰石生物活性陶瓷涂层的人工髋关节应用临床,开辟了生物化学固定性人工髋关节的新领域。羟基磷灰石涂层人工关节在临床上进行试用结果表明,羟基磷灰石涂层人工关节植入患者体内后未见溶血、毒性及刺激性反应,伤口 I 期愈合,血尿常规及肝肾功能正常。手术后观察 6 个月无不良反应,6 个月后临床检查也未见异常,且 X 光片显示,羟基磷灰石与骨壁间线状腔隙密度增高,骨白线模糊消失,提示有新骨形成。严尚诚等自 1989 年 12 月—1993 年 11 月临床应用 Furlong LOL 羟基磷灰石人工髋关节 14 例(15 髋),进行了短期的随访和观察。所有接受此项手术的病人对手术疗效给予了极高的评价,尤其是术前不伴有关节僵硬或强直的病例。付昆等采用双极钛合金羟基磷灰石涂层柄部人工髋关节,临床应用 21 例,随访 17 例,时间 1~6 年。随诊 17 例经 X 线拍片复查,均未发生假体松、下沉、未见骨矩吸收假体周围 X 线透光区扩大,异味骨化 I 度 2 例(11.7%),未影响关节功能。6 个月后在 HAP 涂层人工股骨柄与髓腔间有新骨形成,主要在假体柄中段,而且随着时间延长逐年增加 X 线透光区逐年减少的趋势说明该反应为广泛的骨性结合所致。所有病人的大、小转子及股骨上段的骨密度增加。

羟基磷灰石以其良好的生物相容性得到整形外科医师的青睐,在美容整形外科中得到广泛的应用。微粒型羟基磷灰石人工骨用于美容整形外科中的隆鼻术、颏部充填术和颞部充填术。块状羟基磷灰石可以用于隆鼻术,术后外形均美观满意,人工骨无溶解吸收及位移。微粒型羟基磷灰石人工骨在外科整形方面具有造型自然,逼真的特点,并无任何毒副作用,明显优于固体硅胶。块状羟基磷灰石人工骨与其他材料相比有以下优点:①与人体组织相容性好,不会像硅胶等那样引起局部组织液渗出、水肿形成,局部发红等炎性或异物反应,并能诱导骨组织生长,无毒不变形,不被人体所吸收;②手术的范围仅限于需要改善的部位,也就减少了取自体骨的手术,并减少了并发症的产生,减轻了病人的痛苦。

3.3.2 生物活性玻璃

美国佛罗里达大学(University of Florida)的 L. Hench 教授发现了生物活性玻璃,并且首次将其应用于生物医学领域,从而开创了一个崭新的生物医用材料领域——生物活性玻璃和生物活性玻璃陶瓷。这类材料能够与人体骨形成直接的化学结合,作为生物医用材料具有金属材料和高分子材料不可比拟的优势。生物活性玻璃和生物活性玻璃陶瓷的组成见表 3-12。

表 3-12　生物活性玻璃和生物活性玻璃—陶瓷的组成(质量分数)

	45S5 生物玻璃	45S5F 生物玻璃	45S5.4F 生物玻璃	40S5B5 生物玻璃	52S4.6 生物玻璃	55S4.3 生物玻璃	KGC 高硅钙 生物玻璃	KGS 高硅钙 生物玻璃	KGy213 高硅钙 生物玻璃	A-W GC	MB GC
SiO_2	45%	45%	45%	40%	52%	55%	46.2%	46%	38%	34.2%	19%～52%
P_2O_2	6%	6%	6%	6%	6%	6%				16.3%	4%～24%
CaO	24.5%	12.25%	14.7%	24.5%	21%	19.5%	20.2%	33%	31%	44.9%	9%～3%
$Ca(PO_3)_2$							25.5%	16%	13.5%		
CaF_2		12.25%	9.8%							0.5%	
MgO								2.9%		4.6%	5%～15%
MgF_2											
Na_2O	24.5%	24.5%	24.5%	24.5%	21%	19.5%	4.8%	5%	4%		3%～5%
K_2O							0.4%				3%～5%
Al_2O_3									7%		12%～33%
B_2O_3					5%						
Ta_2O_5/TiO_2									6.5%		
结构	玻璃	玻璃	玻璃	玻璃	玻璃		玻璃-陶瓷	玻璃-陶瓷		玻璃-陶瓷	玻璃-陶瓷
参考文献	Hench 等 (1972)	Hench 等 (1972)	Hench 等 (1972)	Hench 等 (1972)	Hench 等 (1972)	Hench 等 (1972)	Gross 等 (1988)	Gross 等 (1988)		Nakamura 等 (1985)	Hohland and Vogel (1993)

1. 生物活性玻璃

生物活性医用玻璃一般为 $CaO-SiO_2-P_2O_5$ 系统,部分含有 MgO、K_2O、Na_2O、Al_2O_3、B_2O_3、TiO_2 等。玻璃网格中非桥氧所连接的碱金属和碱土金属离子在水相介质存在时,易溶解释放一价或二价金属离子,使生物玻璃表面具有溶解性,这是玻璃具有生物活性的基本原因。非桥氧所占比例越大,玻璃的生物活性越高。活性生物医用玻璃具有如下结构特点:

(1) 基本结构单元磷氧四面体中有 3 个氧原子与相邻四面体共用,另一氧原子以双键与磷原子相连,此不饱和键处于亚稳态,易吸收环境水转化为稳态结构,表面浸润性好。

(2) 随碱金属和碱土金属氧化物含量增加,玻璃网络结构逐渐由三维变为二维、链状甚至岛状,玻璃的溶解性增强,生物活性也增强。向磷酸盐玻璃中引入 Al^{3+}、B^{3+}、Ca^{3+} 等三价元素,可打开双键,形成不含非桥氧的连续结构群,使电价平衡,结构稳定,生物活性降低。

佛罗里达大学 Hench 教授将生物活性材料按其生物活性度的高低分成两个等级:一是 A 级生物活性材料,该材料具有高活性度,不仅能与骨发生键合,而且能与软组织发生键合;另一是 B 级生物活性材料,该材料具有低生物活性度,只能与骨发生键合。生物活性材料的生物活性度可用 I_B 来表征:

$$I_B = 100/t$$

其中，t 表示 50％骨-材料界面发生键合所需的时间。

由上式可知 t 越小，即 50％骨-材料界面发生键合所用的时间越短，则 I_B 越大，该生物活性材料的生物活性度越高。表 3-13 列出了目前临床上所使用的各种生物玻璃的活性度、活性等级及组织反应情况。

表 3-13　生物医用玻璃的生物活性等级及组织反应

材料	I_B	活性等级	组织反应
45S5 bioglass	12.5	A	骨与软组织
Moldable bioglass	12.5	A	骨与软组织
Bioactive gel-glass	14	A	骨与软组织
A/W bioactive glass-ceramic	6	B	骨

2. 生物活性玻璃的临床应用

Hench 教授于 1970 年首次开发了 45S5 生物玻璃，并且将这种基于人骨成分设计的材料成功地用于人体硬组织的修复，此后人们对生物玻璃和玻璃基生物材料用于组织（如牙齿和骨等）、器官的填充、损伤修复及癌症的治疗等方面都给予了很大的关注。目前一部分生物玻璃已有产品进入市场。

1）组织工程支架材料

生物玻璃以其优异的生物活性、组织亲和性及特有的生物降解性能，已应用于组织工程支架的构建。有研究者采用溶液浇铸、熔融共混和模压成型等方法制备的生物玻璃与高分子复合材料作为理想的体内生物降解材料和组织工程支架材料。它既能提高生物活性和细胞亲和性以及机械性能，又可调节降解速度，使之与不同细胞的生长速度相匹配。

2）人工骨材料

与生物体的亲和性和对生物组织无害的生物功能新型玻璃已经用于人工骨和人工牙。Ducheyne 和 Hench 联合研制的不锈钢或碳纤维与 45S5 生物玻璃复合材料，力图使材料在硬度、韧性以及杨氏模量上与人骨相匹配。此复合材料弯曲 90°不发生断裂，当再涂以生物玻璃时，实验发现材料既具有生物活性又具有负载能力。生物玻璃用于狗肋骨扩增手术中，发现使用生物活性玻璃时骨修复的速度甚至比使用同量自体骨还要快，另外，实验还发现，生物活性玻璃具有良好的止血作用。作为部分或全部听骨链的主要置换材料，生物玻璃已有十几年的临床应用历史，临床成功率高达 90％。中耳骨是生物玻璃最早的产品，移植在入耳中，特别是辅以一些微电子设备，能使某些耳聋病人恢复不同程度的听力。目前美国佛罗里达大学和英国伦敦大学合作研究开发这一产品。

3）口腔科材料

目前已有两种生物玻璃的牙科材料产品由美国生物材料公司开发进入市场：一是 ERMI，用于填补牙根空位，以避免牙床萎缩；二是 PerioGlas 粉，用于治疗牙周炎。它不仅能与牙根成键联结，也能与牙床成键联结。生物玻璃在口腔科的应用研究得到了迅速发展，主要有以下几大方面：

（1）牙周病治疗。目前治疗炎症性牙周病导致的骨丧失重新再生的方法包括自体骨移值、异体骨移植、异源体移植、引导组织再生（GTR）或 GTR 与脱矿冻干骨结合使用等，但都有相应缺陷。由于生物玻璃独特的成骨特性，在此方面的研究方兴未艾。

（2）牙周病缺损治疗。美国学者 Fether-AE 等在猴模型上手术形成牙周骨缺损，分别用同样大小的生物玻璃、羟基磷灰石及磷酸三钙颗粒进行移植修复，并设立一个无移植物的对照组，结果发现生物玻璃组取得最优组织上修复效果，牙周病新生程度及牙骨质再生成均为最佳。J-szamet 等对 20 例患者 44 个骨缺损进行治疗，结果发现，生物玻璃组骨缺损区再生组织高度和 X 线密度都显著高于单纯外科清除术组，牙周袋深度及附着水平明显改善。由此认为，在治疗骨下袋缺损的过程中，应用生物玻璃对常规的外科治疗有较好疗效。

（3）牙槽嵴的保持与重建。拔牙后残余牙槽嵴的不断吸收一直是困扰口腔医生与病人的难题，并将对今后的牙齿修复带来困难。H. R. Stanley 报道，将 242 个生物玻璃椎植入 29 名病人新鲜牙槽窝内。12 个月后没有出现植入体裂开现象，当时植入体的脱落率为 2.9%，而裂开率为 3.7%，牙槽嵴高度得到良好维持，下前牙区植入体保存率最佳；3 年半后，发现植入体脱落率 14.3%，而 7.7% 需要重新修整，发现此时上前牙区植入体保存率最佳。生物玻璃椎植入新鲜牙槽窝用于保存牙槽嵴的方法值得推荐。

（4）盖髓。Alark 等在动物实验中，对生物玻璃的盖髓作用进行了研究，发现覆有生物玻璃的所有标本都有一层修复性牙本质形成，未见小管结构及软组织包埋，直接形成于生物玻璃粉末下方，两者间无坏死组织间隔。下方牙髓可见轻度细胞炎症反应。通过定量分析，发现用生物玻璃盖髓，牙本质桥的形成率及矿化程度与脱矿牙本质及氢氧化钙盖髓产生的牙本质桥并无明显差别。虽然目前并无关于生物玻璃盖髓的临床报道，但从动物实验看，生物玻璃盖髓可明确形成牙本质桥，牙本质桥下方的牙髓炎症程度轻于用氢氧化钙，与脱矿牙本质盖髓形成的牙本质桥无异。所以用生物玻璃盖髓是值得探索的临床应用方向。

（5）护牙剂成分。研究发现生物活性玻璃糊剂对口腔微生物作用。发现在实验条件下，该玻璃可使内氏放线菌在 10min 内丧失活力，放线共生放线杆菌、牙龈类杆菌、变链菌在 60min 内丧失活力，血链球菌在 60min 较显著丧失活力。在水溶液中生物活性玻璃对龈上龈下菌斑有着广谱抗菌作用。因此，无论在防龋还是预防牙周病方面，生物玻璃有着广泛的应用前景。

4）治疗癌症用玻璃

最近正在积极地开发几种可埋入肿瘤附近、对癌细胞进行直接放射或热处理、只杀死癌细胞而又不损伤正常组织的生物玻璃材料。Luderer 等在 Al_2O_3-SiO_2-P_2O_5 玻璃基质中掺加铁酸锂，使其成为铁磁玻璃陶瓷，并作为热种子用于癌症的热疗。后来一些学者在 CaO-SiO_2 为基质的玻璃陶瓷中掺加 Fe_3O_4，用其形成的生物活性铁磁陶瓷对癌细胞进行热疗，发现其对骨癌细胞有效。Ehrhardt 等报道，通过肝动脉将 Y_2O_3-Al_2O_3-SiO_2 玻璃微球注入肝肿瘤毛细血管床中，对肿瘤进行短程、高离子化 β 射线放疗，由于其化学性质稳定，故局部放射剂量较高，有放射活性的 ^{90}Y 几乎不从微粒中释放出来。但 ^{90}Y 半衰期太短，可能对肿瘤放疗剂量不足；^{31}P 通过中子轰击可转变为 ^{32}P，其半衰期为 14.3 天，也释放 β 粒子，其生物效应是 ^{90}Y 的 4 倍，这种特殊玻璃可用溶胶法制备，也可通过离子植入技术获得。

5）人体注射阻止尿失禁

尿失禁是一种常见疾病，病人因膀胱尿出口敞开而失控。尿道周围注射疗法简便、安全、经济、有效，为尿失禁的治疗提供了一种新方法。将生物玻璃颗粒悬浮于透明质酸钠溶液中配制成注射液，注射于组织后可吸附胶原包绕在膀胱出口周围而起成形作用，使其收缩，从而使尿失禁得到控制。动物试验已证实该法治疗尿失禁安全有效，但尚无用于人体的报告。

6）药物治疗载体

药物治疗载体是生物玻璃很有发展前景的应用之一。各种各样的药物储存在多孔的生物玻璃中,然后植入人体的有关关键部位。随着生物玻璃表面反应的进行,药物将缓慢释放,达到有的放矢的疗效。在动物实验基础上,汤继文等人将MTX、多孔生物活性玻璃复合人工骨用于骨肿瘤切除保肢手术中。疗效表明,其既能填充骨缺损,又能在局部较长时间起化疗作用,为骨肿瘤切除保肢提供新的治疗方法。

3.3.3 生物活性医用玻璃陶瓷

Hench开发的生物玻璃中K、Na含量极高,化学稳定性较差,影响其长期耐久性,且其强度较低,应用受到限制。为了适应临床要求,克服生物玻璃在力学上的缺点,人们进行了含磷灰石和硅灰石结晶的玻璃研究,在保持生物活性玻璃与骨组织良好键合优点的同时,其力学性能亦得到提高。此后发展了多种生物活性玻璃陶瓷,例如联邦德国的Ceravital、日本的A-W玻璃陶瓷、原民主德国的可切削微晶玻璃等,并相继在临床上进行了应用,至20世纪90年代初,已经形成了商品。我国也进行了这方面的研究,如中科院光电技术研究所研制了可切削加工的生物活性玻璃陶瓷和可铸造玻璃陶瓷牙冠修复材料等。

通常将生物活性玻璃陶瓷也称为生物活性微晶玻璃,它是一种多相复合材料,含有一种以上的结晶相及玻璃相。对含有磷灰石或磷酸三钙微晶,或在生理环境下生成羟基磷灰石表面层的微晶玻璃都称为生物活性玻璃陶瓷,它具有不同程度的表面溶解能力,易被体液浸润,生物相容性好,植入骨内能直接与骨结合。是新一代的人体硬组织修复材料,已成为医用生物陶瓷的重要分支。

与羟基磷灰石陶瓷相比,其主要特点是:

（1）具有多元组成,可在较大范围调整其组成、结构和相成分,赋予其新的性能,如:生物活性、可切削性、可降解性、自凝固能力、可铸造成型等。

（2）化学性能稳定,可长期稳定行使功能。

（3）机械强度高,微晶化处理提高母体玻璃强度数倍至十几倍。

（4）含适量玻璃相,成型加工性能好,容易制成多种形态的医用器件,满足临床要求。

（5）制造工艺成熟,产品性能稳定,易于批量生产。可以铸造,成型烧结,制备复合涂层,优于普通磷酸钙陶瓷。

1. $Na_2O-K_2O-MgO-CaO-P_2O_5$ 系玻璃陶瓷

生物玻璃由于碱金属含量很高,所以在体内溶解出的碱金属有可能扰乱人体生理环境。为此,1973年,联邦德国学者Bronmer等开发了能与骨组织形成强化学结合的 $Na_2O-K_2O-MgO-CaO-P_2O_5$ 系生物玻璃陶瓷,商品名称为Ceravital,它包含一系列不同组分的玻璃和微晶玻璃,代表性成分（质量分数）为4.8% Na_2O、0.4% K_2O、2.9% MgO、34% CaO、11.7% P_2O_5、46.2% SiO_2,通过将原料混合熔化制成玻璃再经热处理让玻璃中析出一部分磷灰石晶体而形成微晶玻璃。与生物玻璃相比,其特点是:碱金属含量大大降低,使得碱金属离子的溶出量大大减少;具有更高的机械强度,抗折强度为147.1 MPa,抗压强度为490.3 MPa。体外实验也证明这种玻璃陶瓷比生物玻璃具有更好的稳定性,其在模拟体液中的离子释放水平比生物医学玻璃低得多。将这种玻璃陶瓷埋入骨的缺损部位后,从玻璃表面溶解出磷灰石晶体,残留下的玻璃相通过巨噬细胞的吞噬作用,形成一层覆盖微晶玻璃表面的基质层,接着形成骨胶原纤维和磷灰石结晶,与骨中的磷灰石结晶产生化学结合,使得结晶玻璃与骨之间产生了牢固的结合。但是此种微晶玻璃的机械性能仍然较差,不能用于承重部位,只能用于听小骨等不受力的部位。

2. CaO-MgO-SiO₂-P₂O₅-CaF₂ 系玻璃陶瓷

1982 年,日本小久保等通过热处理 CaO-MgO-SiO₂-P₂O₅-CaF₂ 玻璃制备出了不含 K、Na 元素的高强度的生物玻璃陶瓷,其玻璃机制中含有晶相磷灰石和 β-硅灰石,命名为 A-W 生物活性玻璃陶瓷,简称 AW-GC。我国华西医大与中科院广电技术所于 1985 年也成功研制了与 A-W 玻璃陶瓷成分相似的生物活性玻璃陶瓷人工骨,并在此组分上添加少量的 Al₂O₃、B₂O₃(F)研制成功了 BGC 人工骨。主要产品被制成颗粒型人工骨、致密牙根、多孔型块骨、微孔型颌骨、粉末型填充剂、钛合金-BGC 复合种植牙等,在一定范围内取得了临床应用。

A-W 活性生物玻璃陶瓷具有均匀的微观结构及小颗粒尺寸,能抵抗晶界作用,其机械性能非常出色。现有生物活性玻璃中,它的机械性能最佳,并且具有良好的可加工性。其抗弯强度为 215 MPa,高于人体密质骨(160 MPa),几乎是烧结羟基磷灰石(115 MPa)的 2 倍,如表 3-14 所示。微晶玻璃的高机械性能归因于粗糙的 A-W-GC 断裂表面和 β-硅灰石晶体的析出,能促使裂纹转向或分支,有效地抑制了裂纹扩展,可以用于承重部位的髋关节、膝关节、脊椎等。另一方面,A-W 玻璃陶瓷断裂韧性低于人体皮质骨(10 MPa·m^{1/2}),弹性模量高于人体骨,因此不能用于力学相容性要求高及高负载的部位,如人体胫骨、股骨等。晶相和组分的变化对 A-W-GC 系列微晶玻璃的机械性能和生物活性影响显著。在不含 CaF₂ 的 A-W-GC 系统中,随着 SiO₂ 的增加和 P₂O₅ 的降低,磷灰石晶相含量降低,硅灰石晶相含量增加,机械性能增强。生物玻璃的活性并不取决于磷灰石晶相的含量,而是取决于体内环境中表面形成磷灰石层的能力。玻璃中 P₂O₅ 含量越少,则生物活性越强。在 A-W-GC 体系中引入 Al₂O₃,则会影响 Ca 和 Si 离子溶解,使材料失活。同时,Al 和 Mg 离子的溶解也阻止了磷灰石形成。

表 3-14 A-W 生物玻璃陶瓷同其他生物医用材料的力学性能比较

生物医用材料	抗压强度/MPa	抗弯强度/MPa	杨氏模量/GPa	断裂韧性/(MPa·m^{1/2})
45S5	—	75～85	79	0.3～0.7
Ceravital	500	100～150	—	—
Bioverit	500	100～160	77～88	0.5～1.0
致密 HAP	400～917	80～195	75～103	0.7～1.3
Cerabone A-W	1 080	215	178	2.0

A-W 玻璃陶瓷在生理环境下抵抗老化和疲劳性能也非常好,可以长期承载。玻璃陶瓷在模拟体液(SBF,离子浓度与人体血浆相近)中承受屈服应力 65 MPa(相当于人体承受的最大应力)可达 10 年,而 HAP 在同样条件下 1 min 就折断。这种玻璃陶瓷中析出的针状硅灰石晶体由于是无规则排列,其机械加工性能较好。

A-W 生物活性玻璃陶瓷生物相容性良好,制品植入体内后安全、无毒,且无排异、发炎及组织坏死等不良反应,还能与骨形成骨性结合。其生物活性也非常出色,当它被植入体内后能在短时间内通过表面化学反应形成磷灰石层,从而与体内骨牢固地键合为一体。A-W

生物活性玻璃陶瓷和邻近骨的结合强度高于材料本身或骨组织的强度,即使在结合界面上施加拉伸应力,断裂也发生在骨组织内,而不是界面。

当 A-W 生物活性玻璃陶瓷材料被植入生物体内后,在材料和骨的结合界面可观察到一层富钙、磷层。该层厚度随着植入动物种类、骨种类及植入时间的不同从 $0.5\sim100~\mu m$ 变化。这一富钾、磷层(也叫做磷灰石层)的形成过程为:首先是玻璃陶瓷中的 Si^{4+} 离子形成了富凝胶层,接着从玻璃陶瓷中溶出的 Ca^{2+} 离子和体液中的 HPO_4^{2-} 离子反应,于是在富 SiO_2 凝胶层上形成了由包含碳酸根、结构不完善的羟基磷灰石微晶体组成的磷灰石层(HCA 层),该层的组成和结构特点与自然骨中的磷灰石相似。在这种磷灰石层上能够优先增殖造骨细胞,而不介入纤维原细胞。因此,其附近的骨能在没有纤维组织干扰的情况下与玻璃陶瓷形成直接的化学结合。

在离子浓度接近于人体血浆的模拟液中,生物活性玻璃陶瓷表面会形成具有缺陷结构和微晶化的碳酸根羟基磷灰石层(HCA 层)。在模拟体液中的实验证明玻璃陶瓷表面上磷灰石的核化是由于玻璃陶瓷中溶出的钙和硅离子诱导的,而磷灰石的生长则是通过钙和磷酸根离子获得的(图 3-9),溶出的钙离子增加了周围体液的过饱和度,而溶出的硅离子在玻璃陶瓷表面为磷灰石的核化提供了极好的场所,磷酸根离子只能从周围体液中得到,以此形成的 HCA 层的成分和结构特征也与自然骨中的磷灰石类似。因此,成骨细胞会由于成纤维细胞在磷灰石层上增殖,进而与玻璃陶瓷形成直接的化学结合。

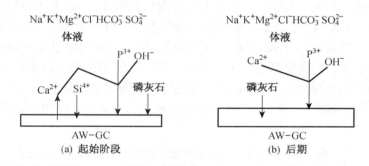

图 3-9　体液中 A-W 玻璃陶瓷表面形成磷灰石的机理

3. 可切削生物玻璃陶瓷

将结晶化玻璃用作人工骨使用的时候,很多时候需要进行切削加工,甚至临床手术过程中也要进行适当加工,故要求材料既具有生物活性,又具有可切削加工性。如果某种生物活性玻璃能用加工金属的工具(主要是碳化物)进行车、削、钻等机械加工而不破裂,就认为是可加工的生物活性玻璃。

为了满足临床人工骨的需要,1983 年 Vogel 等将 CaO 和 P_2O_5 引入含有云母相的可切削微晶玻璃中,发展了一种能切削加工成型的含磷灰石和氟云母的结晶化玻璃陶瓷,玻璃的化学成分范围为 $19\%\sim54\%$ SiO_2、$8\%\sim15\%$ Al_2O_3、$2\%\sim21\%$ MgO、$3\%\sim8\%$ Na_2O 或 K_2O、$3\%\sim23\%$ F^-、$10\%\sim34\%$ CaO 和 $2\%\sim10\%$ P_2O_5。这种玻璃陶瓷在晶化处理后,玻璃相中除析出磷灰石晶体之外还析出了无规则排列的片状氟金云母晶体。

氟金云母晶体是层状硅酸盐,具有板状习性,其结构特征表现在双层群之间,一般是通过 K^+ 或 Na^+ 相互松懈地连接,如图 3-10 所示。沿其〔001〕晶面有良好的解理,当微晶玻璃中存在大量随机取向相互接触的氟金云母微晶时,由外力(如车、削、铣、钻孔等)导致的微裂纹将首先出现在氟金云母微晶的解理面上,随着晶面的解理,又把外力传递到另一面上,这样微裂纹从相互接触的一个晶体传递到另一个晶体,并以微小鳞片形成剥落,不会导致整体材料的脆裂,裂纹扩展方向有可能随着外界切削方向的改变而改变,同时氟金云母微晶碎屑剥落也会沿外力的"途径"进展,从而获得一定的加工精度。因此可以通过机械加工成各种复杂的形状,并且加工后强度不降低。

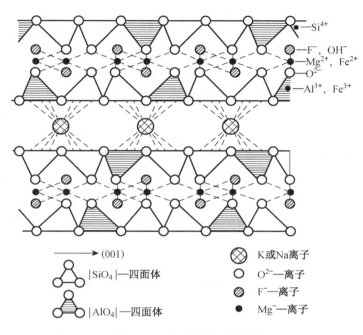

图 3-10　金云母结构示意图

上海硅酸盐研究所在 1987 年研制出 $CaO\text{-}MgO\text{-}Al_2O_3\text{-}SiO_2\text{-}P_2O_5\text{-}F$ 系可切削生物玻璃陶瓷,并研究了添加 B_2O_3,Al_2O_3,P_2O_5,TiO_2 等成分对玻璃分相的影响,该玻璃在 800 ℃~900 ℃进行热处理后,有磷灰石、钙长石、云母相析出,动物实验也证明其具有好的生物相容性。武汉工业大学 1989 年报道了一种可切削生物玻璃陶瓷,其化学成分范围是: 10%~35% CaO、3%~16% P_2O_5、19%~35% SiO_2、12%~22% MgO、5%~8% D_2O 和 8%~15% F。其中云母相按 $K_2O:3MgO:2MgF:3SiO_2$ 配比。玻璃在 1 450 ℃快速熔制,550 ℃左右退火,650 ℃保温 1 h,820 ℃保温 4 h,1 050 ℃再加热保温 5 h 结晶化处理,可以得到这种可切削玻璃陶瓷。扫描电镜观察新型云母是呈花瓣状的片状晶体。动物实验表明 112 d 后与骨形成牢固结合。

Holand 等认为微晶玻璃主要是通过表面的轻微溶解以及与骨组织之间的反应,形成新的磷灰石晶体使材料与骨组织发生化学结合。陈晓峰等研究了微晶玻璃在生理环境中表面羟基磷灰石层的形成过程。发现由于微晶玻璃表面存在氟磷灰石、氟金云母相和参与玻璃相,而 PECF 对于氟磷灰石晶相是过饱和的,故氟磷灰石不发生溶解,氟金云母虽有少量 K^+、Mg^{2+} 等离子溶出,但由于晶体结构的稳定性,这种溶解是极弱的;而残余玻璃相则由于含有较多的网络外离子(K^+,Ca^{2+},Mg^{2+}),结构疏松,具有相对高的溶解性,它是导致未经玻璃在 PECF 中表面失重的主要原因。这样由于材料表面结晶相和玻璃相之间溶解程度上的较大差异,使其逐渐转变成具有氟磷灰石和氟金云母凸起的粗糙表面。随着 Ca^{2+} 离子的溶出,使钙的磷酸盐在溶液中的过饱和度增大。

3.3.4 其他生物活性医用无机材料

磷酸钙骨水泥是一种新型的骨修复材料。自从 Hideki Monma 发现 α-$Ca_3(PO_4)_2$(α-TCP)具有水化特性以来,各国学者对磷酸钙骨水泥(Calcium Phosphate Cement,CPC)进行了广泛的探索研究。磷酸钙骨水泥的强度比磷酸钙生物陶瓷低得多,比一些牙用水门汀也低很多,但它在人体环境和温度下自行固化的性能与优良的生物相容性的有机结合,使之成为一宗独特的生物材料。磷酸钙骨水泥能完全适应缺陷组织的表面,在新骨形成过程中具有相应的被人体吸收的速度是其显著的优点,可在骨缺损修复和骨折治疗中具有广泛应用。另外,CPC 在牙科的应用也较为广泛,如牙髓包埋,根管充填,牙周骨性缺损修复等。此外,Otsuka 等报道了 CPC 作为药物缓释载体的一系列实验研究。药载模型中可将药物直接混入调和粉剂,成为均质的载药骨水泥,也可以在骨水泥形成后再加入药物,成为不均质的载药骨水泥。一系列实验结果显示,药物引入未对 CPC 的固化及其他理化性能产生明显的影响,药物释放动力学研究表明载药 CPC 复合 Higuchui 缓释模型,可以达到局部药物高效、稳定、长期释放的目的,是一种较理想的药物缓释体系,具有广阔的应用前景。

3.4 生物可降解无机非金属材料

生物陶瓷在生理环境中产生结构或物质衰变,其产物被机体吸收利用或通过循环系统排出体外,称为陶瓷的生物降解行为。生物可降解或生物可吸收陶瓷材料植入骨组织后,材料通过体液溶解吸收或被代谢系统排出体外,最终使缺损的部位完全被新生的骨组织所取代,而植入的生物可降解材料只起到临时支架作用。在体内通过系列的生化反应一部分排出体外,一部分参与新骨的形成。

最早应用的生物降解陶瓷为石膏,它具有良好的生物相容性,但是被吸收速率快,与新骨生长速率不能匹配。目前广泛应用和研究的可降解和吸收的生物陶瓷主要是指磷酸钾类生物陶瓷材料,它包括磷酸三钙、磷酸四钙和羟基磷灰石以及它们的混合物等,这类磷酸钙类陶瓷材料植入体内后经过一段时间,可部分或全部吸收,发生陶瓷生物降解,其中生物降解显著的为 β 磷酸三钙(β-TCP)陶瓷,它具有良好的生物降解性、生物相容性和无生物毒性,当其植入人体后,降解下来的 Ca、P 能进入活体循环系统形成新生骨,因此,它作为理想的骨替代材料已成为世界各国学者研究的重点之一。

Driskell 等在 1972 年研制出多孔 β-TCP 材料;1977 年用 β-TCP 做成骨移植材料;1978 年 β-TCP 开始用于骨填充的临床;De Groot 在 1981 年用 β-TCP 做骨再生实验。近年来人们发现 β-TCP 是组织工程中很好的支架材料。

1. β-TCP 陶瓷

β-TCP 的化学式为 β-$Ca_3(PO_4)_2$,是磷酸三钙的低温相(β 相),属三方晶系,其晶体结构如图 3-11 所示,Ca/P 的原子比为 1.5,在 1 200 ℃转变为高温相(β相)。作为可降解材料的 β-TCP 植入生物体后,要求其降解速度和骨的再生速度相匹配。因此,在制备这类材料时,必须严格控制材料的纯度、粒度、结晶和细孔尺寸等。β-TCP 陶瓷的制备一般包括粉末的合成制备、成型、烧结三个步骤。粉末合成制备工艺一般有湿法工艺、干法工艺和水热法工艺。对于多孔 β-TCP 陶瓷的成型与烧结,主要制备方法包括发泡法和加致孔剂法两种。从宏观结构上看,多孔 β-TCP 陶瓷材料由 TCP 颗粒、粘结剂、气孔三部分组成。

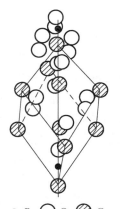

● P ○ O ▨ Ca

图 3-11 β-TCP 的晶体结构

2. β-TCP 的理化性能

1) β-TCP 的主要物理性能

多孔 β-TCP 陶瓷是一种大孔/微孔结构,这种结构使材料比表面积增大,更利于降解。微孔结构对材料的生物可吸收性具有重要作用,它利于骨组织的渗入,能产生局部酸性环境,促进材料的降解;大孔结构则有利于发挥材料的骨传导性。不同的制备工艺所得的 β-TCP 陶瓷的气孔率和孔径不同,它们直接影响陶瓷在体内的植入效果。为了使骨组织有效地长入陶瓷内部,最佳孔径为 100～600 μm,孔径小于 75 μm 则无新骨长入,孔径越大组织长入越深。

多孔 β-TCP 的抗压强度受材料孔隙率的影响,随着孔隙率的增加,材料的抗压强度会减小,反之,抗压强度增加,然孔隙率太小又不利于材料的降解。不同孔隙率 β-TCP 陶瓷的抗压强度值见表 3-15。

表 3-15 β-TCP 孔隙率与抗压强度的关系

孔隙率	35.0%	42.3%	64.3%
抗压强度/×0.1 MPa	7.1	3.48	0.9

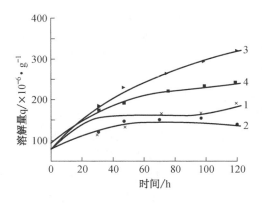

图 3-12 β-TCP 在不同介质中的溶解情况

2) β-TCP 的溶解性

β-TCP 是一种难溶的化合物,无定形的 β-TCP 在水中的溶解度为 7.13×10^{-7} mol/L。烧结后 β-TCP 的溶解性是材料应用的重要参数。阎玉华等根据人体组织液的 pH 值为 7.4 左右,测定了多孔 β-TCP 陶瓷在去离子水(图 3-12 中曲线 1)、质量分数为 0.9% 的 NaCl 生理盐水(图 3-12 中曲线 2)、pH 值为 5.2 的乳酸缓冲液(图 3-12 中曲线 3)、pH 值为 7.4 的 $HCO_3^- - CO_3^{2-}$ 缓冲液(图 3-12 中曲线 4)中的溶解性。结果如图 3-12 所示,从图中可以看出材料在乳酸缓冲液中的溶解度最大。

Klein De Grout 等认为材料植入人体内后被组织液浸泡,这时溶解过程即开始。由于植入区的组织液含有一些如乳酸盐、柠檬酸盐和酸性水解酶等酸性代谢产物,造成局部弱酸性环境,促进了 β-TCP 陶瓷的溶解。同时,材料中的粘结剂也随之水解,导致材料微粒分散。因此,材料在体内的溶解实际上是一种物理过程。

3. β-TCP 陶瓷的生物相容性

β-TCP 陶瓷作为一种体内植入材料用于骨修补和置换,其生物相容性和安全性是至关重要的,β-TCP 材料的体外试验显示,该材料具有良好的细胞相容性,动物或人体细胞可以在材料上正常生长、分化及繁殖。众多的动物体内试验和临床应用也表明:该材料无毒性、无局部刺激、不致溶血或凝血、不致突变或癌变。由于其组织成分与骨组织无机成分相同,故植入体内无明显异物反应,局部无明显炎症反应。Driskell 等最早观察到 β-TCP 材料植入骨缺损后,材料可以与骨组织发生直接连接,其间无纤维结缔组织介入。Klein 等将四种不同孔隙率和孔径的 β-TCP 材料植入兔胫骨内,发现上述几种材料均表现出良好的生物相容性,材料植入后局部发现巨噬细胞、多核巨细胞、成纤维细胞等参与材料的降解,并无炎性细胞浸润等炎症反应,而且新骨可以直接在材料表面形成。

阎玉华等对可降解 β-TCP 陶瓷的生物相容性做了一系列研究,证明材料在生物体内不会产生全身或局部毒性反应、不致溶血、不引起炎性和排斥反应,不致突变,有利于骨组织迅速长入材料孔内并与材料紧密结合。

4. β-TCP 陶瓷的生物降解性能

β-TCP 陶瓷的生物降解性能是它的重要特性之一。降解是一个复杂的生物学过程,除了在体液中发生物理化学溶解外,细胞的介入是不可避免的。参与细胞介导降解的主要是巨噬细胞和破骨细胞。巨噬细胞广泛存在于包括骨组织在内的机体各组织中,具有吞噬和分泌功能,也是机体免疫反应的重要细胞。它还具有趋化性,当材料植入骨内后,它们可向植入区聚集,在 β-TCP 陶瓷的生物降解性能陶瓷的降解过程中发挥主要作用。破骨细胞广泛存在于骨组织中,参与对骨组织的吸收。

β-TCP 陶瓷材料植入骨内后,在体液和活细胞的共同作用下,材料的生物降解和新骨生成过程同时进行,是既相互联系又相互制约的复杂而缓慢的生物转化过程。它与多种因素有关,例如,它与植入部位有关,与骨髓靠近的植入材料会首先与宿主骨发生作用,比其他部位的材料优先降解吸收生成新骨。与植入区环境的酸碱性有关,局部的酸性环境可促进和加快材料的溶解和降解。与植入时间也有关,一般而言降解和新骨生成的程度随植入时间而增加。更重要的是与植入材料的性质,如材料组成、晶体结构、大孔与微孔性 Ca/P 及微量元素等均有关。

阎玉华等对可降解陶瓷进行了动物体内降解实验并且提出了材料降解的模型——骨与材料相互包围模型。组织学观察结果,如图 3-13 所示。植入后 8 周,材料孔内骨组织逐渐增多,纤维结缔组织减少,交织骨开始改建成板层骨,在骨与材料之间可见到破骨细胞,植入区内还见散在的巨噬细胞。植入 20 周后,大量板层骨和骨髓充满整个材料孔内,骨小梁较以前增粗,材料出现降解,孔径扩大,面积缩小,部分材料被骨组织替代,降解部分被分离成小块或颗粒状,并被骨组织包围。植入后 40 周,材料大部分降解被骨组织替代,少数残留材料被骨组织包围,植入区域板层骨结构正常,排列规整,呈正常松质骨结构。

在组织学观察的基础之上建立的骨与材料相互包围模型,如图 3-14 所示。其中(a)图为材料未植入体内的理想状态,呈蜂窝状结构,孔道相互连通,具有较大的表面积,适于骨组织长入和组织液渗入;(b)图为材料植入一定时间后的情形,阴影部分为材料,由于组织液的作用,使材料溶解,参与体内新陈代谢,晶粒细化,形成一些岛状晶粒团;(c)图为材料植入

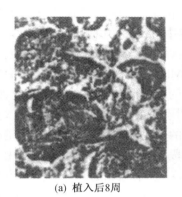 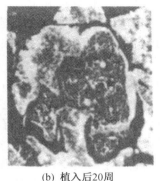 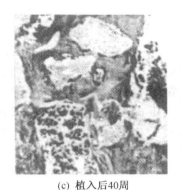

(a) 植入后8周   (b) 植入后20周   (c) 植入后40周

图 3-13　β-TCP 陶瓷体内降解实验的组织学观察

更久时间的情形,阴影部分为材料,周围为骨,由于新骨的长入,材料的颈部连接解体,骨与材料相互包围。

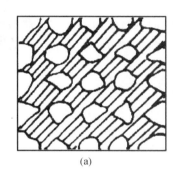 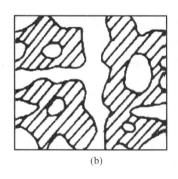 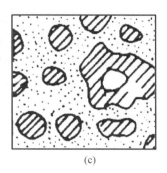

(a)   (b)   (c)

图 3-14　骨与材料相互包围模型

5. β-TCP 陶瓷的临床应用

β-TCP 良好的生物相容性和生物降解性成为理想的骨移植材料,用于修复因创伤、肿瘤或骨病等原因所造成的骨缺损。目前主要集中在 β-TCP 陶瓷人工骨、复合人工骨、药物载体等方面。郑启新等将多孔 β-TCP 陶瓷人工骨用于临床,修复良性骨肿瘤或瘤样病变手术刮除后所致骨缺损共 7 例。术后病人均无不良反应,伤口 Ⅰ 期愈合。随访 2～5 个月,X射线片显示植入材料与周围骨组织结合在一起,骨缺损腔已修复。另外他们还用多孔 β-TCP 陶瓷人工骨修复儿童骨缺损,结果显示,部分植入材料发生生物降解,被骨组织替代,全部病例的骨缺损均得到修复,患肢活动及负重恢复正常,无全身及局部不良反应,效果满意。

周爽英等应用纯相 β-TCP 治疗牙周炎角形缺损的修复,并进行了治疗后 3 个月、6 个月及一年的纵向观察。结果显示,植入材料的成骨作用明显,是治疗骨缺损理想的方法之一。

作为一种暂时性骨替代材料,若吸收太快,无法使新生骨"蔓延";过于缓慢则又抑制了新骨生长,因而要求 β-TCP 在体内的降解速率与新骨的成骨速率相一致。张翼等以多孔 β-TCP 生物陶瓷材料作为组织工程支架,以人牙周韧带细胞(PDLC$_S$)作为种子细胞,探索构建组织工程化牙周膜的可行性,认为 β-TCP 作为牙周组织工程支架,具有良好的生物相容性,良好的组织生长引导能力,为 PDLC$_S$ 的生长和分化提供了适合的空间,并具有引导 PDLC$_S$ 向成骨细胞转化的潜力,在组织工程化牙周膜的构建中有良好的应用前景。

β-TCP 在临床上除了主要用作治疗脸部和颌部的骨缺损,填补牙周的空洞及有机或无机复合制作人造肌腱及复合骨板,还可作为药物的载体。Mitenmuller 等利用带微孔的陶瓷颗粒作为抗结核药及抗菌素的载体,填塞至骨髓炎患部,约 10 周后,缺损骨基本修复,陶瓷粒几乎全部被组织吸收。以 β-TCP 为基体的药物载体连同药植入体内患处,体液由微孔渗入载体,使药物溶解,形成药液。这种药物载体具有良好的生物相容性和可降解性,是由骨肿瘤结核等引起的骨变化手术后辅助化疗的一种有效手段。主要有以下优点:①使用方便,患者手术后,即可将盛装药物的载体植入病变处,一方面对患者起到治疗作用,另一方面起到骨组织的修补作用;②局部释药浓度可控,通过改变载体内部结构或施加外部影响(如施加超声波等),可控制载体释药速度,以适应病情变化及治疗的需要;③减少对正常细胞的损伤,这种治疗方法,比起一般的化疗方法,有利于患者的治疗和康复;④由于选用了可降解的 β-TCP,药液释放完后不需要手术取出,随着新骨的生成,材料可与骨组织结合,并逐渐降解消失。

可降解的生物医用无机材料从某种意义上讲是实现从无生命到有生命的一种有益的探索。但是临床应用表明,它仍然不能用于受力部位的修复。因此,生物可降解无机材料的发展还需要科研工作者的不断努力研究。

思考题

1. 无机非金属材料生物医用材料主要分为哪几类?
2. 氧化铝陶瓷制备方法有哪些?
3. 生物医用碳质材料在医用领域具有哪些优异性能?
4. 简述医用碳质材料的生物相容性。
5. 活性生物医用玻璃和玻璃陶瓷的生物活性机理是什么?
6. 简述 β-TCP 陶瓷材料的生物降解性能。

第4章
生物医用高分子材料

4.1 概　　述

4.1.1　高分子概述

高分子化合物(macromolecular compound)是指那些由众多原子或原子团主要以共价键结合而成的相对分子量在一万以上的化合物。与具有相同化学组成和结构的低分子同系物相比,高分子化合物具有高熔点(或高软化点)、高强度、高弹性以及溶液和熔体具有高黏度等特殊物理性能。高分子的定义上主要有以下三点解释。

(1) 目前已经知道无论天然高分子还是合成高分子,组成大分子的原子数目虽然成千上万,但是所涉及的元素种类却相当有限,通常以 C、H、O、N 等 4 种非金属元素最为普遍,S、Cl、P、Si、F 等元素也存在于一些高分子化合物中。由此可见,一般合成高分子化合物主要由数种非金属元素组成。不过构成生物高分子的微量元素还包括 Fe、Ca、Mg、Na、K、I 等。

(2) 绝大多数高分子化合物中的原子之间几乎都是通过共价键相互连接的,只有极少数的高分子化合物,如某些聚电解质中也存在配位键或者离子键。

(3) 高分子的分子量与高分子种类相关,不同种类的高分子分子相差很大。

聚合物(Polymer)是由一种或几种结构单元多次重复连接起来的化合物。高聚物指的是高分子量(通常可达 $10^4 \sim 10^6$)聚合物,此时等同于高分子。低聚物指的是低分子量的聚合物,分子量在一万以下。

高聚物(高分子)与低分子物质相比具有如下几个特点:

(1) 相对分子质量很大,而且具有多分散性。化学界通常习惯于将相对分子量在 10~100 数量级的化合物归类于"小分子化合物",而将相对分子质量在数百~上千范围的化合物归类于"中等分子化合物",多见于天然色素、合成药物和有机染料等。相对小分子和中等分子化合物而言,相对分子量超过 1 万的高分子化合物形态更为复杂多变。

一般小分子化合物具有相同的分子量,具有确定的凝固点、熔点、沸点等。而高分子化合物是分子量大小不等的同系物组成的混合物,其分子量具有统计学意义。

(2) 化学组成比较简单,分子结构有规律。组成高分子的元素通常由有限的几种非金属元素组成。高分子化合物的结构存在一定规律性,即它们都是由某些符合特定条件的低分子化合物通过聚合反应并按照一定规律彼此连接而成。这种小分子量的化合物称为单体(monomer),单体是合成聚合物的原料之一。

（3）分子形态多种多样。绝大多数高分子聚合物的分子结构为长链线型，所以把聚合物的分子称为"分子链"或者"大分子链"。将具有最大尺寸，贯穿整个大分子的分子链称为主链；而将连接在大分子主链上除了氢原子以外的原子或者原子团称为侧基或者侧链。

高分子大分子主链除了线型还有球形、星形、梯形、环形等特殊类型。

（4）高分子物理性能迥异于小分子化合物。由于高分子化合物分子量很大，因而具有与小分子化合物完全不同的物理性能。例如，一般高分子不存在气态，继续加热高分子发生熔解或者软化，最后聚合物逐渐分解直至碳化。一般聚合物相对小分子具有高软化点、高强度、高弹性、其溶液和熔体具有高黏度等特殊物理性能。高分子材料在外力作用下，会同时表现出永久性形变和暂时性形变。这是一般无机金属和小分子化合物不具有的特殊物理性能。

4.1.2 高聚物结构

高分子聚合物是由许多相同结构单元通过共价键重复连接而成。将大分子链上化学组成和结构均可重复的最小单位称为重复结构单元（简称重复单元），在高分子物理学中也称为"链节"。由 1 个单体分子通过聚合反应而进入聚合物重复单元的那一部分叫做结构单元。例如聚丙烯的是由丙烯结构单元重复连接而成。

$$-CH_2-CH-CH_2-CH-CH_2-CH-CH_2-CH-$$
$$\quad\ \ \ \ CH_3\qquad\quad CH_3\qquad\quad CH_3\qquad\quad CH_2$$

为方便起见，可缩写成

$$*\!\!+\!\!CH_2-CH\!\!+\!\!_n^*$$
$$\qquad\qquad\ \ \ CH_3$$

其中 $*\!\!+\!\!CH_2-CH\!\!+\!\!_n^*$（下为 CH_3）是结构单元，也是重复结构单元，亦称链节。方括号外侧右下角的小写英文字母"n"表示一个大分子链所含重复单元的数目，又称聚合度（"DP"），是衡量分子量大小的一个指标，聚合度越大，分子量越大。

由一种单体聚合而成的聚合物为均聚物，如聚乙烯（PE），聚氯乙烯（PVC）；由两种或者两种以上的单体共聚而成的聚合物称为共聚物，如氯乙烯和醋酸乙烯共聚生成氯乙烯-醋酸乙烯共聚物。与单体化学组成完全相同，只是化学结构不同的结构单元也称为单体单元（monomer unit）。如，氯乙烯-醋酸乙烯共聚物（分子式如下）的重复单元与单体的元素组成相同，仅部分的电子状态稍有差别，这种重复单元就是单体单元。

$$*\!\!+\!\!CH_2-CH-CH_2-CH\!\!+\!\!^*$$
$$\qquad\qquad Cl\qquad\qquad\quad OCOCH_3$$

$$*\!\!+\!\!C-C_4H_8-C-N-C_6H_{12}-N\!\!+\!\!^*$$

而尼龙 66（分子式如上）重复单元相比其单体乙二胺和乙二酸要少一些原子，这是由于缩聚反应过程中失去水分子的结果，这种结构单元不宜称作单体单元，称为重复结构单元。

表 4-1 给出了一些常见医用高分子的重复结构单元（单体单元）、单体的化学结构式。

表 4-1　一些常见的医用高分子

聚合物	符号	重复单元	单体
聚乙烯	PE	$*\!-\!\!\left[CH_2-CH_2\right]_n\!\!-\!*$	$H_2C\!=\!CH_2$
聚丙烯	PP	$*\!-\!\!\left[CH_2-\underset{\underset{CH_3}{\vert}}{CH}\right]_n\!\!-\!*$	$H_2C\!=\!\underset{\underset{CH_3}{\vert}}{CH}$
聚苯乙烯	PS	$*\!-\!\!\left[CH_2-\underset{\underset{C_6H_5}{\vert}}{CH}\right]_n\!\!-\!*$	$H_2C\!=\!\underset{\underset{C_6H_5}{\vert}}{CH}$
聚氯乙烯	PVC	$*\!-\!\!\left[CH_2-\underset{\underset{Cl}{\vert}}{CH}\right]_n\!\!-\!*$	$H_2C\!=\!\underset{\underset{Cl}{\vert}}{CH}$
聚四氟乙烯	PTFE	$*\!-\!\!\left[CF_2-CF_2\right]_n\!\!-\!*$	$F_2C\!=\!CF_2$
聚丙烯酸	PAA	$*\!-\!\!\left[CH_2-\underset{\underset{COOH}{\vert}}{CH}\right]_n\!\!-\!*$	$H_2C\!=\!\underset{\underset{COOH}{\vert}}{CH}$
聚甲基丙烯酸甲酯	PMMA	$*\!-\!\!\left[CH_2-\overset{\overset{CH_3}{\vert}}{\underset{\underset{COOCH_3}{\vert}}{C}}\right]_n\!\!-\!*$	$H_2C\!=\!\overset{\overset{CH_3}{\vert}}{\underset{\underset{COOCH_3}{\vert}}{C}}$
聚丙烯酰胺	PAM	$*\!-\!\!\left[CH_2-\underset{\underset{\underset{NH_2}{\vert}}{\underset{\parallel}{C=O}}}{CH}\right]\!-\!*$	$CH_2\!=\!\underset{\underset{\underset{NHR}{\vert}}{\underset{\parallel}{C=O}}}{CH}$
聚丙烯腈	PAN	$*\!-\!\!\left[CH_2-\underset{\underset{CN}{\vert}}{CH}\right]_n\!\!-\!*$	$H_2C\!=\!\underset{\underset{CN}{\vert}}{CH}$
聚醋酸乙烯酯	PVAc	$*\!-\!\!\left[CH_2-\underset{\underset{OCOCH_3}{\vert}}{CH}\right]_n\!\!-\!*$	$H_2C\!=\!\underset{\underset{OCOCH_3}{\vert}}{CH}$
聚丁二烯	PB	$*\!-\!\!\left[CH_2-\underset{\underset{H}{\vert}}{C}=CH-CH_2\right]\!-\!*$	$CH_2\!=\!CH-CH\!=\!CH_2$
聚异戊二烯	PIP	$*\!-\!\!\left[CH_2-\underset{\underset{CH_3}{\vert}}{C}=CH-CH_2\right]\!-\!*$	$CH_2\!=\!C(CH_3)-CH\!=\!CH_2$
聚氯丁二烯	PCP	$*\!-\!\!\left[CH_2-\underset{\underset{Cl}{\vert}}{C}=CH-CH_2\right]\!-\!*$	$CH_2\!=\!C(Cl)-CH\!=\!CH_2$
聚乙二醇	PEG	$*\!-\!\!\left[O-\overset{\overset{H_2}{}}{C}-\overset{\overset{H_2}{}}{C}\right]\!-\!*$	$H_2C\overset{O}{\underset{}{-\!\!\triangle\!\!-}}CH_2$

（续表）

聚合物	符号	重复单元	单体
聚环氧乙烷（聚氧乙烯）	PEO		
聚乙烯醇	PVA		$HC=CH_2$ OAC
聚甲醛	POM		$O=CH_2$ 或
聚碳酸酯	PC		双酚 A 和氧氯化碳($COCl_2$) 双酚 A 和碳酸二苯酯
聚酯纤维（涤纶）	PET		精对苯二甲酸(PTA)或对苯二甲酸二甲酯(DMT)和乙二醇(EG)
环氧树脂	EP		多个环氧基团的化合物
聚砜	PSF 或 PSU		
尼龙 66	PA66		
硅树脂	PDMS		氯硅烷

聚合物按照重复单元不同分为嵌段聚合物、无规聚合物、有规聚合物。嵌段聚合物（block copolymer），又称镶嵌共聚物，是将两种或两种以上性质不同的聚合物链段连在一起制备而成的一种特殊聚合物。聚合物结构中与主链连接的侧链如果按照一定规律地排列在主链上，即形成有规聚合物，如果是无规律地排列在主链上，则形成的是无规聚合物。

4.1.3　高分子的命名

国际纯粹与应用化学联合会（International Union of Pure and Applied Chemistry, IUPAC）的高分子命名委员会，自 1952 年以来曾多次公布过关于高分子命名问题的报告。但是，由于高分子结构复杂，高分子化学发展迅速，习惯用法不易改变等，至今尚未解决好。

高分子结构主要有线型、分支型、体型(网状)三大类。从线型高分子出发,加上线型分支就是分支型高分子,加上交联就是体型高分子(网状高分子)。因此,线型高分子的命名是一切高分子命名的基础。

目前常用的线型高分子命名方法有三种:①原料和制法命名,由这种方法得到的名称可以表示出高分子的原料和制法,简单易行,沿用很久,但是所得名称有时含义不清;②按高分子链的结构命名,所得名称,科学上严谨,表达确切,但方法繁琐,多数人还不习惯;③基本上采用生产部门的简称或按第一种方法得到的英文名称的缩写,比第一种方法更简便,但含义更不清楚。

1. 按原料和制法命名

按原料和制法命名是在原料单体的名称前,加一"聚合"中的"聚"字而成。例如单体"乙烯"加上"聚"字,即为高分子的名称"聚乙烯",如聚氯乙烯、聚苯乙烯、聚乙烯,聚甲基丙烯酸甲酯分别是氯乙烯、苯乙烯、乙烯和甲基丙烯酸甲酯的聚合物。对于共聚物,可以把单体名称都写在前面,后面加"共聚物"而成。例如,由丁二烯、苯乙烯两单体制得的高分子,称"丁二烯-苯乙烯共聚物"。也可用"聚"字开头,后面括号内写出各单体名称,单体名称间插入一"共"字而成。例如上述共聚物可写成"聚(丁二烯-共-苯乙烯)"。

这种方法的缺点是含义不清,并随着高分子科学的迅速发展日益严重。例如按这个方法取得的"聚乙二醇""聚氧化乙烯"两个名称,都可以表示同一个高分子;而另一方面,按这个方法取得的"聚乙烯基苯甲醛"一个名称,可以同时表示结构上迥然不同的两种高分子(结构式如下)。又如"聚己内酰胺",既有"聚"又有"内",造成逻辑混乱,实际上已经开环,不宜称"内"了。因此,便出现了按高分子链结构命名的方法。

2. 按链结构命名

按链结构命名即按高分子重复结构单元命名的方法,经国际纯粹与应用化学联合会在1975 年通过公布。这个方法是在与有机化合物命名法尽量取得一致的前提下,定出形式上最简单而含信息量最丰富的名称,还要尽量做到:一个名称只代表一种高分子,一种高分子只有一个名称。由于高分子的结构比有机小分子化合物复杂,如端基、反常链段等不规则的结构细节不可能在名称中一一表达,不能如有机小分子化合物那样严格和确切。这个方法可分三个步骤:①找出重复结构单元的一切可能结构式;②按所规定的优先顺序,找出优先序最高的结构式;③用最简单的文字,依次写出这个重复结构单元的结构式中各基团的名称,然后用括号括起,前面再冠以"聚"字而成。例如,某高分子的重复结构单元有以下六种可能结构式;而按规定的优先顺序,只能选出一种,它的最简单的名称是"氧-1-氟亚乙基",加括号并冠以"聚"字,得"聚(氧-1-氟亚乙基)"。

4.1.4 高分子分类

高分子化合物的种类很多,可以从不同角度对聚合物进行分类。下面介绍几种常见的分类方法。

1. 按来源分类

可把高分子分成天然高分子、半合成(改性天然高分子材料)和合成高分子三大类。天然高分子如天然橡胶、棉花以及人体器官等。19世纪30年代末期,进入天然高分子化学改性阶段,出现半合成高分子材料。1907年出现合成高分子酚醛树脂,标志着人类应用合成高分子材料的开始。

2. 按结构分类

按照大分子主链的化学元素组成,可将高分子分为碳链、杂链、元素有机高分子、无机高分子四类。

(1)碳链聚合物是指大分子主链完全由碳原子构成。绝大部分烯烃、二烯烃聚合物属于这一类。常见的有聚氯乙烯、聚乙烯、聚丙烯、聚苯乙烯、聚丙烯腈、聚丁二烯等。

(2)杂链聚合物是指大分子主链中除了碳原子外,还有氧、氮、硫等杂原子。常见的这类聚合物有聚醚、聚酯、聚酰胺、聚脲、聚硫橡胶、聚砜等。

(3)元素有机聚合物是指大分子主链中没有碳原子。主要由硅、硼、铝、氧、氮、硫、磷等原子组成,但侧基却由有机基团如甲基、乙基、芳基等组成,如有机硅橡胶。

(4)无机高分子指的是主链及侧基均无碳原子的聚合物总称。如石棉、云母、玻璃等。

3. 按材料的性能分类

按照高分子的物理性能,可把高分子分成塑料、橡胶和纤维三大类。塑料中的"四烯"(聚乙烯、聚丙烯、聚氯乙烯和聚苯乙烯),纤维中的"四纶"(锦纶、涤纶、腈纶和维纶),橡胶中的"四胶"(丁苯橡胶、顺丁橡胶、异戊橡胶和乙丙橡胶)都是用途很广的高分子材料,为通用高分子。

塑料是以合成或天然聚合物为主要成分,辅以填充剂、增塑剂和其他助剂在一定温度和压力下加工成型的材料或制品。其中的聚合物常称做树脂,可为晶态和非晶态。塑料的行为介于纤维和橡胶之间,有很广的范围,塑料按其力学性能又可分为软塑料和硬塑料两大类。软塑料接近橡胶,硬塑料接近纤维。软塑料的结晶度由中到高,溶解温度(T_m)、玻璃化温度(T_g)有很宽的范围,弹性模量(15 000~350 000 N/cm^2)、抗张强度(1 500~7 000 N/cm^2)、伸长率(20%~800%)都从中到高。聚乙烯、聚丙烯和结晶度中等的尼龙-66均属于软塑料。硬塑料的特点是刚性大、难变形。弹性模量(70 000~350 000 N/cm^2)和抗张强度(3 000~8 500 N/cm^2)都很高,而断裂伸长率很低(0.5%~3%)。这类塑料用的聚合物都具有刚性链,属无定型。塑料按其受热行为也可分为热塑性塑料和热固性塑料。热塑性塑料指具有加热软化、冷却硬化特性的塑料。热固性塑料第一次加热时可以软化流动,加热到一定温度,产生化学反应—交联反应而固化变硬,这种变化是不可逆的,此后,再次加热时,已不能再变软流动了。

橡胶通常是一类线型柔顺高分子聚合物,分子间次价力小,具有典型的高弹性,在很小的作用力下,能产生很大的形变(500%~1 000%),外力除去后,能恢复原状。因此,橡胶类用的聚合物要求完全无定型,玻璃化温度低,便于大分子的运动。经少量交联,可消除永久的残余形变。以天然橡胶为例,T_g低(-73 ℃),少量交联后,起始弹性模量小(<70 N/cm^2)。经拉伸后,诱导结晶,将使模量和强度增高。伸长率为400%,强度增至1 500 N/cm;伸长率为500%时为强度2 000 N/cm^2。橡胶经适度交联(硫化)后形成的网

络结构可防止大分子链相互滑移,增大弹性形变。交联度增大,弹性下降,弹性模量上升,高度交联可得到硬橡胶。天然橡胶、丁苯橡胶、顺丁橡胶和乙丙橡胶是常用的品种。

纤维通常是线性结晶聚合物,平均分子量较橡胶和塑料低,纤维不易形变,伸长率小(<10 %～50 %),弹性模量(>35 000 N/cm²)和抗张强度(>35 000 N/cm²)都很高。纤维用聚合物带有某些极性基团,以增加次价力,并且要有高的结晶能力。拉伸可提高结晶度。纤维的熔点应在 200 ℃以上,以利于热水洗涤和熨烫,但不宜高于 300 ℃,以便熔融纺丝。该聚合物应能溶于适当的溶剂中,以便溶液纺丝,但不应溶于干洗溶剂中。工业中常用的合成纤维有聚酰胺(如尼龙-66、尼龙-6 等)、聚对苯二甲酸乙二醇酯和聚丙烯腈等。

4. 按照合成高分子化合物的聚合反应类型分类

一般聚合反应分为缩合聚合反应(缩聚反应)和加成聚合反应(加聚反应)两大类,因而将这两类聚合反应生成的聚合物分别归类为缩聚物和加聚物。

5. 按照高分子化合物的化学结构类别分类

参照一般低分子有机化合物的结构分类,可以将合成高分子化合物分为聚酯、聚酰胺、聚氨酯、聚烯烃等类别。

6. 按照聚合物受热时的行为分类

按照聚合物受热时的行为可以分为热塑性聚合物和热固性聚合物两大类。前者受热变软并可以流动,多为线型高分子。后者受热转化成不溶不熔、强度更高的交联体型聚合物。

4.1.5 高分子的化学合成

高分子合成反应是将低分子化合物聚合起来形成高分子化合物的过程。高分子合成分为加聚反应和缩聚反应两大类。

1. 加聚反应

一种或多种单体相互加成而连接成聚合物的反应,生成物为加聚物,其具有同其单体相同的成分。80%高分子材料利用加聚反应,下面列举两种加聚反应。

1) 自由基聚合

如聚乙烯合成反应如下所示。

$$n\,H_2C{=}CH_2 \longrightarrow {}^*{\Big(}\!\!\begin{array}{cc} H_2 & H_2 \\ C & C \end{array}\!\!{\Big)}_n^{\,*}$$

2) 开环聚合

开环聚合(ring opening polymerization)指的是环状化合物单体经过开环加成转变为线型聚合物的反应,反应如下所示。

$$n\ R{\bigcirc}X \longrightarrow {}^*{\big(}R{-}X{\big)}_n^{\,*}$$

X 为杂原子或官能团,如—O—、—S—、—N(R)—以及—CH=CH—等;R 为烷基。

1863 年 C. A. 孚兹最早研究开环聚合,他将环氧乙烷和水在封管中加热,得到乙二醇和聚乙二醇。1929 年 H. 施陶丁格对环氧乙烷在各种催化剂存在下的聚合进行了系统的研究。现在聚乙二醇主要通过环氧乙烷阴离子开环聚合得到,反应式如下,其中 RO^- 为醇盐,是引发剂。

$$\text{(环氧乙烷)} + RO^- \longrightarrow RO\text{—}CH_2CH_2O^-$$

$$RO\text{—}CH_2CH_2O^- + \text{(环氧乙烷)} \longrightarrow RO\text{—}CH_2CH_2OCH_2CH_2O^-$$

$$RO\text{—}CH_2CH_2OCH_2CH_2O^- + (n-1)\text{(环氧乙烷)} \longrightarrow RO\left(CH_2CH_2O\right)_n CH_2CH_2O^-$$

2. 缩聚反应

缩聚反应——由一种或多种单体相互缩合生成高聚物,同时有低分子物质(如水、卤化氢、氮、醇等)析出的反应。例如癸二酸和己二胺合成为尼龙 610 的反应如下式所示:

$$nH_2N\left(CH_2\right)_6 NH_2 + nCOOH\left(CH_2\right)_8 COOH \longrightarrow$$

$$*\left[NH\left(CH_2\right)_6 NHC\overset{O}{\underset{}{\|}}\left(CH_2\right)_8 C\overset{O}{\underset{}{\|}}\right]_n^* + (2n-1)H_2O$$

4.1.6 生物医用高分子材料

生物医用高分子材料是重要的高分子材料之一,是一类用于诊断、治疗和器官修复与再生的材料,具有延长病人生命、提高病人生存质量的作用,是材料科学、化学、生命科学和医学交叉的发展领域。其研究与开发既有重大的社会需求,也有重大的经济需求。高性能医用高分子材料和器械是现代医学各种诊断和治疗技术赖以存在的基础,并不断推动各种新诊断和治疗手段的出现。

医用高分子的研究至今已有 40 多年的历史。1949 年,美国首先发表了医用高分子的展望性论文。在文章中,第一次介绍了利用聚甲基丙烯酸甲酯作为人的头盖骨和关节,利用聚酰胺纤维作为手术缝合线的临床应用情况。据不完全统计,截至 1990 年,美国、日本、西欧等发表的有关医用高分子的学术论文和专利已超过 30 000 篇。有人预计,现在的 21 世纪,医用高分子将进入一个全新的时代。除了大脑之外,人体的所有部位和脏器都可用高分子材料来取代。仿生人也将比想像中更快地来到世上。在更加关爱人类自身健康的 21 世纪,医用高分子材料必将发挥日益重要的作用。

生物医用材料的研究与开发也得到了国家相关部门的高度重视,"十五"和"十一五"国家重点基础研究发展规划("973")都设立了生物医用材料的研究项目。生物医用材料的未来发展必将是从简单地使用到有目的地设计合成,获得具有生命体需要的具有良好生物相容性和生物功能性的材料。生物医用高分子可以通过人工合成方法或者从天然环境中提取获得。生物医用高分子材料按照其降解性质来分可分为生物可降解材料和生物不可降解材料。目前全世界医用的医用高分子材料有 90 多个品种;且医用高分子的每年的消费量以 10%~20%速度增长。

生物医用高分子材料专门用于指：①用于制造人工组织和人工器官高分子材料；②用于药物载体、药物助剂或药理活性物质，用于提高药物制剂的安全性、长效性及专一性的药用高分子，其中具有药理活性的高分子化合物称高分子药物；③以及用来制造医疗过程中各种体外用的器具和用品的高分子材料。

生物医用高分子的特点如下：

1. 具有良好的生物功能性

生物高分子材料用于对生物体进行诊断、替代和修复。人体的绝大部分的器官、组织都是由高分子化合物构成的。因此，生物医用高分子在医学上具有其独特的功效和特征，比如力学相容性、血液相容性、抗菌性能、生物可降解性能等。

2. 具有良好的生物相容性

大多数医用高分子作为医疗器械直接或者间接的接触人体。除了各种理化性质要求外，临床应用对生物医用高分子的有如下的要求：

（1）材料无毒、不致癌、不致畸、不引起人体细胞的突变和不良组织反应；

（2）与人体生物相容性好，不引起中毒、溶血、凝血、发热和过敏的现象；

（3）具有与天然组织相适应的力学性能；

（4）针对不同的使用目的而具有特定的功能。

生物医用高分子材料可以按照以下几种方式进行分类：

1. 按生物医学用途分类

（1）硬组织相容性高分子材料，如骨科、齿科用高分子材料；

（2）软组织相容性高分子材料，如晶状体、乳房填充物；

（3）血液相容性高分子材料，如血管支架，心脏瓣膜；

（4）高分子药物和药物控释高分子材料。

2. 按照降解性能分类

按照材料的性质，医用高分子材料可分为非降解和可生物降解两大类。其中非生物降解的材料包括：聚乙烯、聚丙烯、聚丙烯酸酯、芳香聚酯、硅橡胶、聚氨酯、聚醚酮等，其在生理环境中能够长期保持稳定，不发生降解、交联和物理磨损等，并具有良好的力学性能。该类材料主要用于人体软、硬组织修复和制造人工器官、人造血管、接触镜和粘结剂等。可降解生物材料包括：胶原、脂肪族聚酯、甲壳素、纤维素、聚氨基酸、聚乙烯醇、聚乳酸、聚己内酯、聚磷腈等，这些材料能在生理环境中发生结构性破坏，且降解产物能通过正常的新陈代谢被机体吸收或排出体外，主要用于药物释放载体及非永久性植入器械。

3. 按材料与活体组织的相互作用关系分类

1）生物惰性高分子材料

在体内不降解、不变性、不会引起长期组织反应的高分子材料，适合长期植入体内。

2）生物活性高分子材料

指植入生物体内能与周围组织发生相互作用，促进肌体组织、细胞等生长的材料。

3）生物吸收高分子材料

这类材料又称生物降解高分子材料。这类材料在体内逐渐降解，其降解产物能被机体吸收代谢，通过排泄系统排出体外，对人体健康没有影响。如用聚乳酸制成的体内手术缝合线、体内粘合剂等。

4.2 高分子材料的性能

高分子材料的性能主要包括热学性能、光学性能和电学性能等。

4.2.1 高分子材料的热学性能

根据线性非结晶高聚物在恒定应力条件下的温度-形变曲线,即热-机曲线,可描述聚合物不同温度下出现的三种力学状态——玻璃态、高弹态和粘流态,如图 4-1 所示。非晶高聚物随温度变化出现三种力学状态,这是内部分子处于不同运动状态的宏观表现。

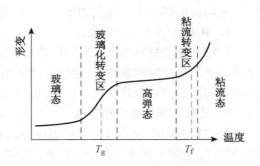

图 4-1 线性非结晶高分子玻璃化温度（T_g）与粘流化温度（T_f）

表 4-2 非结晶高聚物温度-形变各阶段特征

力学状态	玻璃态	玻璃化转变区	高弹态	粘流转变区	粘流态
运动单元	键长、键角、侧基、链节	链段开始解冻	链段	大分子链开始协同运动	大分子链
力学性能	普弹性、形变量小且可逆、模量高、强迫高弹性	形变、模量、及其他物性都发生突变	高弹性、形变量大且可逆、模量高、松弛特性	形变、模量突变	形变量很大且不可逆、模量很低
材料用途	塑料	玻璃化温度	橡胶	粘流温度	粘合剂、涂料

玻璃态在低温下,分子运动能量低,链段不能运动,在外力作用下,只能使大分子的原子发生微量位移而发生少量弹性变形,高聚物呈现如玻璃体状的固态。因此从宏观上来说,高聚物受力后的形变是很小的,形变与受力的大小成正比,当外力除去后形变能立刻回复。这种力学性质称虎克弹性,又称普弹性,非晶态高聚物处于具有普弹性的状态称为玻璃态。例如常温下的塑料和纤维。玻璃化温度指的是由高弹态向玻璃态转变的温度,用 T_g 表示。

高弹态指的在温度大于 T_g,分子活动能力增加,是链节可以较自由地旋转,但整个分子链不能移动。在高弹态下,受到拉伸力时候,分子链可以从蜷曲状态变为伸展状态,宏观上来说,即材料表现出很大的形变。一旦外力除去,分子链又要通过键旋转和链段的运动恢复到原来的蜷曲状态,宏观上表现为弹性回缩。这种相比玻璃态可以能产生很大弹性形变（100%～1 000%）,除去外力后能可逆恢复原状的形态,我们称为高弹态,是高聚物所独有的一种物理形态。例如常温下的橡胶。

随着温度升高,非晶态高聚物进入粘流态,在这种状态下,高聚物分子链节可以自由地旋转,整个分子链也能自由移动,从而成为能流动的粘液,比液态低分子化合物的粘度要大得多,又称为塑性态,例如胶粘剂或涂料。粘流化温度指的是由高弹态向粘流态转变的温度,用 T_f 表示。对于塑料与纤维制品,一般 T_g 高,T_f 低如表 4-3 所示,这样器件较耐热,且加工成型温度不高。对于橡胶类的制品 T_g 低,T_f 高这样器件耐寒又耐热。

表 4-3　聚合物的玻璃化温度(T_g)和沾流温度(T_f)

聚合物名称	$T_g/℃$	$T_f/℃$
聚二甲基硅氧烷	−123	−35
聚甲醛	−83	175
聚乙烯(密度 0.92 g/cm³)	−68	100～130
聚丙烯	−10(−18)	170
聚丁二烯	−95	128～156
天然橡胶	−73	122
丁苯橡胶	−61	无
聚氯乙烯	87	165
聚苯乙烯	100	140
聚丙烯腈	104	317
聚碳酸脂	150	220～230
聚苯醚	220	300
三乙酸纤维素	105	230～300
尼龙 6	50(40)	210
尼龙 66	50(57)	250～260

对于线性晶态高聚物和体型高聚物在恒定应力条件下的温度-形变曲线,即热-机曲线,可描述聚合物不同温度下出现的两种力学状态那高弹态和粘流态,如图 4-2 所示,这种变化分为一般分子量和很大分子量两种状态。一般分子量的高聚物在低温时,链段不能活动,变形小,因此此在 T_m 以下处于玻璃态,高于 T_m 则进入粘流态。对于分子量很大的晶态高聚物存在高弹态($T_m～T_f$)。由于高分子材料都只是部分结晶,在对于非结晶区域的高分子部分仍然有 T_g,对于有结晶高分子而言,处于非晶的 T_g 与晶区的 T_m 温度区间时,非晶区处于高弹态,具有很好的柔韧型,而处于晶区的高分子具有刚性好特点,整个高分子处于韧性状态,称为"皮革态"。对于体型高分子,由于高分子内部相互交联,如果交联密度小,则会出现高弹态,如轻度硫化的橡胶。如果交联密度大,则分子内链段不能运动,此时 T_g 等于 T_m,聚合物变得硬而脆,如酚醛塑料。

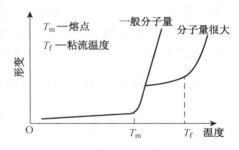

图 4-2　线型晶态高聚物的温度-形变曲线

4.2.2　高分子材料的光学性能

高分子材料应用于光学领域的研究最早由 Arthur Kingston 开始,他于 1934 年取得了注射成型塑料透镜的专利,并将其用在了照相机中。1937 年,R. F. Hunter 公司制造出了全塑料透镜的照相机。在二战期间光学高分子材料被广泛用来制作望远镜、瞄准镜、放大镜及照相机上的透镜。由于受材料的品种少、质量差、加工工艺落后等条件的限制,战后在光学领域中的应用曾一度下降。20 世纪 60 年代后,随着合成技术的发展,光学高分子的品种不断增加,加工工艺也得到了改善,同时出现了表面改性技术,这些因素促成了光学高分子的迅速发展,并形成了独立的光学高分子市场。与传统无机光学材料相比,尽管光学高分子材料的耐热性、耐候性、耐磨性、耐溶剂性、抗吸湿性及光学均一性(双折射、光学畸变)较差,折射率、色散范围较窄,热膨胀系数较大,但是聚合物光学材料具有密度小、耐冲击、成本低、加工成型容易等优点,近年来得到了广泛的应用。常用光学高分子材料有烯丙基二甘醇二碳酸酯等几种热固性树脂和聚甲基丙烯酸甲酯、聚苯乙烯、聚碳酸酯、聚 4-甲基戊烯-1、苯乙烯-丙烯腈共聚物等热塑性光学树脂。

光学性能主要包括折射率和色散、透过率、黄色指数及光学稳定性。

折射率和色散是光学材料的最基本性能。在透镜设计中,为使透镜超薄和低曲率必须寻求高折射率的光学材料,而校正色差要求有两组阿贝数不同的材料,即冕牌系列(低色散,阿贝数>50)和火石系列(高色散,阿贝数<40)。光学玻璃的折射率和色散有较大的选择余地,而光学塑料的选择范围却十分有限,尤其是冕牌系列光学塑料。透明塑料折射率的测定最常用的方法是折射仪法。阿贝折射仪是最广泛用于测定折射率的折射仪。

透过率是表征树脂透明程度的一个重要性能指标,一种树脂的透过率越高,其透光性就越好。透过率的定义为:透过材料的光通量(T_2)占入射到材料表面上的光通量(T_1)的百分率。任何一种透明材料的透光率都达不到 100%,即使是透明性最好的光学玻璃的透光率一般也难以超过 95%。

聚合物光学材料在紫外和可见光区的透光性和光学玻璃相近,在近红外以上区域不可避免的出现碳氢振动所引起的吸收。通常,光学塑料在可见光区透光率的损失主要由以下三个因素造成:光的反射;光的散射;光的吸收。

黄色指数是无色透明材料质量和老化程度的一项性能指标,由分光光度计的读数计算而得,描述了试样从无色透明或白色到黄色的颜色变化。这一实验最常用于评价一种材料在真实或模拟的日照下的颜色变化。而对于透明塑料材料来说,由于原料纯度或加工条件等因素的影响,可能自身带有一定颜色。

4.2.3 高分子材料的电学性能

高分子材料的电学性能是指在外加电场作用下材料所表现出来的介电性能、导电性能、电击穿性质以及与其他材料接触、摩擦时所引起的表面静电性质等。

种类繁多的高分子材料的电学性能是丰富多彩的。就导电性而言,高分子材料可以是绝缘体、半导体、导体和超导体。多数聚合物材料具有卓越的电绝缘性能,其电阻率高、介电损耗小,电击穿强度高,加之又具有良好的力学性能、耐化学腐蚀性及易成型加工性能,使它比其他绝缘材料具有更大实用价值,已成为电气工业不可或缺的材料。另一方面,导电高分子的研究和应用近年来取得突飞猛进的发展。以 MacDiarmid、Heeger、白川英树等人为代表高分子科学家发现,一大批分子链具有共轭 π-电子结构的聚合物,如聚乙炔、聚噻吩、聚吡咯、聚苯胺等,通过不同的方式掺杂,可以具有半导体(电导率 $\sigma = 10^{-10} \sim 10^2$ s·cm^{-1})甚至导体($\sigma = 10^2 \sim 10^6$ s·cm^{-1})的电导率。通过结构修饰(衍生物、接枝、共聚)、掺杂诱导、乳液聚合、化学复合等方法,人们又克服了导电高分子不溶不熔的缺点,获得可溶性或水分散性导电高分子,大大改善了加工性,使导电高分子进入实用领域。白川英树等人因其开创性和富有成效的工作获得 2000 年度诺贝尔化学奖。

1. 聚合物绝缘体

大多数高分子材料的体积电阻率很高(约 1 010～1 020 Ω·cm),是良好绝缘材料。在外电场作用下,体积电流很小。这些电流可分为三种:一是瞬时充电电流 dI,由加上电场瞬间的电子和原子极化引起;二是吸收电流 aI,可能由偶极取向极化、界面极化和空间电荷效应引起;三是漏电电流 bI,是通过聚合物材料的恒稳电流。充电电流和吸收电流存在的时间都很短,高分子材料的导电性能(绝缘性能)只取决于漏电电流。如前所述,材料的导电性能主要取决于两个参数:单位体积试样中载流子浓度和载流子迁移率。高分子材料内的载流子很少。已知大分子结构中,原子的最外层电子以共价键方式与相邻原子键接,不存在自由电子或其他形式载流子(具有特定结构的聚合物例外)。理论计算表明,结构完整的纯聚合物,电导率仅为 10～25 s·cm^{-1}。但实际聚合物的电导率往往比它大几个数量级,表明聚合物绝缘体中载流子主要来自材料外部,即由杂质引起的。这些杂质来自聚合物合成和加工过程中,包括:少量没有反应的单体、残留的引发剂和其他各种助剂以及聚合物吸附的微量水分等。例如,在电场作用下电离的水,$H_2O \leftrightarrow H^+ + OH^-$ 就为聚合物提供了离子型载流子。水对聚合物的绝缘性影响最甚,尤其当聚合物材料是多孔状或有极性时,吸水量较多,影响更大。例如以橡胶填充的聚苯乙烯材料在水中浸渍前后电导率相差两个数量级,而用木屑填充的聚苯乙烯材料在同样情况下电导率猛增八个数量级。

载流子迁移率大小决定于载流子从外加电场获得的能量和热运动碰撞时损失的能量。研究表明,离子型载流子的迁移与聚合物内部自由体积的大小有关,自由体积越大,迁移率越高。电子和空穴型载流子的迁移则与大分子堆砌程度相关,堆砌程度高,有利于电子跃迁,若堆砌能产生 π 电子云的交叠,形成电子直接通道,导电性会突增。

对离子型导电材料,温度升高,载流子浓度和载流子迁移率均按指数率增加,因此,材料电导率随温度按以下规律变化:

$$\sigma = \sigma_0 e^{-E_c/RT}$$

式中,σ_0 为材料常数;E_c 为电导活化能。当聚合物发生玻璃化转变时,电导率或电阻率曲线将发生突然转折,利用这一原理可测定聚合物的玻璃化温度。

结晶、取向,以及交联均使聚合物绝缘体电导率下降,因为通常在聚合物中,主要是离子型导电,结晶、取向和交联会使分子紧密堆砌,降低链段活性,减少自由体积,使离子迁移率下降。例如,聚三氟氯乙烯结晶度从 10% 增加至 50% 时,电导率下降 10～1 000 倍。

2. 导电高分子材料

导电高分子的研究和应用是近年来高分子科学最重要的成就之一。1974 年,日本白川英树等偶然发现一种制备聚乙炔自支撑膜的方法,得到聚乙炔薄膜不仅力学性能优良,且有明亮金属光泽。而后 MacDiarmid、Heeger、白川英树等合作发现聚乙炔膜经过 AsF$_5$、I$_2$ 等掺杂后电导率提高 13 个数量级,达到 103 s·cm^{-1},成为导电材料。这一结果突破了传统的认为高分子材料只是良好绝缘体的认识,引起广泛关注。

随后短短几年,人们相继合成得到一大批如聚噻吩、聚吡咯、聚苯胺、聚对苯撑等本征态导电高分子材料,研究了掺杂及掺杂态结构对导电性能的影响,探讨导电机理。同时在降低导电高分子材料成本,克服导电高分子困难的加工成型性等方面也取得可喜进展。目前导电高分子已开始应用于国防、电子等工业领域,在制备特殊电子材料、电磁屏蔽材料、电磁波吸收材料、舰船防腐、抗静电和新型电池等诸多方面显现出潜在的巨大应用价值。导电机理的研究也在深入开展中。

4.3 非降解型生物医用高分子

同普通高分子材料相比，医用高分子材料要求较高：①由于大部分单体以及低聚物有毒，因此医用器材对这些物质之残留有严格的限制；②高分子化合物在聚合过程中不可避免要接触到反应釜、金属催化剂等，常含有微量金属离子，根据医用高分子材料的国家要求，对锌、铅、镉、铜、钡、锡等金属离子残留情况都有严格规定；③高分子材料在加工或改性过程中需要添加各种助剂，因此要求采用无毒助剂，长期使用时要防止或减少助剂的析出，以免影响制品性能和治疗效果；④医用高分子材料对还原物质、酸碱度、蒸发残渣、浸提液紫外线光度、环氧乙烷残留量也有要求；⑤医用高分子的生物要求是无菌、无溶血、无热原。

非降解型医用高分子材料，用于医疗器具的制造，如一次性输液器、注射器、输血器、采血器、胃管、肛管、导尿管、吸痰管、鼻饲管、十二指肠管、鼻氧管、妇科取样器、集样杯、尿袋、引流袋、医用刷、呼吸麻醉管路、手术插管等。医疗器材与生物体组织接触，器官对外物产生防卫与排斥作用，用于这方面的高分子材料呈惰性，要求聚合物纯度高，在最小微粒污染条件下制造，聚合助剂残留量少，杂质含量极小，确保无病、无毒的传播条件；其次是物理、化学和机械性能需满足医用所需设计和功能的要求，如硬度、弹性、机械强度、疲劳强度、磨耗等。

目前常用的非降解型的生物医用高分子有聚乙烯（PE）、聚氯乙烯（PVC）、聚苯乙烯（PS）、聚丙烯（PP），以及聚对苯二甲酸乙二酯（PET）、丙烯腈、丁二烯和苯乙烯的三元共聚物（ABS）、聚碳酸酯（PC）、聚甲基丙烯酸甲酯（PMMA）、尼龙（PA）、聚甲醛（POM）、聚四氟乙烯（PTFE）、聚醚酮（PEEK）。目前 PVC 和 PE 的用量最大，被广泛用于医疗容器，如输液容器、血袋。

4.3.1 塑料类医用高分子

常见的医用塑料有聚乙烯（PE）、聚丙烯（PP）、聚苯乙烯（PS）、聚氯乙烯（PVC），以及尼龙（PA）等。

1. 医用聚乙烯

聚乙烯是由乙烯单体聚合而成，根据聚合工艺条件不同，分为高密度聚乙烯（HDPE）和低密度聚乙烯（LDPE）。目前，聚乙烯市场的主要还是低密度聚乙烯，低密度聚乙烯是用聚合级的乙烯用氧或过氧化物为引发剂，在高温高压下进行游离基聚合而制得的。因此低密度聚乙烯又称作高压聚乙烯。低密度聚乙烯是一种具有蜡感的白色树脂，其结构特点是非线形的。分子量一般在 100 000～500 000，LDPE 平均密度为 0.92 g/cm³，因此与高密度聚乙烯相比，它具有较低的结晶度和软化点，有较好的柔软性，伸长率，电绝缘性，透明性，以及较高的耐冲击强度。低密度聚乙烯机械强度较差，耐热性差，此外另一个明显的弱点是耐环境应力开裂性较差。低密度聚乙烯大部分用做薄膜制品，如一次性医用手套，药品和医疗器械包装袋。

高密度聚乙烯（HDPE），密度在 0.941～0.965 g/cm³ 的聚乙烯称为高密度聚乙烯

(High Density Polyethylene)。高密度聚乙烯用低压法生产,因此有称为低压聚乙烯。生产方式有液相法、气相法两种。高密度聚乙烯比低密度聚乙烯分子呈线性,结晶度高,提高了耐热性和机械强度(如拉伸,弯曲,压缩和剪切强度)并且提高了对水蒸气和气体的阻隔性。HDPE 强度、硬度、耐磨性与耐溶剂性能优异,已经被用于人工踝骨、人工肾、人工肺、人工关节、人工骨、人工喉矫形外科修补材料以及各种医用插管材料。

2. 医用聚氯乙烯

合格的医用聚氯乙烯的外观,应色泽均匀,不允许有凹凸发皱、油污、异物、穿孔、杂质。每 100 cm^2 中,1.3 mm 及 1.3 mm 以下的晶点,不得过 3 颗,不得有 1.3 mm 以上的晶点。密度为 1.35～1.45 g/cm^3。水蒸气透过量不得过 2.5 $g/(m^2 \cdot 24\ h)$。氧气透过量应不得过 30 $cm^3/(m^2 \cdot 24\ h \cdot 0.1\ MPa)$。纵向、横向拉伸强度平均值均不得低于 44 MPa。

合格的医用聚乙烯中氯乙烯单体含量不得过百万分之一。不得有溶出物。不含过量的易氧化物、不挥发物及含重金属不得超过百万分之一。

按照微生物限度法(《中华人民共和国药典》2000 年版二部附录 ⅩⅠ J)测定,合格的医用聚乙烯细菌数不得过 1 000 个/100 cm^2,霉菌、酵母菌数不得过 100 个/100 cm^2,大肠杆菌不得检出。

聚氯乙烯根据增塑剂含量不同,可以分为硬质和软质两种。

PVC 可以制成贮血袋、输液(血)器具、导液管、呼吸面具、肠道和肠道外营养管、腹膜透析袋、体外循环管路、膜式氧合器和血液透析管路、各种医用导管等一次性医疗用品,给治疗护理带来诸多方便,并能防止交叉感染,在临床上广泛使用。但它存在着一些不可忽视的弊端。归纳如下:

1) 药物吸附

某些药物在使用 PVC 输液器进行滴注时,其累计用量与患者的临床反应不一致,特别给药剂量小、浓度低的药物,对其剂量准确性和疗效的影响更大。有报道指出,用120 cm PVC 管输注 40 mg/mL 安定的生理盐水溶液时,在 10 min 后安定含量仅为原浓度的 77.2%;0.5%硝酸甘油注射液 25 mL 经稀释后以 15 mL/h 速度流经 100 cm PVC 管 4 h,药物损失 44.4%。国内外已报道的使用时出现这种不良影响的药物有:胰岛素、氯丙嗪、异丙嗪、苏拉西泮、氯美噻唑、盐酸硫利达嗪、他克莫司、盐酸地尔硫、盐酸三氟拉嗪及硝酸异山梨醇等十几种。研究表明,PVC 输液(血)器引起的药物丢失主要是 PVC 对药物的吸附作用导致的。

2) 增塑剂毒性

医用 PVC 大多以软制品形式使用,通常采用增加小分子增塑剂的方法达到降低材料硬度的目的,增塑剂的用量达到 40%～60%。小分子增塑剂(如邻苯二甲酸二辛酯,DOP,邻苯二甲酸二异辛酯,DEHP)会在 PVC 制品使用过程中不断渗出和迁移到制品表面。如 PVC 贮血袋中的增塑剂在 4 ℃下就会渗出到血液中,贮存 2 天后血液中的增塑剂浓度达到 0.5 mg/100 mL,增塑剂的渗透不仅造成材料性能的下降,缩短使用寿命,还会污染与之接触的血液和输送液,因增塑剂在体内难以代谢,积蓄后会危害人体的健康。有文献报道,血液中溶有这类增塑剂会引起肝脏病变和睾丸萎缩。增塑剂是否致癌仍在争论,美国 FDA 和日本厚生省在 2002 年分别对 DEHP 增塑的 PVC 医疗器械进行了安全性评价,认为以下治疗方式会使 DEHP 给病人带来高危风险:新生儿换血治疗、新生儿体外循环膜式氧合手术、新生儿全肠道外营养（PVC 袋装有脂质成分）、新生儿的多种治疗（蓄积）、青春期男性血液透析、孕期和哺乳期妇女血液透析、新生儿和成人的肠道营养、心脏移植和冠状动脉搭桥手术、严重创伤病人的大量输血和成人体外循环膜式氧合手术。

邻苯二甲酸酯类的毒性见表 4-4。

表 4-4 PVC 常用小分子增塑剂的毒性

酯 类 名 称	$LD_{50}/(g/kg)$（小鼠）
邻苯二甲酸二甲酯	1.58
邻苯二甲酸二乙酯	2.83
邻苯二甲酸二丁酯	4.00
邻苯二甲酸二异丁酯	4.50
邻苯二甲酸二甲氧基乙酯	2.51
邻苯二甲酸丁基苄基酯	3.16
邻苯二甲酸二(2-甲氧基)乙酯	14.19
邻苯二甲酸二癸酯	14.19

3）非环境友好材料

最近美国报道，由 PVC 塑料制成的输液管、包装袋、血袋、呼吸面具、食品袋等产品对人类发育繁殖有害。PVC 塑料制品丢弃后不能被自然界的微生物所分解，大部分与其他垃圾一样在高温炉内焚烧进行处理，这样就会产生对人体和环境均有害的二噁英。二噁英毒性很强，难以处理，又容易通过食物如牛肉、牛奶、鱼类等被人体吸收，因此有关专家建议，应尽快全面使用 PVC 替代材料。

3. 医用聚苯乙烯

由苯乙烯单体聚合而得的一种透明、热塑性塑料，具有优良的绝热、绝缘和透明性，刚度大，易着色，加工流动性好等特点，所以在医疗器材行业主要制造硬质产品如注射器针筒及推进器，医疗用瓶、注射器托盘和包装材料等。聚苯乙烯的不足之处在于性脆，冲击强度低，易出现应力开裂，较易老化，化学稳定性比较差，可以被多种有机溶剂（如芳烃、卤代烃等）溶解，会被强酸强碱腐蚀，不抗油脂，在受到紫外光照射后易变色。现市场苯乙烯，丁二烯、丙烯腈的共聚物（俗称 ABS 树脂），具有优异的机械强度和加工性能，可以弥补聚苯乙烯的不足。它的性能同其组成和相态结构有关，一般含丙烯腈 20%～30%、丁二烯 6%～35%、苯乙烯 45%～70%。因其组分、组成比和相态结构不同而呈现不同特性，它既保持了聚苯乙烯的光泽、加工流动性和耐腐蚀性，且有橡胶的耐冲击性，所以在一次性医疗产品中应用范围较广。虽然丙烯腈-丁二烯-苯乙烯树脂本身无毒，但是含有丙烯腈单体，而丙烯腈单体毒性较大，长期接触会引起血液生化改变，甚至对肾、脑有损伤作用。树脂中的丙烯腈单体会向药品迁移，迁移量与残留量呈显著的线性相关。

4. 医用聚四氟乙烯

聚四氟乙烯（Polytetrafluoroethylene），简写为特氟龙（teflon），一般称作"不粘涂层"或"易清洁物料"。这种材料具有耐高温、耐低温、耐气候、高润滑、耐化学腐蚀，无毒害，生物相容性好，摩擦系数极小的特点。聚四氟乙烯也是当今世界上耐腐蚀性能最佳材料之一，除熔融碱金属、三氟化氯、五氟化氯和液氯外，能耐其他一切化学药品，在王水中煮沸也不起变化。聚四氟乙烯有良好的生物相容性和血液相容性,被广泛应用于人工器官与组织修复材料、医用缝合线、医疗器械材料。

4.3.2 橡胶类医用高分子

几种常用橡胶的物理性能比较见表 4-5。

表 4-5 硅橡胶、天然橡胶、丁基橡胶、聚氨酯橡胶物理性能

橡胶种类	拉伸强度 /(kg·cm^{-2})	撕裂强度 /(kgf·cm^{-2})	硬度 (绍尔 A)	伸长率	耐热性/℃
硅橡胶	35～140	7～40	20～95	100%～800%	260
天然橡胶	100～280	54	20～100	700%	116
丁基橡胶	150～200	90	30～100	500%～700%	94
聚氨酯橡胶	300～500	45～130	55～100	400%～750%	80

1. 硅橡胶

硅橡胶是指主链由硅和氧原子交替构成,硅原子上通常连有两个有机基团的橡胶。其基本结构链节为—Si—O—Si—。表示通式为

$$\begin{array}{c} R \\ | \\ \text{—}\!\!\left[\,Si\text{—}O\,\right]\!\!_n \\ | \\ R' \end{array}$$

(1) 按取代基 R′的不同,硅橡胶主要分为如下几种:

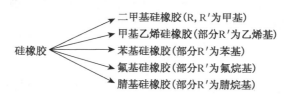

硅橡胶
- 二甲基硅橡胶(R,R′为甲基)
- 甲基乙烯硅橡胶(部分R′为乙烯基)
- 苯基硅橡胶(部分R′为苯基)
- 氟基硅橡胶(部分R′为氟烷基)
- 腈基硅橡胶(部分R′为腈烷基)

(2) 按硫化温度分类:可分为高温硫化硅橡胶和室温硫化硅橡胶(又称液体硅橡胶),每种硫化方式因所用硫化剂不同还可再分,如:

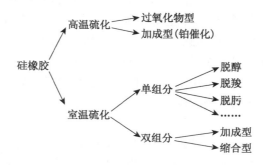

硅橡胶
- 高温硫化
  - 过氧化物型
  - 加成型(铂催化)
- 室温硫化
  - 单组分
    - 脱醇
    - 脱羧
    - 脱肟
    - ……
  - 双组分
    - 加成型
    - 缩合型

高温硫化硅橡胶生胶分子量为 40 万～70 万,室温硫化硅橡胶生胶分子量 1 万～8 万。
硅橡胶是橡胶中的佼佼者。它具有无味无毒,不怕高温和抵御严寒的特点,在 300 ℃和

－90 ℃时,仍不失原有的强度和弹性,其中耐热见表4-6。硅橡胶还有良好的电绝缘性、耐氧抗老化性、耐光抗老化性以及防霉性、化学稳定性等。硅橡胶具有优良的生物性能,无毒、生物惰性、耐生物老化,对人体组织反应极小,植入人体组织后不会引起异物反应,对周围组织不引发炎症。生物可接受性强,无致癌性,使用温度范围宽,可高温灭菌。由于具有了这些优异的性能,使得硅橡胶在现代医学中发挥了重要作用。由医院、科研单位和工厂共同协作,试制成功了多种硅橡胶医疗用品。

表 4-6　硅橡胶在不同温度下使用寿命

使 用 温 度/℃	使用寿命/年
121	10
150	5
204	2
260	3 个月

硅橡胶作为医用材料经过几十年的临床应用,已得到医学界的认同,应用越来越广泛,其制品涉及医学各部门,有上百个品种,形成了产品系列。下面将常用的医用硅橡胶制品进行简要介绍:

1) 导管

医用硅橡胶导管是硅橡胶制品中发展最快、用途最广的产品。按用途分为体外用和体内用两种。用于体外的主要是各类泵管,如人 I、O 肺机泵管,与各种器械的连接管,制药厂的输液管等。用于体内的是各类插管、导管、引流管等,如输血管、静脉插管、腹膜透析管、中耳炎通气管、鼻插管等。目前,用于人体的医用导管的发展趋势是微型化、薄壁、多腔、一管多功能等。对于留置体内的导管来说,无论是短期还是长期使用,硅橡胶材质的导管的优势都是无可替代的。

2) 颅脑外科制品

硅橡胶制品用于颅脑外科的主要有:人工颅骨、硅钛复合修补材料、脑积水分流装置、脑室引流管、人工脑膜等。硅橡胶人工颅骨的研究近年来颇有起色。山东省医疗器械研究所已经研究并生产出增强型硅橡胶人工颅骨,市场销售较好。最近有一种新型的人工颅骨面世,它是将硅橡胶材料包覆在金属钛网的表面,达到两种材料优势互补,具有强度适中、易塑形、不老化、不导电、热导率低、与人体生物相容性好等优点,弥补了应用单一材料的缺点。术后患者在高温环境中无头部灼热感。而且由于产品本身较薄,使用时不要求与颅骨缺损部位相嵌,只需覆盖颅骨缺损表面即会获得良好外观,从而可大大缩短手术时间。采用硅橡胶和尼龙织物制成的人工脑膜,可用于修补外伤性硬脑膜缺损,修补因切除肿瘤在硬脑膜上的蒂基或浸润区造成的硬脑膜或硬脊膜缺损。

3) 耳鼻喉科制品

包括:人工鼻梁、人工下巴、下颌骨、人工耳、人工喉、中耳炎通气管、泪道探通装置、泪道栓、鼻孔支架、止鼾器、鼻腔止血气囊、人工呼吸机波形管、喉罩、气管切开套管等。其中一些制品已广泛地应用于医疗与美容治疗,如用高抗撕硅橡胶制成的人工喉代替除去的软骨,可使患者较快地恢复说话、饮食及呼吸等功能。

4）心外科制品

用于心外科的硅橡胶制品有体外循环机泵管、胸腔引流管、人工肺硅胶膜、胸腔隔离膜、人工心脏球型二尖瓣等。

5）消化系统制品

主要有胃管、十二指肠管、双腔肠套管、营养管、胃减压管、胃造瘘管、洗胃管、灌肠器等。这类制品大多为一次性使用产品，由于硅橡胶制品的柔软性和弹性均较合适，而且成本在逐渐降低，现在已大量取代 PVC 的制品。

6）腹外科制品

主要有腹膜透析管、腹腔引流管、T 型管、Y 型管、TY 型管、毛细引流管、多孔引流管、腹腔引流装置、负压引流器、负压引流球、防粘连膜等。肠外瘘治疗用硅橡胶堵漏片，能耐肠液腐蚀，且对人体无刺激，可有效阻止肠液外溢，保持肠道通畅，恢复肠道营养。

7）泌尿和生殖系统制品

这类产品种类繁多，包括：单腔导尿管、双腔球囊导尿管、三腔球囊导尿管、弯头双腔导尿管、梅花型导尿管、膀胱造瘘管、肾盂造瘘管、镀银造瘘管、阴茎假体、人工睾丸、前列腺治疗导管、胎儿吸引器、子宫通水造影导管、子宫热球治疗仪、硅橡胶节育器、皮下埋植避孕装置等。其中硅橡胶盾形宫内节育器，避孕效果好，副作用小，继续存放效率高；硅橡胶充填药物的长期皮下埋植避孕药棒，植入妇女手臂皮下，通过药物缓释，可获得长达 5 年的避孕效果。使用硅橡胶材料制成的胎儿吸引器吸头柔软且富有弹性，在难产情况下使用它代替其他助产器，可避免引起新生儿颅内血肿与损伤。

8）其他

在其他医疗领域，硅橡胶制品也有广泛的应用，如：皮肤扩张器、人工乳房、祛疤帖、足垫、吸乳器垫、婴儿奶嘴、镇痛泵球囊、人工关节、人工皮肤等。据估计，我国每年约有 5 000 人安装人工乳房。硅橡胶人工乳房由硅橡胶包膜充填硅凝胶而成，其外形、手感均是其他材料所不能及的。硅橡胶婴儿奶嘴表面光滑，极易清洗，能高温消毒而不受损。人工指关节从 20 世纪 60 年代起，就推向市场。在多数情况下，柔软的硅橡胶人工关节植入物性能比较稳定，术后关节恢复正常的时间长达 5 年多。涂敷硅橡胶的超细纤维布制成的人工皮肤，可用于大面积烧伤病人的救治，它对烧伤创面有较好的粘附力，保护创面，防止细菌入侵，减少创面渗出液。

2. 天然橡胶

天然橡胶是一种以聚异戊二烯为主要成分的天然高分子化合物，分子式是$(C_5H_8)_n$，其成分中 91%～94% 是橡胶（聚异戊二烯），其余为蛋白质、脂肪酸、灰分、糖类等非橡胶物质。天然橡胶是应用最广的通用橡胶。由于其含有一种高致敏性植物蛋白，所用配合剂 N-亚硝胺等对人体的刺激反应较大，只有经过纯化改性后，才能用于人体。天然橡胶的纯化主要使用脱酸蛋白净化法。纯化后的天然橡胶需选择适宜的硫化体系，如用有机过氧化物硫化或进行辐射硫化以制成需要的橡胶制品。天然橡胶弹性优良，广泛用于各种管类、带类、塞类、手套、安全套类医用制品；但耐生物老化性较差，一般多用于体外医用橡胶制品。目前国内天然橡胶胶乳产能过剩，由于国外对天然胶乳医用制品严格控制，因此国内天然橡胶制品一定要加快低蛋白质含量的开发与生产，同时加强国内外市场的开发。

3. 丁基橡胶

丁基橡胶(IIR),丁基橡胶是合成橡胶的一种,由异丁烯和少量异戊二烯合成。具有良好的化学稳定性和热稳定性,最突出的是气密性和水密性。它对空气的透过率仅为天然橡胶的 1/7,丁苯橡胶的 1/5,而对蒸汽的透过率则为天然橡胶的 1/200,丁苯橡胶的 1/140。

IIR 在医学领域应用主要是药物包装瓶塞,原国家食品药物监督局要求 2004 年底一律停止使用普通天然橡胶瓶塞,全部改用 IIR 瓶塞,给 IIR 在医疗领域应用带来巨大市场需求。IIR 瓶塞生产工艺主要有模压工艺和注射工艺,目前国内主要采用模压工艺。IIR 及其瓶塞今后主要发展方向:加快生产设备开发与制备,提高产品质量,注重批次稳定性,对可见和不可见微粒更为严格控制。在橡胶加工过程中助剂选择清洁绿色产品,避免有污染的加工助剂影响产品用于医学领域。加快涂膜或覆膜瓶塞、免灭菌瓶塞、满足与新型抗菌素不反应的瓶塞等新品开发。

4. 聚氨酯橡胶

聚氨酯橡胶(polyurethane rubber)为聚合物主链上含有较多的氨基甲酸酯基团的系列弹性体材料,实为聚氨基甲酸酯橡胶,简称为聚氨酯橡胶或氨酯橡胶(urethane rubber)或聚氨酯弹性体(polyurethane elastomer)。聚氨酯橡胶用于制造医疗用品已有 50 多年的历史,由于其突出的物理机械性能、良好的生物相容性和血液相容性以及方便的加工工艺,在医学上有着广泛的应用,尤其近 30 年来开发出的热塑性聚氨酯弹性体(TPU)更是受到普遍的关注,其应用范围不断扩大,得到医学界的肯定。目前全世界每年有 1.6 万吨的 PU 用于制作医疗器具。

1) PU 弹性体化学组成

PU 弹性体是由二异氰酸酯(如 TDI)与含活泼氢的化合物(如含端羟基的聚酯、聚醚)的反应得到的,其基本反应式如下:

$$n\text{OCN-Ar-NCO} + \text{HO-R-OH} \longrightarrow \left[\text{CONH-Ar-NHCO}\sim\sim\sim\text{R-O}\right]_n$$

2) PU 弹性体分类

(1) 根据端羟基聚醚的结构不同,PU 弹性体分为聚酯型和聚醚型。

其中,聚酯型是以二元酸与二元醇反应生成的端羟基聚酯作为原料;聚醚型是以端羟基的聚醚多元醇为原料。聚醚型 PU 比聚酯型 PU 耐水解性好一些。

(2) 根据加工工艺不同,PU 弹性体可分为混炼型(M-PU)、浇铸型 PU 和热塑性(T-PU)。

混炼型 PU:将固体 PU 材料用传统橡胶加工机械和加工程序,进行塑炼、混炼、模制硫化成型,该工艺能耗大、劳动强度高、产量低、发展较缓慢。浇铸型 PU 将多元醇和异氰酸酯扩链剂等配合剂经二步或一步结合成的线型液态聚合物浇铸到模具中,加热、熟化使其转化成具有一定网状结构的橡胶状固体,该工艺具有清洁、高效、产品性能好等特点。热塑性 PUR(T-PU)是使用聚醇和异氰酸酯反应生成线型聚合物,经加工为颗粒状固体,具有热塑性质,采用热塑性塑料的加工设备和工作程序直接生产出橡胶制品。采用通用塑料加工设备生产,效率高、成本低、边角废料可回收再利用,该类 PU 弹性体发展较快。

3）PU 弹性体性能

（1）机械性能：

拉伸强度（MPa） 28～42；

伸长率 400%～600%，最大为 1 000；

撕裂强度（kN/m） 最高可达 62；

硬度（shA） 最低 10，一般为 45～95。

（2）生物性能：PU 弹性体具有良好生物相容性和血液相容性。

4）聚氨酯橡胶在医学上应用

聚氨酯橡胶医用制品种类繁多，现举例如下。

（1）植入制品：主要有人工心脏、人工心脏瓣膜、人造血管、血管修补片、主动脉内反博气囊、输血泵、人工硬脑膜、人造颅骨、骨粘合剂、计划生育输精管栓塞、介入栓塞材料等。

（2）导管类制品：J 型导管（猪尾巴管）、血液透析插管（分短期、长期两种）、中心静脉留置导管、肝胆引流导管、胃镜软管、肠造瘘管、胃肠营养管、膀胱测压管、化疗泵管、介入造影导管、微导管、热稀释气囊漂浮导管、导管鞘等。

（3）膜类制品：医用手术膜、透明敷料膜、人造皮肤、医用防护服、避孕套、医用手套、冷敷冰袋、血浆袋、血栓捕捉器等。

（4）其他制品：导丝表面涂层、医用绷带、假肢材料、组织工程材料、药物缓释材料、隐形眼镜材料。随着材料和科学发展、加工工艺的提高以及新产品的开发，PU 弹性体在医疗器具制造上必定有其用武之地。PU 医用制品附加值较高，具有很好的开发前景。

5. 聚醚氨酯

聚醚氨酯是一类线型多嵌段共聚物，宏观上表现为热塑性弹性体（介于塑料和橡胶之间），具有优良的生物相容性和力学性能，因而引起人们广泛的重视。作为医用高分子材料的嵌段聚醚氨酯（Segmented Polyether urethane，SPEU）的一般结构式如下：

$$\left[\!\!\begin{array}{c}O\\\|\\C\end{array}\!\!-NH-R\right]\!\!-\!\!\left[NH-\begin{array}{c}O\\\|\\C\end{array}\!\!-O\!\!\left(R'-O\right)_x\begin{array}{c}O\\\|\\C\end{array}\!\!-NH-R\right]_y\!\!NH-\begin{array}{c}O\\\|\\C\end{array}\!\!-NH-R''-NH\right]_n$$

$$\left[\!\!\begin{array}{c}O\\\|\\C\end{array}\!\!-NH-R\right]\!\!-\!\!\left[NH-\begin{array}{c}O\\\|\\C\end{array}\!\!-O\!\!\left(R'-O\right)_x\begin{array}{c}O\\\|\\C\end{array}\!\!-NH-R\right]_y\!\!NH-\begin{array}{c}O\\\|\\C\end{array}\!\!-O-R''-O\right]_n$$

美国爱惜康（Ethicon）公司推荐的四种医用聚醚氨酯：Biomer，Pellethane，Tecoflex 和 Cardiothane 基本上都属于这一类聚合物。这类聚合物的共同特点是分子结构都是由软链段和硬链段两部分组成的，分子间有较强的氢键和范得华力。聚醚软链段聚集形成连续相，而由聚氨酯和聚脲组成的硬链段聚集而成的分散相微区则分散在连续相中，因此具有足够的强度和理想的弹性。同时分子链中的聚醚链段和聚氨酯、聚脲链段分别提供了材料的亲水、疏水平衡。研究表明，嵌段聚醚氨酯与血小板、细胞的相互作用，与聚醚软链段的分子量、微相分离的程度、微区的大小、表面化学组成、表面结构等因素密切相关。从图 4-3 可看出，聚醚氨酯的血液相容性与聚醚链段的亲水性有很大关系，由亲水性较好的聚乙二醇链段制备的聚醚氨酯，抗血栓性较好。

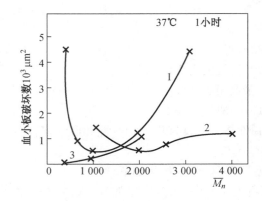

1—聚丙二醇软链段；2—聚四亚甲基醚软链段；3—聚乙二醇软链段

图4-3　分子量、聚醚亲水性与聚醚氨酯抗血栓性的关系

4.3.3　聚酯类医用高分子

1. 聚甲基丙烯酸甲酯（PMMA）

聚甲基丙烯酸甲脂［Polymethyl methacrylate，简称 PMMA，也称亚克力（Acrylic）］。PMMA 的密度在 $1\,150\sim1\,190$ kg/m^3 之间，是玻璃密度（$2\,400\sim2\,800$ kg/m^3）的一半。同样大小的材料，其重量只有普通玻璃的一半，金属铝（属于轻金属）的 43%。PMMA 是目前最优良的高分子透明材料，可见光透过率达到 92%，比玻璃的透光度高，折射率约 1.49，色散系数 57.2，加速老化后 240 h 后光透率仍能达到 92%，在室外使用 10 年后只降到 88%，能透过波长 270 nm 以上的紫外光。PMMA 能透过 X 射线和 Y 射线，其薄片能透过 α 射线和 β 射线，但是能吸收中子线。PMMA 具有良好的介电和电绝缘性能。PMMA 的抗拉强度可达到 $50\sim77$ MPa 水平，比普通玻璃高了 $7\sim18$ 倍。PMMA 的耐冲击性比聚苯乙烯好，是玻璃产品的 200 倍。PMMA 目前于广泛被用于制造照相机，摄录一体机，投影机，光盘读出头以及军用火控和制导系统中的非球面透镜和反射镜，还来制造菲涅尔透镜，微透镜数组，光纤，光盘基板等零件。

PMMA 在医疗卫生领域有广泛的应用，可以作为人工晶状体材料，隐形眼镜。PMMA 的复合材料更具有优异的性能，可以用于骨水泥，人工关节置换手术和人体颅骨的修复。

2. 聚碳酸酯（PC）

聚碳酸酯（PC）最早由德国科学家 Alfed Einhorn 在 1898 年首次合成，聚碳酸酯是一种透明材料，有很好的力学性能、阻燃性能和耐高温性。作为五大工程塑料之一，聚碳酸酯被应用于建筑业板材、汽车零部件、医疗器械、航空航天、电子电器、光学透镜、光谱基础材料、LED 照明等许多领域。

目前，聚碳酸酯的生成方法主要有两种方法：一是光气法；二是熔融法。虽然大多数生产商都采用光气法，但是因为光气剧毒，加之大众对环保问题日益重视，新建的 PC 生产基体基本都采用较为环保的熔融法。可是鱼和熊掌不可兼得，熔融法生产出的聚碳酸酯在某些性能上比光气法还是要差一些。不过除了一些高端的应用要求，熔融法制备的聚碳酸酯已基本可以满足大部分需求。

现在聚碳酸酯的主要生产商有拜尔（Bayer）和 GE，此外还有美国的陶氏化学、日本的三菱、帝人，以及一些韩国公司。中国也早在 1958 年，沈阳化工研究院就开发除了聚碳酸酯的合成工艺，但是由于早年生产工艺和设备落后，直到 2014 年我国也仅仅只有几个年产不到万吨的聚碳酸酯小厂。

聚碳酸酯有良好的光学性能，其透光率在 90％ 左右，接近于玻璃又比玻璃轻，不易碎，易于加工，虽然其光学性能不如有机玻璃（PMMA），但是聚碳酸脂的力学性能与耐热性能大大优于 PMMA。聚碳酸酯是刚性与韧性的有机结合体，例如，4 公斤的圆球从 0.1 米的高处落于 1.2 cm 厚的碳酸脂板上，聚碳酸酯板可以完好无损。聚碳酸酯还具有良好防火性能、耐高温性能。

聚碳酸酯具有良好的透光性、抗冲击性、耐紫外线辐射、制品的尺寸稳定性以及良好的成型加工性能，在建筑材料，汽车零部件、医疗器械以及航空航天领域具有广泛的用途。作为医用材料，聚碳酸酯的耐热性可以让其制品经受蒸汽、清洗剂加热和大剂量的辐射消毒，且不会发生变黄及物理性能下降。因而被广泛的应用于人工肾血液透析设备，以及其他需要在透明、直观条件下操作，并需反复消毒的医疗设备中，如生产高压注射器、手术面罩、呼吸面罩、一次性牙科用具、血液充氧器、血液收集存储器、血液分离器等。

4.3.4 小结

非降解的高分子按照使用的广泛程度来说，最主要的有低密度聚乙烯（LDPE）、聚氯乙烯（PVC）、聚苯乙烯（PS）、高密度聚乙烯（HDPE）、聚丙烯、热固性树脂、聚氨酯、丙烯酸酯、尼龙、环氧树脂及其他种类的高分子，所占市场份额如图 4-4 所示。其中使用最为广泛的是塑料类高分子聚合物，如低密度聚乙烯、高密度聚乙烯及聚丙烯这三种占有接近一半的市场份额。

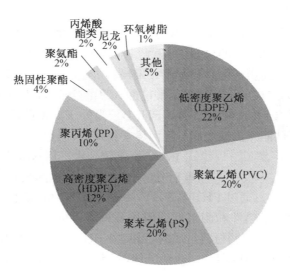

图 4-4 非降解高分子在医疗器械领域应用百分比

这些非降解的聚合物在医疗领域用途如表 4-7 所示，首先在医用器具方面，如注射器、输血输液器具，医用插管等一次性医用耗材，非降解性高分子是其重要原料来源；其次，在人工器官和人体组织的替代领域具有广泛用途。

表 4-7　常见的医用塑料用途

用　途	功　能	主要使用的高分子材料
人工肾(血液净化器)	肾功能衰竭患者肾功能替代品	聚碳酸酯、聚砜、聚丙烯腈、醋酸纤维素、聚乙烯中空纤维、合成氨纤维素、聚氧乙烯、吸附树脂、聚乙烯醇
人工肺(氧合器)	替代肺进行血液气体交换	聚碳酸酯、聚氯乙烯、硅橡胶、聚丙烯中空纤维、聚砜中空纤维、聚氧酯等
人工关节	置换病变及损伤的关节	甲基丙烯酸甲酯与苯乙烯共聚物,多孔聚四氟乙烯,聚乙烯,高分子量高密度聚乙烯
注射器	向人体输送液体药物	聚丙烯、聚乙烯、聚苯乙烯、聚氯乙烯
输液(血)器	向人体输液,输血	聚氯乙烯、聚丙烯、聚乙烯、ABS树脂、尼龙等
各种医用插管	治疗过程中的引流,检查,输液	聚氨酯、聚氧乙烯、聚乙烯、聚四氟乙烯
手术覆盖膜	替代手术圆孔,防止汗液感染	聚乙烯膜、聚甲基丙烯酸压敏胶
各种医用导管大小便器	诊断、介入治疗、排污、化验	聚氨酯、聚四氟乙烯、聚乙烯、尼龙、聚氯乙烯、聚丙烯、ABS、有机玻璃
齿科材料	齿修复、替代	尼龙、聚甲基丙烯酸乙酯、环氧树脂、聚苯乙烯

4.4　生物可降解医用高分子材料

4.4.1　聚酯类生物可降解材料

1. 聚 3-羟基烷酸酯(PHA)

聚羟基脂肪酸酯是由微生物通过各种碳源发酵而合成的不同结构的脂肪族共聚聚酯。其中最常见的有聚 3-羟基丁酸酯(PHB)、聚羟基戊酸酯(PHV)及 PHB 和 PHV 的共聚物(PHBV)。PHA 的生产经历了第一代 PHA-聚羟基丁酸酯(PHB),第二代 PHA-羟基丁酸酸共聚酯(PHBV)和第三代 PHA-羟基丁酸已酸共聚酯(PGBHH$_x$)的生产,而第四代 PHA 羟基丁酸羟基辛酸(癸酸)共聚酸[PH-BO(PHBD)]尚处于开发阶段。PHB 是又称细胞聚酯。PHB 的许多物理性能和机械性能与聚丙烯塑料接近,但它具有生物降解性和生物相容性,在生物体内可完全降解成 β-羟基丁酸、二氧化碳和水。用这种生物塑料制成的材料可用于药物释放系统、植入体及一些痊愈后在人体中无害分解的器件,但相对聚丙烯来说,PHB 比较硬,且更脆一些。通过 PHB 与 PHV 共聚(PHBV)可以改善 PHB 结晶度高、较脆的弱点,提高其机械性、耐热性和耐水性。PHB/PHV 共聚物已经有产品出售,商品名为 Biopol。Biopol 是由一系列不同材料组成的,当其中 PHV 的含量最高不超过 30%,PHB/PHV 为 89/11 时共聚物的强度和韧性达到最佳,此类产品可用于食品包装、化妆品、医药、卫生及农业等行业。

PHA 材料在医疗卫生领域有广泛的应用,其中作为缝线、修复装置、维修补丁、绷带、心血管补丁、骨科针、防粘连膜、支架、引导组织修复/再生设备、关节软骨修复支架、神经导管、肌腱修复装置、脊髓支架、人造食道及伤口敷料等方面的应用已被广泛的研究。美国波士顿的 Tepha 公司专门研究心包补片、动脉增强、心脏支架、血管移植物、心脏植入物和补片、缝合线、辅料剂、隔离粉和药物等。PHB 被成功用于促进骨骼再生及神经损伤的修复。

2. 聚 ε-己内酯(PCL)

聚 ε-己内酯(PCL)是由 ε-己内酯经开环聚合得到的低熔点聚合物,其熔点仅 62 ℃。PCL 的降解性研究从 1976 年就已开始,在厌氧和需氧的环境中,PCL 都可以被微生物完全分解。与 PLA 相比,PCL 具有更好的疏水性,但降解速度较慢;同时其合成工艺简单、成本较低。PCL 的加工性能优良,可用普通的塑料加工设备制成薄膜及其他制品。同时,PCL 和多种聚合物具有很好的相容性,如 PE、PP、PVA、ABS、橡胶、纤维素及淀粉等,通过共混,以及共聚可得到性能优良的材料。尤其是其与淀粉的共混或共聚,既可保持其生物降解性,又可降低成本,因而深受注目。PCL 与淀粉共混可得到耐水性好的降解塑料,其价格与纸张相近;利用原位聚合方法,可将 ε-己内酯与淀粉接枝,得到性能优良的热塑性聚合物。

3. 聚乙交酯(PGA)

PGA 是最早用于临床医学的合成可降解高分子材料,其具有很高的结晶度(45%~55%),高结晶度使它具有很大的拉伸弹性模量。PGA 难溶于有机溶剂,玻璃化转变温度(T_g)在 35 ℃~40 ℃ 之间,熔点(T_m)高于 200 ℃,可以通过挤出、注塑和模压等方式加工成型。由于具有良好的成纤性,PGA 最早被开发成可吸收的缝合线。1969 年,美国 FDA 批准上市的第一款合成可降解缝合线 DEXON 就是由 PGA 制成。因为 PGA 有合适的降解性、优良的初始力学性能和生物活性,PGA 无纺布作为组织再生支架材料被广泛研究,目前一种包含 PGA 无纺布的支架材料正用于临床试验。另外 PGA 硬脑膜替代品也在研究中,因为它具有帮助组织再生和无缝合线下闭合皮肤的能力。PGA 的高洁净度使它具有优良的力学性能,在临床上使用的可降解高分子材料中,自增强 PGA 是最硬的,它的模量接近 12.5 GPa。因为良好的初始力学性能,PGA 也被开发成内固定系统(Biofix)。PGA 通过连段中酯键的随机断裂(水解作用)实现降解。在水解作用下,PGA 在 1~2 月内发生力学性能下降现象,6—12 月发生质量损失现象。在体内,PGA 降解成甘氨酸,甘氨酸可以通过尿液直接排出体外或代谢成水和二氧化碳。高降解速率、降解产物呈酸性和难溶性限制 PGA 在生物医学中的应用,不过这些缺点可以通过与其他单体共聚形成共聚物来克服。

4.4.2 聚酸类生物可降解材料

1. 聚乳酸(PLA)

聚乳酸(PLA)是以微生物发酵产物-乳酸为单体化学合成的聚酯。聚乳酸生产是以乳酸为原料。传统的乳酸发酵大多用淀粉质原料。目前美、法、日等国家已开发利用玉米、甘蔗、甜菜、土豆等农副产品为原料发酵生产乳酸,进而生产聚乳酸。玉米是生物降解塑料聚乳酸的首选原料。制造生物降解塑料聚乳酸的工艺过程如下:首先把玉米磨成粉,分离出淀粉,再从淀粉中提取出原始的葡萄糖,最后用类似啤酒的发酵工艺将葡萄糖转化成乳酸,再把提取出来的乳酸制成最终的聚合物——聚乳酸。

聚乳酸外观是有光泽性和透明度的白色或淡黄色柱状颗粒,其分子量在 10 万到 30 万之间,玻璃化转变温度为 55 ℃~70 ℃ 之间,熔点为 130 ℃~215 ℃,密度为 1.20~1.30 g/cm³。

由于 PLA 良好的降解性和生物相容性,具有广阔的应用前景。例如美国阿尔贡国立实验室及 Cargill 公司已将 PLA 用于制造一次性食品包装袋、农用膜等。更重要的是其在生物医学工程领域的应用,如用于药物控制释放体系、手术缝合线、接骨材料等的研究日益受到广泛关注。

1) 药物控制释放体系

近年来在医用高分子领域内,高分子药物控制释放体系的研究和开发方兴未艾。所谓药物控制释放体系就是将药理活性分子与天然或合成高分子载体结合或复合,投施后在不降低原来药效及抑制副作用的情况下,以适当的浓度和持续时间,导向集积到患病的器官、细胞部位以充分发挥原来药物疗效的体系。1970 年的 Yolles 等率先将 PLA 用作药物长效缓释制剂载体。1979 年 Beck 等推出孕酮/PLGA 缓释胶囊。近 30 年来,聚乳酸及其共聚物被用作一些半衰期短、稳定性差、易降解及毒副作用大的药物控释制剂的可溶蚀基材,从而减轻了药物对患者全身特别是对肝、肾的毒副作用。目前聚乳酸及其共聚物类缓释制剂已正式上市的产品有:促黄体激素释放激素 LHRH 类药物戈舍瑞林皮下植入剂(商品名 Zoladex),亮丙瑞林肌肉注射混悬剂(商品名 Enantone 和 Lupron)、皮下注射混悬剂(TAP21442SR),促甲状腺激素释放激素 TRH 类药物曲普瑞林(商品名 Decapetyl),抗生素苯唑西林(商品名 ProstapSR)等。

2) 接骨用材料

在医治骨折伤员时传统方法一般用金属合金材料作为内固定物,该法具有许多不利之处:如由于骨头刚性与金属刚性的不匹配,产生的应力遮挡会导致内固定物下方的骨皮质吸收弱化,而使骨折愈合延迟;金属内固定物在体内发生电解腐蚀析出金属离子而导致局部组织发炎等;愈合后还需要二次手术取出固定物。采用可生物降解的高分子材料作骨内固定物,刚性与骨头相近,组织相容性好,且无需二次手术摘除。早在 1977 年 Kulkarni 在美国军方的资助下将初始强度达(42~53)MPa 的 PLA 片用于猴踝骨试验,Getter 等将 PLA 制成骨板和骨钉应用于狗骨折固定。但由于 PLLA 玻璃化温度($T_g=58$ ℃)高于人体温度,材料植入后容易发脆,机械强度仍有不足,采用增强后的 PLLA 可以克服这些缺点。Bostman 等,用自增强的 PLLA 螺钉或其与自增强的 PGA 螺钉联合治疗 51 例病人,49 例功能评价为优,其中 34 例仅用自增强的 PLLA 螺钉固定,无一例失败。但目前 PLA 还只被用于作非承重骨的内固定物。

3) 手术缝合线

聚乳酸及其共聚物作外科手术缝合线,由于其生物降解性,在伤口愈合后降解为可被活体细胞代谢的小分子,无需拆线。1975 年,美国 Ethicon 公司开发了商品名为 Vicoly 的 PLGA(LA/GA:90/10)手术缝合线投放市场。但如何使聚合物的降解速率与伤口愈合时间更好地相匹配,如何在缝合线中掺入非甾体抗炎药来抑制局部炎症及异物排斥反应等方面的研究工作还有待深入。聚乳酸作为生物降解材料有着广阔的开发应用前景,它已被美国 FDA 批准作为生物降解性生物医用材料,在医药及医疗用品方面的开发应用受到了国内外的高度重视。为使其在生物医学领域得到更好、更广泛的应用,还需要在如何进一步提高其分子量以提高其机械性能;如何对其进行功能性基团修饰以进一步引入诸如抗体、药物等生理活性物质;如何更好控制其降解速度等方面作深入研究。

2. 聚酸酐

聚酸酐(polyanhydride)是单体通过酸酐相连的聚合物,聚酸酐通过二元酸和乙酸酐通过缩聚反应制成。聚酸酐根据体二元酸单的不同可以分为脂肪族聚酸酐、芳香族聚酸酐、聚酯酸酐、交联的酸酐等等。聚酸酐成功的用来开发可降解的植入医用材料,1983 年,Langer 等提出用聚酸酐作药物控释材料,并对其性能和应用进行了深入研究。聚酸酐合成主要是熔融缩聚,用二羧酸与乙酸酐在一定温度下回流制备二酸酐预聚物,将其纯化后在真空下加热缩合,可制成分子量 10 万～20 万的聚酸酐。聚酸酐均聚物几乎全是高结晶度的。芳香族聚酸酐是高熔点和难溶解聚合物;而脂肪族聚酸酐的熔点较低,能溶解于大多数有机溶剂。

聚酸酐的生物相容性好,主要应用是药物控释载体。由于水分子不渗透,聚酸酐能很好地保护包埋的生物物质不受体内环境的破坏,因此特别适于释放不易扩散的大分子生物活性药物,如蛋白、多肽和 DNA 药物。

聚酸酐可以用于 pH 响应性智能释放体系,也可以通过假如适当酸性或碱性助剂调节降解速度及药物释放速度。到目前为止,聚酸酐主要用于制作表面溶蚀型控释制剂。药物与聚酸酐机制结合的方式有熔融模压或囊化。许多药物和蛋白质,如胰岛素、生长因子、成血管抑制剂(肝素、可的松等)、酶(如磷酸碱性酶、β-半乳酸苷酶)已经与聚酸酐结合制成缓释制剂。

4.4.3 其他生物可降解材料

1. 聚磷腈

聚磷腈是一类主链结构由磷和氮原子交替组成的高分子量聚合物。通用分子结构为

$$* \left(P = N \right)_n^*$$

由结构式可知,聚磷腈的主链上没有碳原子,为 P 和 N 元素,其中 P 原子上有两个有机化合物的侧链,根据 R 基团的不同可以得到不容的聚合物,侧链的选择性较多。目前,聚磷腈常用于心血管装置、牙科材料和药物控释装置等。

聚磷腈的常用合成方法,是用六氯环三磷嗪开环聚合生成一个活泼的中间体聚二氯偶磷氮化合物。这个线性非交联的预聚物溶解于常规的有机溶剂中,可以与胺基、烷氧基、羟基的化合物进行大分子置换反应,生成稳定的高分子量聚磷腈。

到目前为止,聚磷腈最主要的应用是做药物释放载体,降解速度的快慢可直接控制药物释放速度。降解越快,药物释放速度越快。

2. 聚乙烯亚胺(PEI)

聚乙烯亚胺又称聚氮杂环丙烷。一种水溶性高分子聚合物。无色或淡黄色黏稠状液体,有吸湿性,溶于水、乙醇,不溶于苯。其分子量如下所示:

聚乙烯亚胺有微弱化学毒性。分子链上存在的胺基使其呈碱性和阳离子活性,故易于和亲电试剂反应及通过胺反应改性,对阴离子物质有较好的亲和性和吸附性。可以与

DNA、RNA 等物质相结合。聚乙烯亚胺在医药领域的应用常用于做基因载体。基因载体，即 gene delivery 或 gene vector，是作为基因导入细胞的工具。犹如火箭能把卫星射向九天一样，基因载体可以把目的基因送入靶细胞内，然后将目的基因释放出来，有的目的基因还可以整合到细胞核中，从而发挥目的基因的特定功能。基因载体主要分为病毒载体系统和非病毒载体系统。病毒载体是目前基因治疗的主要工具，但存在安全隐患和免疫原性，体内不能反复应用。非病毒载体是病毒载体的重要补充，其传染效率较低，但比病毒载体安全，体内可反复应用。目前人们正在努力改善非病毒载体的传染效率。非病毒载体通常采用多价阳离子聚合物或脂质体来包裹质粒 DNA 或反义寡核苷酸，利用其表面多余的阳离子电荷粘附于细胞表面进入细胞。作为非病毒载体的阳离子多聚物有多聚赖氨酸、鱼精蛋白、多聚精氨酸、聚乙烯亚胺（polyethylenimine，PEI）、聚丙烯亚胺树突状物（polypropyleniminedendrimers）、多胺树突状物（polyamidoamine den-drimer）、多聚组氨酸、组氨酸赖氨酸分枝状聚合肽、壳聚糖（chitosan）等。

4.5 天然高分子材料

天然高分子是指没有经过人工合成，天然存在于动植物和微生物体内的大分子有机化合物。天然高分子材料具有价格低廉、来源广泛，在自然界动植物中广泛存在。具有绿色、清洁、具有良好的生物降解性能和再生性。然而一般天然高分子的加工性能都很差，难易通过常用加工方法成型。天然高分子的力学性能、耐环境性能存在缺陷，应用范围狭窄。表4-8列出了天然来源高分子材料的综合性能。

表 4-8 天然高分子材料的综合性能

种 类	聚合物	来 源	生理机能
多糖	纤维素	植物	力学支持
	直链淀粉	植物	储能
	右旋糖苷	细菌	机体生长框架
	甲壳素	昆虫、甲壳类	构成一定形态
	黏多糖	结缔组织	力学支持
蛋白质	丝	节肢动物	蚕茧的保护作用
	角蛋白	头发	绝热
	胶原	结缔组织	力学支持
	明胶	无定形胶原	工业产品
	纤维蛋白质	血液	凝血
	弹性蛋白	颈部韧带	力学支持
	肌动蛋白	肌肉	收缩运动
	肌凝蛋白	肌肉	收缩运动
核苷酸	脱氧核糖核酸	细胞核	引导蛋白质的生物合成
	核糖核酸	细胞核	引导蛋白质的生物合成

4.5.1　天然多糖及其衍生物

多糖(polysaccharide)是由糖苷键结合的糖链,至少要超过 10 个的单糖组成的聚合糖高分子碳水化合物,可用通式$(C_6H_{10}O_5)_n$表示。由相同的单糖组成的多糖称为同多糖,如淀粉、纤维素和糖原;以不同的单糖组成的多糖称为杂多糖,如阿拉伯胶是由戊糖和半乳糖等组成。多糖不是一种纯粹的化学物质,而是聚合程度不同的物质的混合物。四种最广泛应用的天然多糖:甲壳素(Chitin)、肝素(Heparin)、透明质酸(Hyaluronicacid,HA)和硫酸软骨素(ChondroitinSulfate)。

表 4-9　人体中常见的多糖

名　称	主要存在部位
透明质酸	关节液、软骨、结缔组织基质、皮肤、脐带、玻璃体液
4-硫酸软骨素(硫酸软骨素 A)	骨、软骨、角膜、皮肤、血管
6-硫酸软骨素(硫酸软骨素 C)	软骨、肌腱、脐带、椎间盘
硫酸皮肤素(硫酸软骨素 B)	皮肤、韧带、动脉、心瓣膜
硫酸角质素	角膜、软骨、髓核
肝素	肺、皮肤、肝、肠等肥大细胞及嗜碱性白细胞内

1. 甲壳素
甲壳素的分子式如下所示:

甲壳素是一种白色无定型物质,无臭,无味,能溶 8%氯化锂的二甲基乙酰胺或浓酸;不溶于水,稀酸,碱,乙醇等有机溶剂。甲壳素可以抑制葡萄状球菌和绿脓菌等细菌的增殖,以及镰刀菌等霉菌的生殖。甲壳素纤维与棉花混纺针织布经某医学院免疫学教研室检测其对金葡萄、大肠杆菌、白色念珠菌的抑菌率均高 99%以上,抗菌除臭作用显著。

2. 肝素
肝素首先从肝脏发现而得名,它也存在于肺、血管壁、肠粘膜等组织中,是动物体内一种天然抗凝血物质。天然存在于肥大细胞,现在主要从牛肺或猪小肠粘膜提取。肝素是一种由葡萄糖胺、L-艾杜糖醛苷、N-乙酰葡萄糖胺和 D-葡萄糖醛酸交替组成的黏多糖硫酸脂,平均分子量为 15 KD,呈强酸性。肝素在体外都有抗凝血作用,临床上主要用于血栓栓塞性疾病、心肌梗死、心血管手术、心脏导管检查、体外循环、血液透析等。

3. 透明质酸
透明质酸有润滑关节,减缓关节炎疼痛的良药,调节血管壁的通透性,调节蛋白质,水电解质扩散及运转,促进创伤愈合等。特殊的保水作用,是目前发现的自然界中保湿性最好的物质,2%的纯透明质酸水溶液能牢固地保持98%水分。可减少自由基的形成,减缓组织老化。改善皮肤营养代谢,使皮肤柔嫩、光滑、去皱、增加弹性、防止衰老。可补充体内透明质酸(玻璃酸)的不足,预防老化,维持老龄化人群的健康。用于非甾体消炎药,关节炎治疗,眼科,心外科手术的辅助药品,在治疗烫伤、烧伤、冻伤、人造皮肤等方面,有着独到的作用。低分子量透明质酸能抗发炎、抑制病菌产生。可应用于小针美容,作为修补细纹、凹陷、疤痕之用,不会有发炎、排斥的现象产生。美容护肤保健品,眼保健品。可抑制癌细胞扩张。

4. 硫酸软骨素

硫酸软骨素是从动物组织中提取制备的酸性粘多糖类物质,为白色或类白色粉末,无臭,有吸湿性。硫酸软骨素水溶液具粘稠性,加热不凝结。本品在水中易溶,不溶于乙醇、丙酮和乙醚等有机溶剂中,其盐类对热较稳定,受热达80℃亦不被破坏。硫酸软骨素水溶液,遇较高温度或酸则不稳定,主要是脱乙酰基或降解成单糖或分子量较小的多糖。硫酸软骨素可以清除体内血液中的脂质和脂蛋白,清除心脏周围血管的胆固醇,防止动脉粥样硬化,并增加脂质和脂肪酸在细胞内的转换率,具有良好生物相容性,血液相容性,安全性,微生物降解性等性能。

硫酸软骨素是提取于动物软骨的黏多糖类物质,在心血管疾病、关节病的防治等方面具有重要的作用,是市场上较重要的生化产品。硫酸软骨素作为保健食品或保健药品长期应用于防止冠心病、心绞痛、心肌梗死、冠状动脉粥样硬化、心肌缺血等疾病,无明显的毒副作用,能显著降低冠心病患者的发病率和死亡率。

长期的临床应用发现,在动脉和静脉壁上沉积的脂肪等脂质可以被有效地去除或减少,能显著降低血浆胆固醇,从而防止动脉粥样硬化的形成。硫酸软骨素用于治疗神经痛、神经性偏头痛、关节痛、关节炎以及肩胛关节痛,腹腔手术后疼痛等。预防和治疗链霉素引起的听觉障碍以及各种噪音引起的听觉困难、耳鸣症等,效果显著。对慢性肾炎、慢性肝炎、角膜炎以及角膜溃疡等有辅助治疗作用。鲨鱼软骨中的软骨素有抗肿瘤的作用。此外,硫酸软骨素还应用于化妆品以及外伤伤口的愈合剂等。硫酸软骨素为一种酸性粘多糖,是眼组织中的重要成分之一,具有促进角膜水分代谢和改善,适用于视疲劳,干眼症。

4.5.2 天然蛋白

1. 蚕丝

蚕丝作为一种生物性原料,与人体的角质和胶原同为蛋白质,结构非常相似,具有良好的生物相容性。蚕丝是由内层的丝素蛋白(Silk fibroin, SF)和外层的丝胶蛋白组成。SF在蚕丝中的含量约为70%~80%,它具有两性荷电的特殊性能,没有毒性,具有良好生物相容性、降解性、材料加工性能。

蚕丝在医学上应用很广泛,可以作为人工皮肤。其制作方法是以蚕丝为原料,经过脱胶、溶解、透析提纯后,再将丝素溶液置于塑料模具中,经烘干制得丝素膜,然后再经辐照消毒得到用于烧伤创面覆盖的膜,该膜也称人工皮肤。丝素膜具有良好的透水、透气性,又对创面有强的黏合力而不会影响人工皮肤覆盖下自体皮肤的生长,不被细菌穿透,与创面的粘贴性良好,且丝素膜光滑柔软无刺激性,是作为人工皮肤极为理想的材料。

蚕丝蛋白也可以作为酶固定化和生物传感器,其原理是丝素蛋白与酶蛋白之间有良好的相容性,既可以很好的固定酶,又可以保持较高的酶活性,可以用作酶电极材料。

蚕丝中的丝素膜本身具有特殊多孔网状膜结构,使其具有优良的吸附及缓释功能,可以作为药物载体,在药物控制释放领域有广泛的用途。丝素可以用作医用缝合线、接触镜片、人造皮肤、人造角膜等医用原材料。

2. 胶原蛋白

胶原蛋白对维护细胞、组织、器官的正常功能和损伤修复有重要作用。胶原蛋白具有良好的生物学特性,其抗原性低、生物相容性好并可在体内降解,近年来对胶原蛋白的研究及应用发展较快。胶原蛋白除了可以从动物的结缔组织中提取外,也可以通过生物基因工程技术获得。

胶原蛋白可以用作皮肤修复材料、止血剂和代血浆胶原蛋白用作美容修复材料,能有效消除皱纹。胶原蛋白对于用于小型皮肤缺损的创伤修复有重要的意义,胶原蛋白的膜或凝胶用于创面,可促进上皮细胞的增生修复,从而加速创面的愈合。胶原蛋白还可用于制作人工真皮,作为基质网架,再植入成纤维细胞,是一种理想的皮肤替代品。此外胶原蛋白还可以用作药物缓释材料及组织工程材料。

4.5.3 核苷酸

脱氧核糖核酸(Deoxyribonucleic Acid,DNA)又称去氧核糖核酸,是一种双链结构分子的,由脱氧核糖核苷酸(成分为:脱氧核糖、磷酸及四种含氮碱基)组成。可组成遗传指令,引导生物发育与生命机能运作。DNA 是一种长链聚合物,组成单位为四种脱氧核苷酸,即:腺嘌呤脱氧核苷酸(dAMP)、胸腺嘧啶脱氧核苷酸(dTMP)、胞嘧啶脱氧核苷酸(dCMP)、鸟嘌呤脱氧核苷酸(dGMP)。而脱氧核糖(五碳糖)与磷酸分子借由酯键相连,组成其长链骨架,排列在外侧,四种碱基排列在内侧。

DNA 作为主要的遗传学物质,在生命活动中具有无可比拟的重要作用。由于 DNA 分子具有高度特异性的互补配对能力,DNA 还被作为结构分子来构建各种精确可控的纳米结构。近年来,各种 DNA 纳米结构已被越来越广泛地应用于生物物理、药物载运、疾病诊断和治疗等领域。

核糖核酸(Ribonucleic Acid,RNA),存在于生物细胞以及部分病毒、类病毒中的遗传信息载体。RNA 由核糖核苷酸经磷酸二酯键缩合而成长链状分子。一个核糖核苷酸分子由磷酸,核糖和碱基构成。RNA 的碱基主要有 4 种,即 A 腺嘌呤、G 鸟嘌呤、C 胞嘧啶、U 尿嘧啶,其中 U(尿嘧啶)取代了 DNA 中的 T(胸腺嘧啶)。核糖核酸在体内主要作用是引导蛋白质的合成。

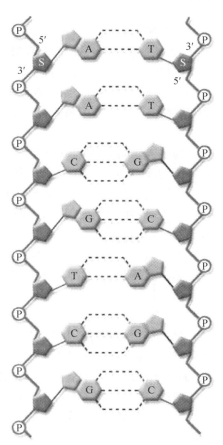

图 4-5　DNA 的多核苷酸长链

4.6 生物医用高分子材料的应用

生物医用材料在医学上用途大致可以分为三类,第一,生物材料在仿生学上应用,用于替换人体的病损组织、器官增进其功能,如人工器官,人工血管、人工肺、人工喉、人工心脏瓣膜;人工皮肤;骨组织支架等;第二,生物材料在药学上的应用,对于疾病的诊断、治疗作用,如使药物长效化、智能输送的药物载体、抗病毒聚合物、高分子抗癌剂等;第三,生物材料在医疗护理上的用途,如输血输液用具、注射器、医用导管、医用薄膜、医用粘合剂、创伤敷料以及各种手术、护理用品等。高分子材料是生物医用材料的重要组成部分,本节将围绕生物医用高分子材料在人工器官、组织工程等领域的主要应用进行阐述。

4.6.1 人工器官

生物医用高分子材料作为人工脏器、人工血管、人工骨骼、人工关节等的医用材料,正在越来越广泛地得到运用。人工脏器的应用正从大型向小型化发展,从体外使用向内植型发展,从单一功能向综合功能型发展。

目前用高分子材料制成的人工器官中,比较成功的有人工血管、人工食道、人工尿道、人工心脏瓣膜、人工关节、人工骨、整形材料等;已取得重大研究成果,但还需不断完善的有人工肾、人工心脏、人工肺、人工胰脏、人工眼球、人造血液等;另有一些功能较为复杂的器官,如人工肝脏、人工胃、人工子宫等,则正处于大力研究开发之中。从应用情况看,人工器官的功能开始从部分取代向完全取代发展,从短时间应用向长时期应用发展,从大型向小型化发展,从体外应用向体内植入发展、人工器官的种类从与生命密切相关的部位向人工感觉器官、人工肢体发展。

为了满足材料的医用功能性、生物相容性和血液相容性的严峻要求,医用高分子材料也由通用型逐步向专用型发展,并研究出许多有生物活性的高分子材料,例如将生物酶和生物细胞等固定在高分子材料分子中,以克服高分子材料与生物机体相容性差的缺点。开发混合型人工脏器的工作也正在取得可喜的成绩。表 4-10 列举了在制作人工脏器所涉及的高分子材料。

根据人工脏器和部件的作用及目前研究进展,可将它们分成五大类。

第一类:能永久性地植入人体,完全替代原来脏器或部位的功能,成为人体组织的一部分。属于这一类的有人工血管、人工心脏瓣膜、人工食道、人工气管、人工胆道、人工尿道、人工骨骼、人工关节等。

第二类:在体外使用的较为大型的人工脏器装置、主要作用是在手术过程中暂时替代原有器官的功能,例如人工肾脏、人工心脏、人工肺等。这类装置的发展方向是小型化和内植化,最终能植入体内完全替代原有脏器的功能。据报道,能够内植的人工心脏已获得相当年份的考验,在不远的将来可正式投入临床应用。

第三类:功能比较单一,只能部分替代人体脏器的功能,例如人工肝脏等。这类人工脏器的研究方向是多功能化,使其能完全替代人体原有的较为复杂的脏器功能。

第四类:正在进行探索的人工脏器。这是指那些功能特别复杂的脏器,如人工胃、人工子宫等。这类人工脏器的研究成功,将使现代医学水平有一重大飞跃。

第五类:整容性修复材料,如人工耳朵、人工鼻子、人工乳房、假肢等。这些部件一般不具备特殊的生理功能,但能修复人体的残缺部分,使患者重新获得端正的仪表。从社会学和心理学的角度来看,也是具有重大意义的。

要制成一个完整的人工脏器,必须有能源,传动装置、自动控制系统及辅助装置或多方面的配合。然而,不言而喻,其中高分子材料乃是目前制造人工脏器的关键材料。

表 4-10　高分子材料在人工器官上应用

制　品	功　能	主要使用的高分子材料
人工血管	置换病变血管或进行搭桥手术	聚酯纤维、真丝、聚四氟乙烯、聚氨酯
人工瓣膜	置换病变瓣膜	聚氨酯、聚四氟乙烯、低温同性碳、硅橡胶、聚酯纤维
人工心脏及心脏辅助装置	置换心脏或加强病变心脏的功能	聚氨酯、聚氯乙烯、硅橡胶、天然橡胶、Aveothane
心脏补片	心脏修复手术	聚四氟乙烯、聚酯纤维
人工血浆	替代血浆、血液增容	右旋糖酐、羟乙基淀粉、聚乙烯基吡咯烷酮、聚 N 一羟丙基丙烯酰胺
人工血红蛋白	代替红细胞输运氧气	全氟三丁胺、全氟三丙胺、环氧乙烷与环氧丙烷共聚物乳胶
人工玻璃体	填充眼球玻璃体腔	硅橡胶海绵、聚四氟乙烯海绵、骨胶原
人工晶状体	矫治白内障	甲基丙烯酸甲酯、甲基丙烯酸羟乙酯共聚物、聚丙烯、聚有机硅氧烷凝胶
人工角膜	提供光线传递到视网膜的途径	甲基丙烯酸酯类共聚物水凝胶、共聚涤纶、硅橡胶
人工泪管	矫治泪道慢性阻塞	硅橡胶、聚甲基丙烯酸酯、聚甲基丙烯酸羟乙酯及其与乙烯基吡咯烷酮的共聚物、硅橡胶、聚氨基酸、
隐形眼镜	矫正视力,治疗角膜疾患	聚甲基丙烯酸羟乙酯及其与乙烯基吡咯烷酮的共聚物、硅橡胶、聚氨基酸、甲壳素衍生物
耳鼓膜	康复听力	硅橡胶
人工中耳骨	替代病变中耳骨,康复听力	聚四氟乙烯与碳纤维复合物 Froplest、聚甲基丙烯酸乙酯与羟基磷灰石共聚物 Geravial、甲基丙烯酸甲酯与苯乙烯共聚物多孔骨水泥、聚乙烯
人工食道	食道癌根除术后重建食道	硅橡胶涤纶复合物、聚乙烯、聚四氟乙烯、天然橡胶
人工喉	喉头切除后发音功能恢复	硅橡胶涤纶复合物、聚四氟乙烯、聚氨酯、聚乙烯、尼龙、聚甲基丙烯酸甲酯、聚硅酮
人工肾	肾功能衰竭患者肾功能的替代	烯醇共聚物、聚碳酸酯、丙烯氰苯乙烯共聚物、聚氨酯、聚四氟乙烯、聚氯乙烯、硅橡胶、吸附树脂、炭化树脂、火胶棉
人工肝	急性肝功能衰竭治疗血液解毒净化	活性炭、炭化树脂、吸附树脂、聚丙烯胺、环氧氯丙烷交联琼脂糖、火胶棉、白蛋白、硅橡胶、聚四氟乙烯、聚丙烯
人工肺	替代肺进行血液气体交换	聚氯乙烯、硅橡胶、聚丙烯空心纤维、聚砜空心纤维,聚烷砜
人工气管	替代气管或部分支气管	聚乙烯,聚四氟乙烯,聚硅酮,聚酯纤维
人工胰	替代胰功能,释放胰岛素控制血糖水平	海藻酸、聚丙烯腈、聚氨基酸、聚氨酯
人工腹膜		聚硅酮,聚乙烯,聚酯纤维

（续表）

制品	功能	主要使用的高分子材料
人工胆道	替代摘除的胆道	聚氨酯硅橡胶
人工输尿管	替代摘除的输尿管	聚氨酯、硅橡涤纶织物胶、毡、聚甲基丙烯酸乙酯涂料,聚酯纤维
人工皮肤	修复、替代缺损的皮肤	硝基纤维素、聚硅酮-尼龙复合物、聚酯、甲壳素

4.6.2 组织工程

组织工程学是一门以细胞生物学和材料学相结合,进行体内或体外构建组织或器官的新兴学科,其基本原理为:从机体获取少量的活体组织,用特殊的酶或其他方法将细胞(种子细胞)从组织中分离出来并在体外进行培养扩增,然后将扩增的细胞与具有良好生物相容性,可降解和可吸收的生物材料按一定的比例混合,使细胞粘附在生物材料上形成细胞-材料复合物;将该复合物植入机体的组织或器官的病损部位,随着生物材料在体内逐渐被降解和吸收,植入的细胞在体内不断的增殖并分泌细胞外基质,最终形成相应的组织或器官,从而达到修复创伤和重建功能的目的。

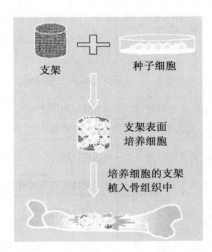

图4-6 组织工程示意图

组织工程的三大要素包括种子细胞、生物材料支架及体内微环境。与传统的生物替代材料修复组织方法不同,组织工程技术特别注重将种子细胞与生物材料复合,形成与自身组织有着同样结构和功能的生物组织以修复组织缺损。

组织工程一样需要三种基本生理因素:①种子细胞,这些细胞可以由前体细胞诱导而来;也可以在相似的微环境中生长产生。②促进细胞生长和分化的生物因子,这些生物因子可以由外源供给;也可以是转化细胞产生的纯化蛋白;也可以由骨基质或分泌细胞获得。③支架,这种支架是细胞赖以生长的材料,它可以吸附粘附分子、分化因子和生长因子等生物活性物质,可以逐渐被种子细胞产生的基质所替代。其中,细胞与支架材料的相互作用是组织工程研究的主要领域,细胞与材料的粘附是基础,细胞必须与材料发生适当的粘附才能进行迁移、分化和增殖。

1. 种子细胞

应用组织工程的方法再造组织和器官所用的各类细胞统称为种子细胞。种子细胞具有特定的分化表型或定向分化潜能,不引发移植免疫排斥反应,来源可靠。目前来源有自体细胞、异种细胞、同种异体细胞。

1）自体种子细胞

自体种子细胞是指取自患者本身正常组织的功能细胞,将这种细胞取材后,经体外原代培养、纯化传代后可获得有限的扩增。这种来源的细胞不会发生免疫排斥反应,细胞的相容性好,无伦理学障碍,是较理想的细胞来源。但是自体来源的细胞有限,取材部位也会有不同程度的损伤,在疾病状态或者是老年患者的体内获得的细胞往往状态不好或者增殖能力较差,形成新组织的能力低下,因此不易做移植。

2) 同种异体种子细胞

同种异体种子细胞可由胚胎新生儿或成年人的人体组织中获得,来源广泛,容易取材,可将该类细胞经过基因改造,建立无瘤倾向的标准细胞系,储存备用。其中早期胚胎因其免疫原性很低,细胞生命周期长,分裂能力强而受到重视。事实证明,胚胎来源的多种生物制品和细胞具有很好的治疗效果。与成人个体相比较,在构建组织工程产品中,胚胎来源的同种异体细胞优于成体细胞,但由于受到伦理学的限制,胚胎干细胞尚未得到广泛应用。另外,仍需要进一步降低其抗原性,如应用免疫隔离技术等。

3) 异种细胞

随着异种器官移植的进展,提出了异种细胞用于构建组织工程化组织的可能性。异种细胞即从动物身上的组织和器官中获取的细胞,是最近 10 年研究的热点之一。目前世界各国都主要以猪为研究对象,因为从体型大小基因表型等各方面,猪是最接近于人的大型哺乳动物。异种细胞来源广泛,成本较低,无伦理学限制,适应大规模生产的需要。但由于异种移植存在超急、急性和慢性排斥反应,需要对其进行改造。目前已经建立了转基因模型。如果能够基本克服异种细胞的免疫反应及人畜共患疾病,异种细胞有可能成为组织工程的种子细胞。

以骨组织工程为例,作为骨组织工程的种子细胞需满足以下要求:①具有成骨潜能,合成并分泌 I 型胶原、骨钙素、碱性磷酸酶等;②易于分离培养,对机体损伤小;③体外扩增快;④稳定性好,经连续传代培养后,仍然能保持较强的骨形成能力。利用骨组织工程方法修复骨缺损,局部骨组织形成过程中所需细胞常来源于内源性和外源性细胞。内源性细胞如骨床的成骨细胞、骨髓基质细胞(MSCs)及骨膜细胞;外源性细胞,即通过人工方法植入并最终可以形成骨组织的各种细胞。为满足这种需求,必须选用易于获得且表型稳定的种子细胞。该领域的研究是组织工程研究的重要内容。虽然近年来有人从骨原细胞(osteoprogenitor)及胚胎干细胞培养获得骨组织,但目前应用较多的有成骨能力的细胞主要有骨膜细胞(骨外膜、骨内膜)、骨髓基质细胞(MSCs)、成骨细胞等。

2. 生长因子

多种生长因子参与了骨形成时细胞的增殖、分化以及基质合成和矿化的调节以及基质的血管化等。学者们认识到可以通过应用生长因子,促进细胞的成骨效应和组织的血管化等等。目前应用较多、效果最为肯定的生长因子是 BMP 家族、TGF-0、bF GF 等。BMP-7 和 BMP-2 可以启动骨重建过程,BMP 种植在胶原基质内会使骨缺损迅速愈合。BMP-7 与牛骨骨矿(Bio-Oss)复合种植于背阔肌血管周围,可以形成血管化的组织工程骨用于转移修复。而且,生长因子不仅可以单独应用,相互之间也存在着密切的联系,复合应用可以扩大单一应用的效应。

3. 支架

组织工程支架材料是指能与组织活体细胞结合并能植入生物体的不同组织,并根据具体替代组织具备的功能的材料。为了使种子细胞增殖和分化,需要提供一个由生物材料所构成的细胞支架,支架材料相当于人工细胞外基质。组织工程支架材料包括:骨、软骨、血管、神经、皮肤和人工器官,如肝、脾、肾、膀胱等的组织支架材料。

常用的高分子组织工程支架材料有天然可降解高分子材料和合成可降解高分子材料。

1) 天然可降解高分子材料

天然生物可降解高分子材料是指由动植物组织中提取的高分子可降解材料。如胶原（collagen），其本身就是天然骨的组织成分。壳聚糖（chitosan），是甲壳素的衍生物。还有明胶（gelatin）、琼脂、葡聚糖、透明质酸。这类材料的特点是降解产物易被机体吸收，但强度和加工性能较差，降解速度无法调节。

2) 合成可降解高分子材料

常用的可降解合成高分子材料有聚乳酸（PLA），聚乙醇酸（PGA），聚己内酯（PCL），聚醚，聚碳酸酯等。这类材料的降解产物可在体内代谢排除，对机体无害，可塑性较好。其中PLA 和 PGA 在组织工程中应用最广泛。

4.6.3　药物载体

1. 概述

在药物化学的治疗中，常常存在药物的利用度不高，而且具有很高的毒副作用的现象。为了解决这些问题，越来越多的研究人员把目光投向研究和开发药物输送体系。随着纳米技术的飞速发展，药物输送体系已经成为当今药学和药剂学相关领域最有发展前景的研究方向之一。药物输送体系（drug delivery system，DDS）指的是输送活性药物到病灶部位并使药物可控释放以在人体或者动物体达到治疗效果所采用的一种给药过程或方式。药物输送体系本身并没有药效，但是它可以提高所输送的药物的疗效和安全性。药物输送体系所要达到的目的包括：使药物靶向到病灶部位、避免药物在输送过程中被破坏和降解、精确控制药物释放、减少给药次数、降低药物副作用和延长药物疗效等。

综合来说，理想的药物输送体系应满足如下要求：

（1）可实现对药物的控制释放，将血药浓度维持在有效范围内。

（2）将药物输送到病灶部位，实现靶向释放，减少药物副作用。

（3）在达到有效治疗的前提下，尽量减少药物的用量。

（4）给药方式方便，易于被患者接受。

（5）在通常的生理环境下具有一定的物理化学稳定性。

构建理想药物传输体系所包含的一个重要内容就是设计出合适的药物载体，性能优越的药物载体在构建理想药物传输体系中起着重要的作用。设计载体可以从以下三个方面加以考虑：

（1）载体尺寸。载药颗粒通过一定的给药方式，进入人体血液循环后，在体内分布首先取决于颗粒粒径的大小。小于 10 nm 的纳米颗粒缓慢积于骨髓，200~400 nm 易于被脾、肝等淋巴系统的网状内皮细胞捕获并迅速清除。小于 7 μm 时一般被肝、脾中巨噬细胞摄取，大于 7 μm 的微粒通常被肺最小毛细管床以机械滤过方式截留，被单核白细胞摄取进入肺组织或肺气泡。因此，要使载药纳米颗粒被动靶向于病患地位，需要控制载药颗粒在合适的纳米尺度范围。其次药物循环到病灶部位如癌症部位的时候，如何富集到肿瘤也和载药颗粒粒径大小有关。早在 1986 年，日本熊本大学前田浩教授发现这一现象并且提出 EPR 效应（Enhanced Permeation and Retention effect，EPR 效应）。EPR 效应，即是癌细胞会分泌比正常细胞多的血管渗透因子（vascular permeability factor），造成肿瘤组织附近血管比起正常的血管物质渗透性高，因此体积大的载药颗粒更能渗透、滞留癌组织。加上癌细胞破坏淋巴系统,滞留在肿瘤附近的载药颗粒,不易被淋巴细胞所吞噬,造成载药颗粒停留在肿瘤组织附近时间较长的现象。图4-7是载药颗粒的大小对药物输送效果的影响图,如图所示只有粒径在一定范围内的载药颗粒才可以通过肿瘤附近的血管,并滞留在肿瘤部位。

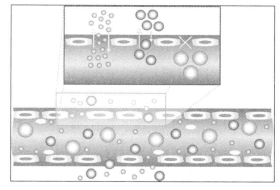

图4-7　药物载体的纳米结构对药物输送的影响

纳米技术(nanotechnology)是一门研究结构尺寸(至少一维)在 0.1～100 nm 范围内材料的制备、性质和应用的科学技术。在纳米技术的帮助下,设计出纳米药物载体可以帮助药物穿过组织间隙并被细胞吸收,可通过人体最小的毛细血管,还可通过血脑屏障,在药物输送方面具有多方面的优越性:①可缓释药物,从而延长药物作用时间;②可通过 EPR 效应靶向并且富集到病灶部位;③可在保证药物疗效的前提下,减少给药剂量,从而减轻或避免药物毒副反应;④可提高药物的稳定性,便于储存;⑤可保护核酸类药物,防止其在输送过程中被酶降解;⑥起到靶向作用,并帮助细胞内吞药物;⑦可以建立一些新的给药途径,如:可以同时输送两种或者两种以上的药物以达到协同治疗的功效,或者结合呈像小分子示踪药物到达位点,实时监控药物输送的效果。

(2)载体其他物理化学性质。除了载体的尺寸外,载体的其他理化性质主要包括载体的生物相容性和载药性能、载体中药物释放机理及载体可否靶向等,也在药物输送体系的构建中起着重要的作用。

生物相容性,指的是机体免疫系统对外异物的反应及耐受能力。对生物体来说,载体材料不管其结构、性质如何,都是外来异物。出于本能的自我保护,一般都会出现排斥现象。这种排斥反应的严重程度,决定了材料的生物相容性。因此提高载体材料与机体的生物相容性,是材料和医学科学家们必须面对的课题。生物相容性包括机体对生物材料的所有生理反应。它主要包括组织相容性和血液相容性。载体材料应该具有良好的生物相容性,这是其是否具有应用前景的重要条件。

此外,载体材料应该易于负载所需输送的药物分子,并且具有一定的载药量,和较好的载药效率,这有利于提高药物在病灶部位的浓度,发挥其作用。而且,药物要有合适的释放行为。一般来讲,药物在载体中的释放机理主要有:药物浓度扩散引起的释放、载体材料自身发生溶胀而引起的释放、载体自身降解引起的释放。其中药物因为浓度而引起的扩散同时发生在不可降解和可降解的载体材料中。材料溶胀引起的药物释放主要发生在基于凝胶药物输送体系中。材料降解引起的释放主要发生在生物可降解聚合物作为药物载体材料的药物输送体系中,研究者可以根据需要改变生物可降解聚合物的结构和组成来调节材料的降解速率,从而获得所需的药物释放速率。

最后,理想的药物载体应该留有接枝靶向分子的基团:从分子设计的角度来说,药物载体材料上应该富含一些易于官能化的反应基团,如羟基、氨基和羧基等。可以利用简单的化学反应在载体材料键合一些靶向分子或者示踪小分子。从而实现对药物进行靶向输送或者示踪功能。

（3）载体材料的获得。理想的药物载体材料除了应具备确定的化学组成和结构，还需要成熟生产工艺，产品质量稳定，易于工业化生产，并且生产成本低，具有一定的经济效益。

2. 药物载体的材料

生物可降解高分子由于其良好的生物相容性和生物可降解性在药物传输领域有广阔的应用前景，倍受科学家研究者的关注。适于药物载体的主要高分子材料，包括生物可降解高分子和不可降解高分子主要由以下几种：

1）聚糖类（polysaccharides）

聚糖类材料主要包括甲壳素（chitin）、壳聚糖（chitosan）、海藻酸盐（alginate）、葡聚糖（dextran）、纤维素（cellulose）、淀粉等。甲壳素是一种不溶于水的线性多糖，它广泛存在于节支动物如昆虫、蜘蛛和甲壳虫的外壳中。壳聚糖是甲壳素脱乙酰基的产物，是一类带正电荷的多糖，其溶解性较甲壳素大为改善，化学性质也较活泼。它们具有优异的生物粘附性、生物相容性和生物可吸收性，使目前研究最多的多糖类天然高分子。随着新型给药系统的发展，尤其是在多肽、蛋白质、核酸、疫苗等生物活性大分子药物的传输和释放方面，壳聚糖纳米粒子作为一种新型的药物载体受到广泛的关注。

2）基于蛋白类的聚合物（protein-based polymers）

代表聚合物是胶原（collagen）、白蛋白（albumin）和明胶（gelatin）。胶原是人体和脊椎动物的主要结构蛋白，广泛存在于皮肤、骨、肌腱和韧带等上皮组织和结缔组织中，占动物所有蛋白质总量的30%。明胶是胶原蛋白的部分水解产物，它是一种在35 ℃～40 ℃以下多聚两性电解质。在pH值小于5时，明胶带正电荷，能与带负电荷的DNA发生静电吸附，通过共沉淀法制备复合物的纳米微粒。交联后复合物在高离子强度的溶液中保持稳定，然而未交联的复合物在PBS溶液或者血清液中易解离。明胶/DNA纳米微粒中的DNA释放主要受明胶蛋白的降解影响。天然生物可降解高分子材料供给充分且生物相容性良好，但是其主要缺点在于：通过生物工业的制备方法，每批生产出高分子往往有明显质量差异，相同质量材料生产重复性差。

3）合成可降解高分子

除了天然可降解高分子，还有化学合成可降解高分子材料，其中是研究最多，应用最广的是脂肪族聚酯，尤其是聚（乳酸-co-羟基乙酸）（PLGA），聚乳酸（PLA），聚 ε-己内酯（PCL）及其共聚物。

聚羟基乙酸和乳酸形成共聚物PLGA，其物理化学性质可由聚乳酸和聚羟基丁酸共聚比例不同所决定，其结晶度相比聚羟基乙酸大大降低，在共聚比为50/50时最低，且易溶于普通有机溶剂，成为广泛采用的抗癌药物载体之一，显示良好的应用前景，已被研究用于5-氟尿吡啶、紫杉醇、喜树碱等抗癌药物的传输。

PLA在药物输送体系上具有广阔的应用前景。在化学结构上，PLA相比PGA主链上多出一个甲基，随着链段中甲基构相不同，其亲水性和结晶度都相对较低，其降解速率更快。其中，左旋聚乳酸（PLLA）分子中的不对称碳链为规整构型，形成半结晶聚合物，具有优良的力学强度并且降解吸收时间很长。外消旋聚乳酸（PDLLA）分子中，存在不对称碳链为非规整结构，是无定形聚合物，降解和人体代谢速度较快。这种聚乳酸有利于药物均匀分布在基质中，因此非常适用于药物控制释放。聚乙二醇/聚乳酸共聚物（PEG/PLA），相比PLA有更好的亲水性，可应用于组织工程和药物输送体系。

PCL 是半结晶态聚合物,具有较低的玻璃化转变温度(T_g约为$-60\ ℃$)和熔点(T_m约为$57\ ℃$),在室温下呈橡胶态,因此具有良好的加工性。PCL 可被一些脂肪酶降解,生成的低分子量碎片可以被吞噬细胞内吞并降解,因此具有良好的生物可降解性。但 PCL 分子中有较长的亚甲基,因此降解速度比 PLGA 和 PLA 慢得多,在体内完全吸收和排除时间为 $2\sim4$ 年,且分子量越大,代谢时间越长。体内完全吸收分子量 10 万左右的 PCL 需要 3 年左右,而吸收相同分子量的 PDLLA 需要 1 年,因此其降解速度可以在广阔的范围内进行调节。所以 PCL 被广泛用作药物控释载体材料。

由于脂肪族聚酯材料的性质,如生物降解速率,生物粘附性,输水性,玻璃化转变温度及结晶性等,和材料制备方法息息相关,因此开发出制备这些脂肪族聚酯的方法倍受研究者的关注,至今脂肪族聚酯合成方法主要有:开环聚合法(ring-opening polymerization)和缩聚法(polycondensation)。如 PLA 的合成主要是通过两种方式进行的,一是通过乳酸的直接缩聚,二是通过丙交酯开环聚合而成。缩聚法中形成 PLA 是乳酸脱水缩聚与 PLA 水解之间的一个平衡。但乳酸脱水缩聚在 PLA 相对分子质量达到一定程度后,体系粘度增大,水分不易除去,工业上一般通过和高沸点的有机溶剂共沸除去,然而加入的有机溶剂很难通过干燥除去,因此通过这种方法很难得到无溶剂的高分子量 PLA。而通过丙交酯开环聚合法,可以得到相对分子量较高的 PLA。人们就丙交酯的开环聚合大致提出了 3 种聚合机理:阴离子的催化机理、阳离子催化机理和配位-插入聚合机理。

PCL 主要通过己内酯的(ε-CL)开环聚合法制备,主要有离子、酶和金属催化法。常规的聚合方法是用辛酸亚锡催化,可分为溶液聚合和本体聚合。根据聚合条件的变化,PCL 的分子量可从几千到几十万。

3. 药物载体的主要形式

两亲性(亲水性和亲油性)的高分子材料由于其独特的两亲性结构,可以在水中进行自组装,形成各种形式的聚集体,如胶束、囊泡、凝胶等。这些聚集体具有包载药物分子的能力,成为药物载体的重要研究领域。

1)高分子胶束

两亲性聚合物(Amphiphilic copolymers)在结构上可以划分出亲水部分和疏水部分。由于这种独特的化学结构,在水溶液中能形成具有核-壳结构的共聚物胶束,其疏水部分构成内核,亲水部分形成外壳。其形成过程是一种自组装的过程(self-assembly):在低浓度时聚合物分子以单链独立分散在选择性溶剂中,或被吸附在溶剂-空气的界面,并且在界面的吸附量随聚合物的浓度增大而增加。当聚合物的浓度达到一个阈值-临界胶束浓度(Critical micelle concentration, CMC)时,单链聚合物开始缔合形成胶束,如图 4-8 所示,疏水溶剂区为了避免与溶剂的接触而聚集形成内核,这时形成的聚集体只是松散的聚集,内核中还含有相当的溶剂,此时胶束体积比较大。继续升高聚合物的浓度,形成胶束的动态平衡过程将偏向于胶束形成,为了以一种低能结合态存在,胶束核内的水分将被逐渐释放出来,形成稳定的胶束。

载药胶束在药物输送有几大优点:首先,内核可以作为疏水性药物的容器,将药物增溶在疏水内核提高了疏水性药物的溶解性,外壳还可对药物起保护作用,并且可以降低药物毒副作用;其次,一般情况下,胶束的粒径为纳米级的,使之不易被网状内皮系统识别和吞噬,因而能在血液中较长时间循环并保持稳定;第三,纳米级的粒径也使载药胶束在肿瘤部位表

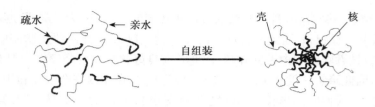

疏水 ← → 亲水   壳 核

自组装

图 4-8　两亲性共聚物的胶束化过程

现出增强的渗透和滞留效应,提高病灶部位的药物浓度(EPR effect)。

常用的载药胶束的制备方法有三种:

(1) 物理包埋法是最常用的方法,主要有透析法和溶剂挥发法。前法是将药物与聚合物溶于同一种有机溶剂(共溶剂),再用水透析使有机溶剂完全除去,后者通过减压条件把低沸点的溶剂除去。

(2) 化学结合法利用药物分子与聚合物的疏水链官能团在一定条件下发生化学反应,将药物共价键合在聚合物上,然后用直接溶解法或透析法制备。比如 Yokoyama 等利用阿霉素的氨基与 PEG-聚天冬氨酸共聚物的羧基在耦合剂 1-乙基-3-(3-二甲氨基丙基)碳二亚胺(EDC)作用下发生缩合反应制得胶束。

(3) 静电作用法利用药物与带相反电荷的聚合物胶束通过静电力而结合,制得胶束。

2) 高分子囊泡

高分子囊泡(polymersome)是特指由两亲性聚合物组成的囊泡。高分子囊泡的粒径在 50 nm 到 5 μm 之间,囊泡壁由聚合物缔合而成,具有类似脂质体双层结构的封闭空腔球体或类球体。大多被报道的聚合物囊泡中有亲水性的空腔,用来负载和保护敏感的分子,如药物、酶类、蛋白质和多肽、DNA 和 RNA 等核酸片段。近年来,高分子囊泡作为药物载体研究越来越受到广泛的关注。高分子囊泡作为药物载体有如下特点:可通过聚合物组成、pH、盐来调节粒径的大小和药物分子的渗透率;既可以携带水溶性药物,将药物包封在微水相内,也可以携带油溶性药物,将药物增溶在双层膜中。

高分子囊泡制备方法可大致总结为:薄膜水化法、逆向蒸发法、脱水-再水化法、前体囊泡法以及注射器挤出法等。其中薄膜水化法是应用比较广泛的一种方法。其具体的制备方法是,将聚合物溶在良溶剂中,通氮气以蒸发溶剂至在容器的内壁上形成薄膜,再真空干燥除尽溶剂,加入去离子水使薄膜溶解,并温育促进囊泡的自组装。

4.6.4　水凝胶

1. 概述

水凝胶是一类极为亲水的三维网络结构,它在水中迅速溶胀并在此溶胀状态可以保持大量体积的水而不溶解。这主要是水凝胶在结构和性能上都具有不同于其他生物材料的显著特点,而作为表现之一就是它们具有非比寻常的生物相容性,这使得它们在作为药物缓释的载体或组织工程支架而被植入生物体应用方面具有更高价值。它们优异的生物相容性主要得益于结构和性能上的一些特殊性。首先,由于生物体的各种组织中都含有大量的水,而水凝胶中也含有大量的水,所以当水凝胶被应用于生物体后,使得自身和各种生物流体和组织之间的接触面趋于模糊,会降低表面张力,减少细胞和蛋白在表面的粘附。其次,水凝胶柔软,类似橡胶的特性会降低自身与周围组织的力学摩擦,减小对它们的破坏,从而减少或避免炎症反应。再次,由于水凝胶具有网络结构的特点,网络之间存在一定尺寸的孔径,为维持细胞生长所需的营养物质和代谢产物提供运输通道,也有利于其中所包裹的药物的释放,这为水凝胶被用来作为组织工程的支架和药物缓释的载体材料奠定了基础。由于水凝胶中含有大量的水分子,和生物体的氛围相似,可以负载药物,并能对环境微弱的变化刺激发生响应,从而控制药物释放。

水凝胶在具体应用当中必须满足特定的设计标准以达到更好的实验目的。这些标准既包括传统的物理参数(降解和力学性质),也包括生物学参数,如细胞粘附性质等。

在诸多的关键参数中,生物相容性(Biocompatibility)是至关重要的。生物相容性主要是指材料在体内的存在不会对周围的细胞造成伤害。如果因为生物相容性不好导致的炎症反应引起机体对外来的植入体或病毒失去免疫应答,后果将不堪设想。所以,生物相容性作为水凝胶第一重要参数在选择水凝胶材料时必须引起重视。其次,力学性能(Mechanical property)也是水凝胶非常重要的参数之一。尤其在组织工程的应用中,这些载体胶必须能为组织的生长提供必须的生长空间和力学支持。除此之外,研究表明细胞的粘附和基因的表达都和支架材料的力学性能有着密切联系。水凝胶的力学性能主要和所用高分子材料链的硬度、交联分子的类型以及交联密度有关。生物可降解性(Biodegradability)也是水凝胶的重要参数之一。在组织工程中,将水凝胶作为植入体植入生物体后,如果材料在设定的时间内可以降解,就可以免除二次手术的痛苦。水凝胶的降解可以有多种原因,如水解、酶催化降解等。最后是水凝胶与细胞之间的相互作用。这两者之间的相互作用会显著影响细胞的粘附、迁移和分化。很多研究者在水凝胶中引入具有增强细胞粘附功能的氨基酸序列(RGD 序列)来提高细胞的粘附、生长并取得较好效果。

2. 水凝胶材料

迄今为止,被用来制备水凝胶的材料多种多样,除了大量的天然高分子之外,合成类高分子也被广泛应用。首先是天然高分子,在天然高分子中,胶原蛋白、透明质酸、海藻酸盐和甲壳素等是研究和应用比较多的几种物质。这些天然高分子或者是组织细胞外基质的主要组成部分,或者是天然多糖,都具有良好的生物相容性,相对较小的细胞毒性,低廉的成本和较容易的交联方法等优点而被广泛应用。其次是合成高分子,天然高分子虽然具有以上各种优点,但力学强度往往较弱,不易达到组织工程中所需要求,因此研究者们又制备出一系列合成高分子用于弥补天然高分子的缺陷。研究较多的合成高分子主要包括以下几种。

1)聚丙烯酸及其衍生物

在聚丙烯酸的各种衍生物中,聚甲基丙烯酸羟乙酯[Poly(HEMA)]是研究最多的水凝胶材料之一。这种水凝胶已被成功应用于胰岛素和其他蛋白质的人体传输以及被应用于制作隐性眼镜。由于这种材料不可降解,一些研究者合成了葡聚糖修饰的 poly(HEMA),使得这种胶在酶的作用下可以降解。

具有温度敏感性的聚异丙基丙烯酰胺(PNIPAAm)也是应用较多的水凝胶材料。PNIPAAm 在它的最低临界溶液温度(LCST 约为 32 ℃)以上会显示出相转变的行为且与人体温度较为匹配,这些特性使得它非常有潜力成为可注射型的水凝胶,从而在组织工程领域吸引了广泛的关注。具体说来,在室温时聚合物溶液呈现流动的溶胶状,此时可以将细胞均匀分散在此溶液中,待将此体系通过注射进入体内相应部位后,由于温度升高,聚合物溶液发生相转变形成不能流动的凝胶态,便可以将细胞包裹进去。此后,细胞便可在此水凝胶中分化、生长,进而实现组织工程的目的。但同样由于这些烯类单体的聚合物不具有降解性,一些研究者引入一些可降解基团来对其改性,下面是用酶可降解的葡聚糖来修饰PNIPAAm 的结构式。

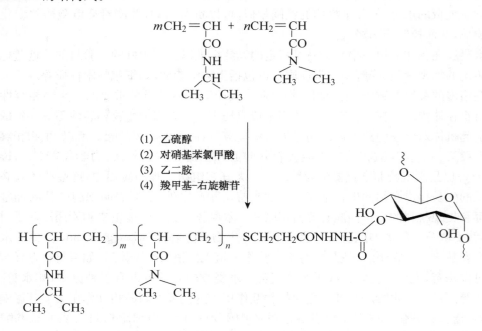

图 4-9 右旋糖酐-接枝聚(N-异丙基丙烯酰胺—共-N, N 二
甲基丙烯酰胺)(NIPAAm-*co*-DMAAm)合成方法

2）聚环氧乙烷(PEG)及共聚物

PEG 是一类在生物材料领域广泛应用的亲水性材料,同时也是为数不多的几类被美国食品药品管理局(FDA)批准使用的材料之一。这主要是因为 PEG 具有非常好的生物相容性和较低的毒性。已经商品化的三嵌段共聚物 PEO-PPO-PEO(Pluronic)是应用较多的材料之一。它可以形成温度可逆型的水凝胶,而且研究表明它具有增强药物渗透以及提高抗肿瘤药物活性的优点,所以它已经被应用于药物释放领域。

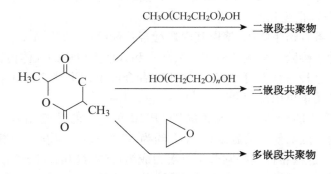

图 4-10 聚氧乙烯-聚乳酸嵌段聚合物合成方法

但是由于这种材料不具有生物可降解性,它在生物材料领域的使用受到一定限制。因此,一系列含有生物可降解链段(例如 PLA 或 PCL)的 PEG 共聚物被合成出来,而且这类共聚物也形成温度敏感性的水凝胶被应用于组织工程和药物传递。上面给出了一种这类共聚物的结构式。

3) 含磷聚合物

(1) 聚磷腈(Polyphosphazenes):聚磷腈是一类可降解的亲水性聚合物,因此,在生物医学应用中吸引了广泛的关注。聚磷腈的结构式如图所示:

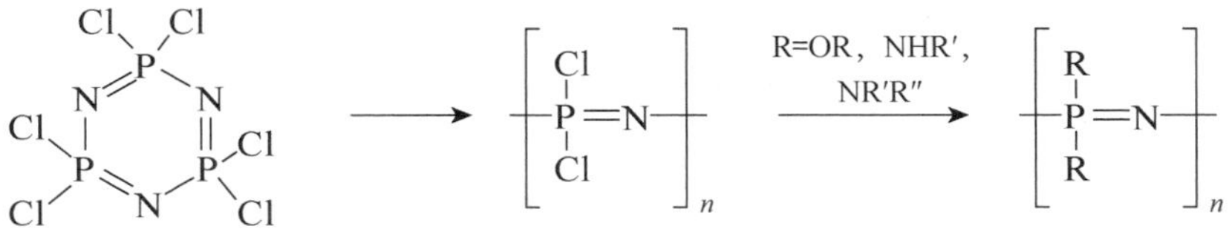

图 4-11　聚磷腈合成方法

它是一种由磷元素和氮元素交替相连的有机金属聚合物,并且在每个磷元素上可以接上官能化的基团,从而可以得到各种官能化的聚磷腈。根据侧基官能化的不同可以得到离子型和非离子型两种水凝胶。非离子型水凝胶主要是基于葡萄糖基和甘油基为侧基的亲水性聚磷腈。离子型水凝胶主要由二价离子交联或 ^{60}Co 辐射交联而成。这类水凝胶由于具有 pH 值和离子强度的敏感性而被广泛应用于蛋白药物的传递。

(2) 聚磷酸酯(Polyphosphoesters):聚磷酸酯是一类可降解的生物材料,具有一定的生物相容性和结构的多变性,已被广泛应用于生物医用材料领域。此类材料具有如下的结构通式:

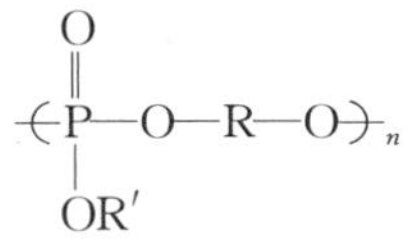

结构式中的 R 和 R′ 基团具有较多的变化,尤其通过改变 R′ 基团可以得到一系列侧链官能化的聚磷酸酯材料。其中,侧基为胺基的聚合物已被作为基因传递的载体材料而应用于基因治疗领域,并取得了很好的实验结果。

聚磷酸酯的降解产物中含有磷酸根,而且磷酸根对钙离子具有特殊的螯合作用,可以设想当含有聚磷酸酯的水凝胶用作组织工程的基质材料来培养成骨细胞时,随着聚磷酸酯的降解,所产生的磷酸根可能会对成骨细胞的生长、钙化具有特殊的作用。所以最近一段时间以来,含有聚磷酸酯的水凝胶逐渐吸引的大家的研究兴趣,王东安和李强分别用不同的合成方法得到了此类水凝胶并研究了它们物理,化学和生物学的相关性质以及这类水凝胶在组织工程领域的初步应用。

3. 制备水凝胶的方法

水凝胶根据交联方法的不同可以分为化学凝胶和物理凝胶,二者的主要区别是化学凝胶是通过化学键之间的交联而形成网络结构,物理凝胶是通过高分子链之间的缠结或各种次价力(范德华力,静电相互作用,氢键,疏水相互作用等)作用而形成的可逆凝胶。

利用离子间静电作用制备水凝胶在海藻酸盐类天然高分子中应用较多,它的主要原理就是利用多价离子或带相反电荷的聚电解质作为交联剂,依靠正负电荷之间的静电作用可以得到物理凝胶。下面给出了这种方法的一个示意图:

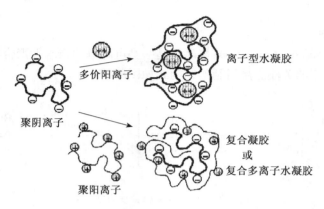

图 4-12　两种离子水凝胶的制备方法

利用疏水相互作用制备物理凝胶是现阶段制备温度敏感性水凝胶最为常用的方法之一。有些共聚物随温度的升高或降低,共聚物中疏水链段之间的相互作用会增强,起到物理交联点的作用从而得到具有温度敏感性的水凝胶。Kim 和 Bae 在这方面做出了许多创新性的工作。他们合成了一系列具有温度敏感的,可降解的共聚物分子,并详细研究这些材料随温度和浓度变化的相图。图 4-13 是他们制备的一种同时具有温度和 pH 值敏感水凝胶的示意图,他们就是通过改变 pH 值和温度来改变共聚物中部分链段的亲疏水性来达到形成物理凝胶的目的。

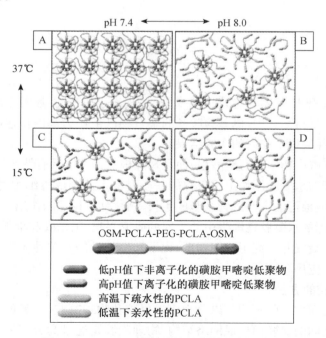

图 4-13　pH 和温度敏感性的水凝胶合成方法

常用的制备化学凝胶的交联方法包括官能团之间的反应以及双键之间的自由基交联。通过官能团反应制备水凝胶，一般要求单体或聚合物以及交联剂带有双官能团或多官能团，这样才可形成网络结构。如图 4-14 所示：

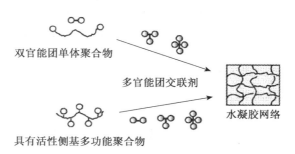

图 4-14　通过多官能团交联剂制备水凝胶过程

双键的自由基反应是制备水凝胶较为方便的一种方法。尤其，在适当引发剂存在的条件下，利用紫外光辐射制备水凝胶应用非常广泛。特别引起大家关注的是在组织工程应用中，光交联具有原位制备可注射水凝胶的潜力。也就是说，在交联前，可以将细胞、各种生物活性物质均匀分散在大分子单体溶液中，经光照后便可交联得到包裹上述各种物质的水凝胶。光交联法制备水凝胶相对于化学法和其他自由基反应来说具有交联方便快捷、对水凝胶内客体分子毒性小的优点，在组织工程领域有广泛的应用前景。

自 1993 年，Hubbell 教授合成出同时具有光交联和生物降解性质的水凝胶以来，一系列具有光交联和生物降解性质的大分子单体已被成功构建水凝胶，并被应用于各种细胞的培养，不断取得各种进展，但由于具体材料的局限性，这类水凝胶材料的制备仍有巨大的发展空间。

4.6.5　医用粘合剂

医用粘合剂是高分子材料在医用器具上的重要用途之一，医用粘合剂在医学临床中使用非常广泛。在外科手术中，医用粘合剂用于某些器官和组织的局部粘合和修补；手术后缝合处微血管渗血的制止；骨科手术中骨骼、关节的结合与定位；齿科手术中用于牙齿的修补等。

从医用粘合剂的使用对象和性能要求来区分，可分成两大类，一类是齿科用粘合剂，另一类则是外科用（或体内用）粘合剂。由于口腔环境与体内环境完全不同，对粘合剂的要求也不相同。此外，齿科粘合剂用于修补牙齿后，通常需要长期保留，因此，要求具有优良的耐久性能。而外科用粘合剂在用于粘合手术创伤后，一旦组织愈合，其作用亦告结束，此时要求其能迅速分解，并排出体外或被人体所吸收。

1. 齿科用粘合剂

齿科用粘合剂的历史可追溯到半个世纪以前。1940 年，首次用于齿科修补手术的高分子材料是聚甲基丙烯酸甲酯。它是将甲基丙烯酸甲酯乳液与甲基丙烯酸甲酯单体混合，然后在修补过程中聚合固化。这种粘合剂的硬度与粘结力均不够高，所以很快被淘汰。1965年出现了以多官能度甲基丙烯酸酯为基料，无机粉末为填料的复合粘合剂，性能大大提高，至今仍在齿科修复中广泛应用。牙科中使用的粘合剂，按照其被粘物的不同，可分为软组织用粘合剂和硬组织用粘合剂两大类。第一,软组织用粘合剂,这是一类用于齿龈或口腔粘膜等软组织的粘合剂。以前软组织的缝合是通过缝合线手术完成的。粘合剂用于口腔内软组织的粘合,不仅快速,无痛苦,而且能促进肌体组织的自愈能力。最早用于齿科软组织粘合的粘合剂是 α-氰基丙烯酸烷基酯。但这种粘合剂在有大量水分存在的口腔中粘结比较困难,所以现在已不再使用。取而代之的是称为 EDH 的组织粘合剂。EDH 组织粘合剂的组成是 α-氰基丙烯酸甲酯、丁腈橡胶和聚异氰酸酯按 100∶100∶10～20(重量比)的比例配制而成,再制成 6%～7% 的硝基甲烷溶液。第二,牙齿硬组织用粘合剂,牙齿的主要组成物为牙釉质、牙骨质、牙本质和齿髓。牙齿中心部位的齿髓则含有丰富的血管和神经活组织。牙釉质、牙本质和齿髓的材性差别很大,故粘结比较困难。目前常用的齿科粘合剂主要有以下品种:①磷酸锌粘固剂;②羧基化粘固剂;③玻璃离子键聚合物粘固剂;④聚甲基丙烯酸酯粘合剂。

目前最重要的齿科粘合剂是双酚 A-双(3-甲基丙烯酰氧基-2-羟丙基)醚,简称 Bis-GMA。它的分子中同时具有亲水基和疏水基,因此,粘结性能优良,可用作补牙用复合充填树脂。它是一种双官能团单体,聚合时放热少,体积收缩小,聚合后成体型结构,耐磨,膨胀系数小。用紫外光照射或用过氧化苯甲酰-N, N-双(β-羟乙基)对甲苯胺引发体系引发,可在室温下快速聚合。

Bis-GMA 的化学结构式如下:

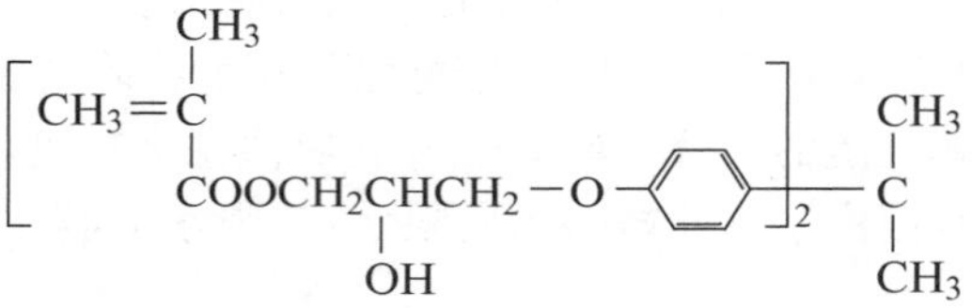

图 4-15　双酚 A-双(3-甲基丙烯酰氧基-2-羟丙基)醚(Bis-GMA)的分子式

2. 外科用粘合剂

外科用粘合剂的应用范围很广,如胃、肠道、胆囊等消化器官的吻合;血管、气管、食道、尿道的修补和连接;皮肤、腹膜的粘合;神经的粘合;肝、肾、胰脏切除手术后的粘合;肝、肾、胰、肺等器官的止血;缺损组织的修复;骨骼的粘合等。

其中大部分是对软组织的粘合。外用粘合剂的使用目的与部位见表 4-11。

表 4-11　医用粘合剂的使用目的与部位

使用目的	应 用 部 位
吻合	食道、胃、肠道、胆管、血管(动脉、静脉)、气管、支气管等的吻合
封闭	胃、肠、气管、支气管、角膜穿孔的封闭;瘘管的封闭;创口开裂的封闭等
移植	代用血管、皮肤、神经的移植
粘结连接	皮肤、腹膜、筋膜、尿道、输尿管、膀胱等的粘结;肺气肿患者肺的粘结;肝、肾、胰等切开部分的粘结;神经的连接等
防止出血、漏液	防止肾、肝、脾、肠、脑等的出血;防止腹膜、骨骼、消化器官的出血;防止脑脊液、淋巴液的渗出
其他	痔疮手术,肾位移固定,中耳再造等

外科用粘合剂经过 50 多年的发展,至今已有几十种品种。但根据使用要求,仍以较早开发的 α-氰基丙烯酸酯最为合适。α-氰基丙烯酸酯是一类瞬时粘合剂,单组分无溶剂,粘结时无需加压,可常温固化,粘结后无需特殊处理。由于其粘度低,铺展性好,固化后无色透明,有一定的耐热性和耐溶剂性。尤其可贵的是 α-氰基丙烯酸酯能与比较潮湿的人体组织强烈结合,因而被选作理想的外科用粘合剂,而且是迄今为止唯一用于临床手术的粘合剂。α-氰基丙烯酸酯类粘合剂在使用时以 α-氰基丙烯酸烷基酯为主要成分,加入少量高级多元醇酯(如癸二酸二辛酯等)作增塑剂,可溶性聚合物(如聚甲基丙烯酸酯)作增粘剂,氢醌和二氧化硫作稳定剂。α-氰基丙烯酸烷基酯是丙烯酸酯中 α 位置上的氢原子被氰基取代的产物,其结构通式如下。

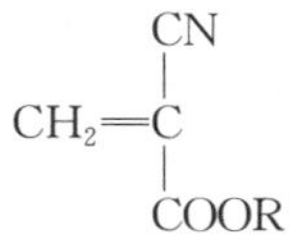

$$
\underset{\underset{COOR}{|}}{\overset{\overset{CN}{|}}{CH_2=C}}
$$

其中的烷基可以从甲基到辛基变化。临床应用中主要是甲基、乙基和丁基。实验室中还对其他直链烷基和带有侧链的以及氟代的烷基进行过研究。

由于 α 位置上的氰基是一个吸电子性很强的基团,可使 β 碳原子呈现很强的正电性,因此有很大的聚合倾向。其聚合过程如下。

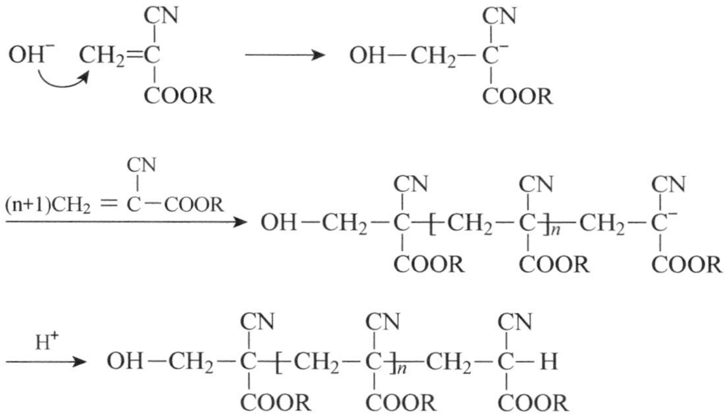

图 4-16 α-氰基丙烯酸聚合过程

由聚合过程可见,当 α-氰基丙烯酸酯在空气中暴露或与潮湿表面接触时,OH⁻ 离子迅速引发其聚合。这就是它能作为瞬间粘合剂的原因。此外 α-氰基丙烯酸酯在光、热、自由基引发剂作用下亦很容易进行阴离子聚合反应。

α-氰基丙烯酸酯的聚合速度和对人体组织的影响与烷基的种类关系很大。α-氰基丙烯酸甲酯的聚合速度最快,但对人体组织的刺激性最大。随着烷基的长度和侧链碳原子数的增加,聚合速度降低,刺激性也减小。在水、生理盐水、葡萄糖水溶液、人尿等中甲酯、乙酯和丙酯的粘合速度较快;而在乳汁、血清、淋巴液等含有氨基酸的物质中,则以丁酯和辛酯的粘合速度较快。α-氰基丙烯酸酯聚合物在人体内会分解成甲醛和氰基醋酸烷基酯。分解速度随烷基碳原子数增多而降低。水解物对人体的毒性也随烷基碳原子数增多而减小。甲酯聚合物在人体内约 4 周开始分解,15 周左右可全部水解完;而丁酯聚合物则在 16 个月后仍有残存聚合物。分解后的产物大部分被排泄,少量被吸收。通过对其致癌性和组织反应性等的深入跟踪观察,均未发现对人体有不良的影响。

思考题

1. 高分子的定义是什么?什么是寡聚物?什么是嵌段共聚物?
2. 简述高分子材料的分类。
3. 塑料和橡胶有什么区别?
4. 什么是生物可降解高分子?可降解高分子有哪些?
5. 天然来源高分子和合成高分子各有什么优缺点?
6. 目前在组织工程皮肤研究中,哪些细胞作为种子细胞研究得较多?
7. 骨组织工程的支架材料有哪些?
8. 用于输血输液的高分子材料有哪些?
9. 用于人工肺的高分子材料有哪些?
10. 什么是药物输送体系,有什么特点?
11. 用于药物输送体系的高分子材料有哪些?

第 5 章

生物医用复合材料

5.1 概　　述

用于医疗器械的材料,常常需要满足符合人体力学要求。而单一的材料往往无法满足,因此需要多种材料复合来满足产品机械性能、加工性能、热力学性能的要求。

5.1.1 生物医用复合材料的结构

生物医用复合材料是指两种或者两种以上不同组成、不同形状、不同性质的物质,通过不同的工艺复合而成的多相材料。复合材料的组分材料虽然保持其相对独立性,但是复合材料性能却不是组分材料的简单的加和,而是有重要的改进。自然界中有大量的高分子复合材料的例子,如树木、蜂巢、燕窝等。

在复合材料中,通常有一相为连续相,称为基体;另一相为分散相,又称为增强相(增强体)。分散相是以独立的形态分布在整个连续相中。当连续相为金属时,则称为金属基医用复合材料,如医用不锈钢、钛基合金、钴基合金等。而当连续相为陶瓷时为陶瓷基医用复合材料,如医用碳素材料、生物玻璃、玻璃陶瓷、磷酸钙基生物陶瓷等,陶瓷基的生物复合材料具有抗生理腐蚀性好,与骨结合性能好,性能接近等优点。而当连续相为高分子材料时,则称为高分子基医用复合材料,高分子基复合材料以有机聚合物(主要为热固性树脂、热塑性树脂及橡胶)为基体制成的复合材料,高分子基医用复合材料具有比强度、比模量高、韧性优良等优点。

增强体是复合材料中的分散相,可以提高基体材料力学性能、电学性能、光学性能及其他生物学功能,是医用复合材料的重要组成部分。按照增强体的形态可以分为:颗粒增强体、纤维增强体、片状增强体。

常见的颗粒增强体有碳化硅、氧化硅、氮化硅、碳化钛、碳化硼、石墨、细金刚石等。颗粒增强体分布在基体中,可以增加复合材料的力学性能和生物学性能。颗粒的增强效果与粒子在复合材料中所占的体积百分比、分布均匀程度、颗粒的大小、形状等因素有关。

纤维增强体分为有机纤维和无机纤维,无机纤维有碳纤维、硼纤维、碳化硅纤维、生物玻璃纤维等。有机纤维有芳纶纤维、聚乙烯纤维和尼龙纤维。纤维增强体在复合材料中起着骨架的作用,基体起着粘结纤维和传递力的作用,纤维的性能、纤维在基体材料中的含量和分布以及与基体材料的界面结合情况对复合材料的力学性能影响较大。

片状增强体有云母、玻璃磷片、合金 $CuAl_2$ 片状晶片状增强体可以在片的方向提供各向均衡的性能,当它紧密堆叠时,其重叠形成的曲折途径能有效阻碍流体的渗透,同时也减小了机械损伤沿垂直于片的方向贯穿的危险。由于片增强体的性质及与基体的组合形式不同,可以赋予复合材料不同的性能。如云母/玻璃片复合材料可以用于防腐蚀、防渗漏、隔热和点绝缘。

复合材料的性能除了与增强体的微观形貌有关,还与增强体在基体材料中的排列结构有关,如片状增强体以平面二维的形式与基体复合如图 5-1(a)所示,如纤维增强复合材料,纤维增强体可以无规则的分散在基体材料中如图 5-1(d)所示,亦可以作为长纤维的两个端点都位于复合材料的边界处,称为连续纤维复合材料,如图 5-1(b)所示。颗粒增强体无规分散在基体材料中,如图 5-1(c)所示。

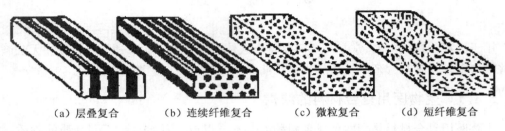

（a）层叠复合　　　（b）连续纤维复合　　　（c）微粒复合　　　（d）短纤维复合

图 5-1　复合材料结构示意

5.1.2　生物医用复合材料的分类

1. 按基体材料类型分类

复合材料按基体材料类型可以分为有机材料基、无机非金属材料基和金属基复合材料三大类;按有机材料类型又可以分为树脂基、橡胶基和木质基;按树脂种类又有热固性树脂基和热塑性树脂基之分;按无机非金属材料类型可以分为玻璃基、陶瓷基、水泥基和碳基;按陶瓷种类又有氧化铝基、氧化锆基、石英玻璃基等;按金属种类可以分为铝基、铜基、镁基和钛基等。

2. 按增强体类型分类

按增强体的几何形状可以分为颗粒增强型、纤维增强型和板状复合材料三大类;按颗粒尺寸大小又可以分为弥散增强型和颗粒增强型两类;按增强纤维的长度可以分为连续纤维增强型和非连续纤维增强型两大类;而按非连续纤维的长短又有短纤维增强型和晶须增强型之分;按短纤维在复合材料中的排列方式又有随机排列和定向排列之分;按纤维的种类可以分为玻璃纤维增强、碳纤维增强、芳纶纤维增强、氧化铝纤维增强、氧化锆纤维增强、石英纤维增强、钛酸钾纤维增强和金属丝增强等;而按金属丝种类又可以分为钨丝、钼丝、不锈钢丝等;按层压板增强材料的不同可以分为纸纤维层压板、布纤维层压板、木质纤维层压板、石棉纤维层压板等。

3. 按用途分类

复合材料按用途可以分为结构复合材料和功能复合材料两大类。结构复合材料指以承受载荷为主要目的,作为承力结构使用的复合材料。功能复合材料指具有除力学性能以外其他物理性能的复合材料,即具有各种电学性能、磁学性能、光学性能、热学性能、声学性能、摩擦性能、阻尼性能以及化学分离性能等的复合材料。

4. 按材料性能高低分类

按复合材料的性能高低可以分为常用复合材料与先进复合材料两大类。常用复合材料如玻璃钢就是用玻璃纤维等性能较低的增强体与普通的树脂构成,由于其价格低廉得以大量发展和应用;先进复合指用高性能增强体如碳纤维、芳纶等与高性能耐热树脂构成的复合材料,后来又把金属基、陶瓷基和碳基以及功能复合材料包括在内。

复合材料的各种分类方法如图 5-2 所示。

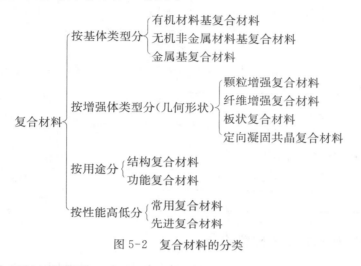

图 5-2　复合材料的分类

5. 按照复合材料与组织的反应分类

生物医用复合材料与组织的反应是不同的,按照组织反应的不同分为生物惰性、生物活性以及生物可吸收性医用复合材料。生物惰性材料是材料在生物环境中能够保持稳定,不发生或仅发生微弱化学反应,主要是惰性生物陶瓷类和医用金属及合金类材料。生物活性,指能在材料与生物组织界面上诱发特殊生物、化学反应的特性,这种反应导致材料和生物组织间形成化学键合。生物可吸收性指的材料与机体接触过程中可以被体内降解成可以代谢的小分子,材料最终被机体吸收代谢。根据植入体内不同的反应将生物医用复合材料分类,如表 5-1 所示。

表 5-1　植入体内不同的反应生物医用复合材料的分类

类别	例材		用途
	基体材料	增强体	
惰性生物医用复合材料	聚乙烯、聚甲基丙烯酸甲酯、聚砜	碳纤维	人工关节臼、骨水泥、人工骨
	环氧树脂	碳纤维、氧化铝/不锈钢	骨水泥、人工骨
	聚乙烯、聚酯、尼龙	碳涂层	人造血管
	不锈钢、钛合金	氧化铝、氧化锆涂层	人工心脏瓣膜、人工关节股骨头
	医用生物碳	碳纤维、碳化硅	人工骨、人工牙龈
生物活性复合材料	生物玻璃	不锈钢纤维、钛纤维	人工骨
	生物活性微晶玻璃陶瓷	氧化锆颗粒、碳化硅晶须	人工骨

（续表）

类别	例材		用途
	基体材料	增强体	
生物活性复合材料	羟基磷灰石生物活性陶瓷	聚乳酸、胶原、氨基酸、骨髓细胞	人工骨、骨填料
	羟基磷灰石/胶原	明胶/对苯二酚/甲醛	注入后固化的骨填料
	聚乙烯、胶原	羟基磷灰石颗粒	人工骨、骨填料
	聚甲基丙烯酸甲酯	磷酸盐、硅酸盐、磷灰石、玻璃纤维	骨水泥
	钛基合金、钴基合金、不锈钢	羟基磷灰石、生物活性玻璃陶瓷涂层	人工关节、人工种植牙、接骨板
可吸收生物医用复合材料	聚乳酸	碳纤维	人工韧带、肌腱
	聚乳酸/乙醇酸	聚乳酸/乙醇酸、纤维、羟基磷灰石	骨填料
	明胶/水杨酸盐	磷酸三钙	骨水泥
	胶原/硫酸软骨素	表皮细胞	皮肤粘膜
	硫酸钙	羟基磷灰石	骨填料

5.1.3 生物医用复合材料的命名

复合材料在世界各国还没有统一的名称和命名方法，比较共同的趋势是根据增强体和基体的名称来命名，通常有以下三种情况：

（1）强调基体材料时，以基体材料的名称为主。如树脂基复合材料、金属基复合材料、陶瓷基复合材料等。

（2）强调增强体时，以增强体材料的名称为主。如玻璃纤维增强复合材料、碳纤维增强复合材料、陶瓷颗粒增强复合材料等。

（3）基体材料名称与增强体材料并用。这种命名方法常用来表示一种具体的复合材料，习惯上把增强体材料的名称放在前面，基体材料的名称放在后面。例如："玻璃纤维增强环氧树脂复合材料"，或简称为"玻璃纤维/环氧树脂复合材料"或"玻璃纤维/环氧"，而我国则常把这类复合材料通称为"玻璃钢"。碳纤维和金属基体构成的复合材料叫"金属基复合材料"，也可写为"碳/金属复合材料"。碳纤维和碳构成的复合材料叫"碳/碳复合材料"。

国外还常用英文编号来表示，如 MMC（Metal Matrix Composite）表示金属基复合材料，FRP（Fiber Reinforced Plastics）表示纤维增强塑料，而玻璃纤维/环氧树脂则表示 GF/Epoxy。

5.1.4 生物医用复合材料的特点

复合材料既保持组成材料的各自的最佳特性，又具有组合后的新特征，总结来说复合材料具有以下特点：

1. 比强度、比模量大

复合材料的比强度及比模量远高于金属材料，如碳纤维/环氧树脂复合材料比强度是钢的 8 倍,比模量是钢的 4 倍,具有优良的化学稳定性、减摩耐磨、自润滑、耐热、耐疲劳、耐蠕变、消声、电绝缘等性能。石墨纤维与树脂复合可得到热膨胀系数几乎等于零的材料。

2. 耐疲劳性能好

疲劳是材料在循环应力作用下的性能。复合材料对缺口及应力集中的敏感性小,纤维与基体界面能阻止疲劳裂纹的扩展,可以有效地改变裂纹扩展的方向,因此复合材料具有良好的耐疲劳性能。比如含有 $10\%\sim15\%$ 体积碳纤维的聚乙烯基复合材料的抗疲劳和抗摩擦性能显著地高于聚乙烯。

3. 减振性好

纤维复合材料的纤维和基体界面的阻尼较大,因此具有较好的减振性能。用同形状和同大小的两种梁分别作振动试验,碳纤维复合材料梁的振动衰减时间比轻金属梁要短得多。

4. 有很好的加工工艺性能

复合材料的力学性能可以设计,即可以通过选择合适的原材料和合理的铺层形式,使复合材料构件或复合材料结构满足使用要求。例如,在某种铺层形式下,材料在一方向受拉而伸长时,在垂直于受拉的方向上材料也伸长,这与常用材料的性能完全不同。又如利用复合材料的耦合效应,在平板模上铺层制作层板,加温固化后,板就自动成为所需要的曲板或壳体。

5. 生物相容性好

人体是一个复杂的生理环境,存在影响材料性能的各种因素,当材料植入体内后,与器官直接接触,就会对人体组织产生多种反应;同时人体对材料产生种种影响。对金属材料来说,其主要问题就是腐蚀问题,体内的血液、间质液、淋巴和滑液中均含有蛋白质、有机酸、碱金属和无机盐,其中 Na^+、K^+、Ca^{2+}、Cl^- 等离子均为电解质,可使金属产生均匀或一般腐蚀。而氧化铝和氧化锆等陶瓷具有较高的耐磨性和抗生理腐蚀性,可以用于制造钛合金等人工髋关节的股骨头。等离子喷涂的无机陶瓷-钛基人工种植牙和人工髋关节,赋予钛合金表面良好的生物活性和抗生理腐蚀性能,有效地阻隔金属离子向组织的析出。

6. 力学相容性好

生物陶瓷和金属材料与人体骨相比,其弹性模量过高,力学相容性欠佳,用于承力部位时,由于材料和骨的弹性形变不匹配,常产生应力屏蔽效应,导致植入体松动而失效。模仿人体骨结构制成的羟基磷灰石颗粒增强高相对分子质量聚乙烯人工骨材料,可以通过控制羟基磷灰石含量,调整材料的弹性模量、断裂强度和断裂韧性,使之与自然骨接近,同时又因羟基磷灰石加入而使其具有表面生物活性。

5.2 复合材料成型方法与工艺

复合材料成型工艺具有自身的特点。

(1) 材料的形成与制品的成型常常是同时完成的。复合材料的生产过程,也就是复合材料制品的生产过程。

(2) 在形成复合材料之前,增强体常是纤维、织物或颗粒,在复合过程中,增强体通过其表面与基体相粘结,并固定于基体中,其物理、化学形态及几何形状通常是不变化的,但会受到复合过程中机械作用及湿热效应的影响;与此有显著区别的是,基体材料在复合材料形成过程中要经历从状态到性质的巨大变化。由于基体材料的不同(如金属基、高聚物基、陶瓷基等)变化程度差异较大。

(3) 在增强体与基体之间的结合界面上,一般有润湿、溶解和化学反应发生,其界面结合情况对复合材料的性能有着很大的影响。

由于以上的特点,对复合材料的成型工艺方法有一些要求:首先工艺方法能提供基体材料从原料状态到最终状态转化的合适条件,并实现与增强体的界面结合、不产生气泡,或能将所产生的气泡顺利排出,不会导致复合材料中产生空隙;其次在加工过程中,增强体表面应能实现与基体的界面结合,并能按预定的方向和层次排列,均匀地分布于基体材料中,形成致密的整体,在工艺过程中,对增强体的机械损伤和湿热影响要减到最低限度;最后要为制品提供要求的尺寸、形状及表面质量。

5.2.1 高分子基复合材料的成型方法和工艺

高分子基复合材料成型,通常采用两种方法,即一步法和二步法。一步法是由原材料直接形成复合材料。二步法则是对原材料进行预加工,使之形成半成品,然后由半成品成型复合材料制件。将原材料经过一定的加工制成干态半成品材料的过程称为半成品工艺。半成品是生产过程中的一种中间材料,按处理方法不同可将中间材料分为预浸料和稠化料两类。高分子基复合材料制品的生产流程如图5-3所示。

高分子基复合材料的制造流程中成型工序包括成型作业、固化、脱模。制件成型固化工艺:成型,即将预浸料按产品的要求,铺置成一定的形状,一般就是产品的形状;固化,即把已铺置成一定形状的叠层预浸料,在温度、时间和压力等因素影响下使形状固定下来,并能达到预期的性能要求。

在高分子基复合材料的制备过程中,根据增强材料形状不同,包括有颗粒状填充增强的成型制备技术和纤维增强聚合物制备技术两种。前者的主要制备方法有机械共混法、聚合填充法、嵌段聚合法;后者主要制备方法有手糊成型、压制成型、缠绕成型等。如表5-2所示,列出了几种高分子基医用复合材料的制备和成型工艺。

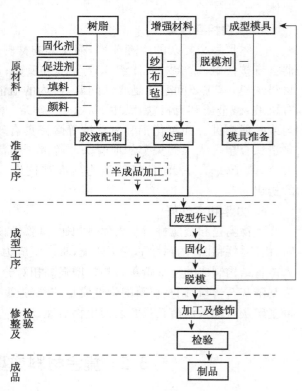

图5-3 高分子基复合材料制品的生产流程

表 5-2　高分子基生物医用复合材料的制备与成型工艺

制备与成型	主要技术工艺	对材料的要求	特　点
溶液浇注法	浇注成型工艺	原材料可溶	与颗粒沥滤技术结合可制备多孔三维组织工程支架,球型孔,盐颗粒留在基体上
原位缩聚法	酯交换和缩聚反应	热塑性	可制备纳米级复合材料,产品纯度高,基体可为共聚物
多组分溶液法	官能团固定作用	可溶性	聚合物提供的官能团起到锚定增强体的作用,制备过程涉及反应均为溶液
薄膜成层法	溶剂粘结	可溶性	可制备多孔三维支架,孔结构不规则
融化成型法	成型	热塑性	可制备三维多孔支架,孔径范围较大,孔隙率高
挤出成型法	挤出技术	热塑性	可制备三维多孔支架,孔径小于 $100~\mu m$,球形孔,盐颗粒留在基体上
乳剂冷冻干燥法	浇注成型	可溶性	可制备高体积分数的三维连通微孔结构
热导相分离法	浇注成型	可溶性	可制备高体积分数的三维连通微孔结构
超临界流体技术＋颗粒沥滤法	浇注成型	非晶态	连通孔结构与小部分的非连通孔结构并存
熔融沉积模型	固体自由制造	热塑形	可制备多层的 100% 的三维连通大孔结构

下面详细介绍生产中常用的几种成型工艺,即①手糊成型;②喷射成型;③缠绕成型;④挤拉成型;⑤连续成型;⑥袋压成型;⑦挤出成型。

(1)手糊成型:在模具上涂刷含有固化剂的树脂混合物,再在其上铺贴一层按要求剪裁好的纤维织物,用刷子、压辊或刮刀压挤织物,使其均匀浸胶并排除气泡后,再涂刷树脂混合物和铺贴第二层纤维织物,反复上述过程直至达到所需厚度为止。

(2)喷射成型:将分别混有促进剂和引发剂的不饱和聚酯树脂从喷枪两侧(或在喷枪内混合)喷出,同时将玻璃纤维无捻粗纱用切割机切断并由喷枪中心喷出,与树脂一起均匀沉积到模具上。

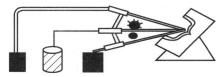

图 5-4　喷射成型原理

(3)缠绕成型:缠绕成型是一种将浸渍了树脂的纱或丝束缠绕在回转芯模上、常压下在室温或较高温度下固化成型的一种复合材料制造工艺。

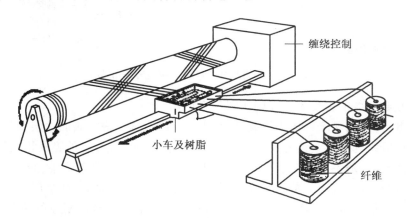

图 5-5　缠绕成型原理

（4）挤拉成型：将预浸纤维连续地通过模具，挤出多余的树脂，在牵伸条件下进行固化。

（5）连续成型：把连续纤维不断地浸滞树脂并通过口模和固化炉固化成棒、板或其他型材。

（6）袋压成型：在模具上放置预浸料后，通过软的薄膜施加压力而固化成型。

（7）挤出成型：是热塑性塑料主要加工方法之一。干燥的热塑性塑料（粉料或粒料）从料斗进入挤出机加热料筒，料筒中螺杆旋转，物料沿螺槽前移。前移过程中物料受机械剪切作用摩擦热和料筒加热逐渐熔融成熔体，熔体受螺杆轴向推力的作用通过机头和口模，获得与口模形状相似的连续体。

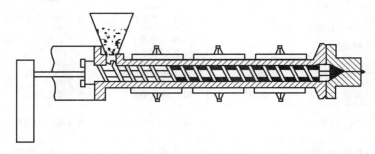

图 5-6　挤出成型工艺示意

5.2.2　金属基复合材料的成型方法和工艺

金属基复合材料的制造方法可大致分为固相法、液相法和单向凝固法，如图 5-7 所示。

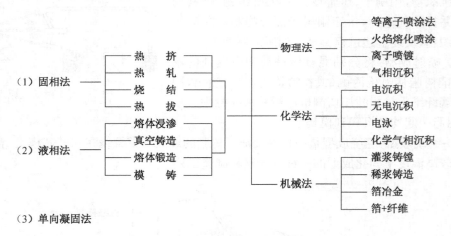

图 5-7　金属基复合材料的制备方法分类

金属基复合材料的主要制造程序如图 5-8 所示。

由图 5-8 可知，对于增强体为纤维，要预先对纤维增强体进行表面涂层和预成型。金属基复合材料中纤维与金属基体容易发生化学反应，于界面形成有害的脆性相，影响材料的机械性能；另外纤维一般不能被液态金属润湿，为控制界面反应，改善纤维与金属基体之间润湿性，一般采取在纤维表面涂覆涂层或浸渍溶液处理。涂层有金属、非金属以及复合涂层几种。其中金属涂层与基体金属液间的润湿性好，但易被溶解而难以阻止纤维与基体金属的

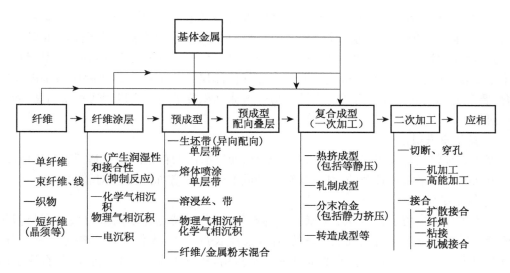

图 5-8 复合材料主要制造程序

化学反应。

金属材料与机体的亲和性、生物相容性较差,在体液中存在材料腐蚀等。因此,除进一步优化材料的整体性能外,必须通过表面涂层、离子注入等技术进行表面处理。自国外1931 年发表生物氧化物涂层的以来,涂层的技术和种类已得到不断的丰富和发展,但材料与骨组织之间的结合性能以及涂层与基体之间的界面结合性能仍是目前金属基复合材料的研究重点。下面介绍一下金属表面形成 HA 涂层的方法。

1. 等离子喷涂法

等离子喷涂法的工作原理是利用阴阳极产生的电弧将气体电离成高速、高能的等离子气流,在气流中加入 HA,HA 在极短的时间内被熔化、加速并最终沉积到钛基底面,随后快速冷却形成涂层。等离子喷涂 HA 涂层具有喷涂时间短、涂层与基底结合强度高(可达40～60 MPa)的优点。但也有如下缺点:①等离子喷涂是线型工艺,在用于多孔或形状复杂的基底时,涂层难以均匀一致;②高温过程易使 HA 发生分解,在涂层中产生杂相;③高温冷却后基底与涂层界面会存在很大的残余应力;④涂层结构的致密度较低,植入人体后,生物液体容易沿连通孔隙渗透到基底界面,造成界面腐蚀,引起涂层剥落;⑤原始材料要用较为昂贵的高纯度 HA 粉末。

2. 激光熔覆法

激光熔覆法是在金属基体上首先预置涂覆 $CaCO_3$ 与 $CaHPO_4 \cdot 2H2O$ 的混合粉末,利用激光器在优化的熔覆工艺下合成 HA 等生物活性陶瓷的复合涂层,其合成原理为:

$$6CaHPO_4 + 4CaCO_3 \longrightarrow Ca_{10}(PO_4)_6(OH)_2 + 2H_2O + 4CO_2 \quad (1)$$

但是实际发生的反应不仅复杂,而且难以控制。同时,激光熔覆输出功率的稳定性等还有待于进一步改善。

3. 电泳沉积法

电泳沉积的工艺是将适量的 HA 加入一定量 NaOH 溶液中,用适量的 HCl 使溶液的pH 值降至 4 左右,溶液温度保持在 25 ℃～65 ℃。在施镀前用磁力搅拌器搅拌 2 h,使 HA

充分溶解,过滤后倒入电解池,以饱和甘汞电极为参考电极,铂片为阳极,医用钛合金为阴极,在钛合金上沉积 HA 涂层。该法的缺点是一般不能直接使涂层与基体产生牢固的结合,通常沉积后还需进行后续热处理以强化结合力。在水溶液中反应得到的沉积层较厚,容易聚集成较大颗粒,而且水易被电解而放出氢气使涂层结构疏松。为使涂层与基体能紧密结合,要对电解液的组成进行优化设计。另外电泳沉积技术的反应机理还不太清楚,尚待进一步研究。

4. 离子束溅射法

离子束溅射法是采用离子束轰击生物靶材,使溅射出的粒子沉积在基板表面形成涂层。这种方法通常用来制造较薄的涂层,其缺点是成本较高,所形成的膜相对较薄。

5. 仿生矿化法

仿生矿化法模仿了自然界生理磷灰石的矿化机制,其特点在于磷灰石层是在类似于人体环境条件的水溶液中自然沉积出来的,在涂层生长过程中,人们还加入各种有机高分子,通过有机大分子和无机物离子在界面处的相互作用,从分子水平控制类骨磷灰石涂层的生长。仿生法前处理使基体表面带上功能团,然后将基体浸入模拟体液,钙磷化合物在功能化表面上发生均相、异相成核生长,形成类骨磷灰石层。该法具有许多其他方法无可比拟的优越性:①仿生磷灰石层沉积于类似人体组织的环境条件,其成分更接近人体的骨无机质,可望具有好的生物相容性和骨结合能力;②仿生矿化法在低温下进行,可避免高温过程引起的相变和脆裂,有利于增强基体金属和陶瓷涂层之间的结合力;③低温环境使共沉积蛋白质等生物大分子成为可能;④利用仿生技术可在形状复杂和多孔的基体上形成均匀的涂层;⑤所需设备简单、操作方便、沉积工艺易控制、费用较低。

6. 溶胶—凝胶法

溶胶—凝胶法是将涂层物质或其前驱体制成溶胶,使之均匀覆盖于基板的表面,由于溶剂的迅速挥发及后续的缩聚反应而凝胶化,再经干燥和热处理,以获得所需的涂层。如采用 $Ca(NO_3)_2$ 和 P_2O_5 的乙醇溶液或 H_3PO_4,经过浸渍法将此溶液涂覆到钛合金基板上,经干燥和热处理,即可得到 HA 涂层。溶胶—凝胶法有很多优点:①用料少,成本低;②操作过程简单,操作环境好,无粉尘、无噪音;③工艺设备简单,不需要任何真空设备或其他昂贵设备;④工艺过程温度低,烧成温度比传统方法低 400 ℃～500 ℃,节能降耗十分显著;⑤易于在各种形状、材料的基体表面制备大面积涂层,对于形状复杂的材料尤其有利;⑥易于控制成分及微观结构,材料组分均匀性好,可以达到分子或原子级水平;⑦从同一种原料出发,改变工艺过程可制备出微粉、纤维、薄膜、致密块体和多孔气凝胶。因此,Sol-gel 工艺是一种适于制备宽范围亚结构的较完善的技术,近些年来在合成钙磷酸盐以及制备生物活性涂层方面也得到了广泛的关注。

由于医用金属材料经过多年的临床应用,仍然存在许多问题,除了医用材料常见的宿主反应以外,主要还是由金属腐蚀和磨损直接或间接造成的。医用金属材料中均含有较多的合金化元素,但它们在人体中所允许的浓度非常低。这些合金化元素多呈强的负电性,能够变化其电子价态并与生物体内的有机物或无机物质化合形成复杂的化合物(有些含有强烈的毒性)。当金属材料植入人体以后,由于腐蚀、磨损等导致金属离子溶出,金属离子进入组织液里会引发一些生物反应,如组织反应、血液反应和全身反应,表现为水肿、血栓栓塞、感染及肿瘤等现象。金属基的生物医用复合材料主要在改善金属材料的生物相容性,其中有无毒性元素的金属合金开发,以及金属表面改性方面。具体案例请见第 2 章。

5.2.3　陶瓷基复合材料的成型方法及工艺

陶瓷基复合材料的成型方法有四类:第一类是传统的混合方法和粘合液浸渍方法。短纤维和晶须增强复合材料多采用直接混合然后固化的方法。纤维增强玻璃和玻璃陶瓷基材料加工采用粘合液浸渍方法预成形,然后热压固化。但这种技术对耐热基体不太合适,因为过高的热压温度易使纤维受氧化和产生损伤。第二类是化学合成技术。如溶胶—凝胶方法和高聚物先驱体热解工艺方法。前者指从化学溶液和胶体悬浮液中形成陶瓷的方法。这种方法可用来涂覆纤维,加工温度比第一种技术低。第三类是熔融浸润方法。它与金属基、高分子基复合材料的常规加工方法相似,这也要求陶瓷基体熔点不能太高。第四类是化学反应形式的方法,有化学气相沉积(CVD)、化学气相浸润(CVI)和反应结合法。这类技术的缺陷是形成结构的速率低。

上述各种方法都要求一定的温度以固化陶瓷,普遍的问题是增强体与基体间界面结合情况难以控制,在工艺过程中易发生界面反应使增强体退化、而这正是高性能陶瓷基复合材料的关键因素。

1. 热压烧结成型法

热压烧结成型是使松散的或成型的陶瓷基复合材料混合物在高温下通过外加压力使其致密化的成型方法。加压方法为纵向(单轴)加压。热压时导致复合材料致密化的可能机制是基体颗粒重排、晶格扩散和包括粘滞变形的塑性流动。究竟哪种机制起主要作用,则因复合材料体系和烧结的不同阶段而异。有效的压力作用可促进陶瓷基体的致密化,同时使增强体容易发生位移,从而获得接近理论密度的复合材料。

热压设备通常采用间隙式的热压炉,大规模生产则用连续式的热压炉。按热压材料的要求选择不同的热压模具材料。对结构陶瓷主要用高强石墨,功能陶瓷则主要用氮化硅、碳化硅陶瓷或高温合金等材料。

热压烧结的重要参数有热压温度、保温时间、压力、气氛和升降温速率。热压烧结与无压烧结相比,能降低烧结温度。缩短保湿时间,使基体的晶粒较细;热压烧结能获得高致密度、高性能的复合材料;材料性能的重复性好,使用可靠,控制热压模具的尺寸精度能减少复合材料的加工余量;其缺点是只能制造形状简单的零件;模具的消耗大,一次只能单件或少件烧结,成本较高;由于热压压力的方向性,材料性能有方向性,垂直于热压方向的强度往往比平行于热压方向的强度要大些。

2. 热等静压烧结法

热等静压(Hot Isostatic Pressing, HIP)是一种集高温、高压于一体的工艺生产技术,加热温度通常为 1 000 ℃～2 000 ℃,通过以密闭容器中的高压惰性气体或氮气为传压介质,工作压力可达 200 MPa。在高温高压的共同作用下,被加工件的各向均衡受压。故加工产品的致密度高、均匀性好、性能优异。同时该技术具有生产周期短、工序少、能耗低、材料损耗小等特点。

3. 固相反应烧结成型法

固相反应烧结成型是通过固相化学反应,使反应物直接得到复合材料的一种烧结工艺方法。固相反应烧结是以生成物烧结体与反应物进行固相化学反应而同时完成材料的烧结。利用固相反应烧结可以在比基体烧结温度低很多的温度下,用无压烧结,不加或少加烧结助剂,而得到复合材料的烧结体。避免增强纤维、晶须、颗粒的损伤。固相反应烧结具体工艺是将反应物粉末与增强体混合均匀,在某一温度下是反应物发生固相化学反应,同时发生物质传递,填补空隙,基体与增强体紧密结合即得到复合材料的烧结体。另外也有在固相反应时,同时生成基体和增强体,并形成复合材料。

固相反应烧结通常可以在电阻炉中进行,高温反应烧结时一般需保持一定的气氛,如 Ar 气氛,N_2 气氛等。反应物粉末需纯度高、颗粒细、有较高的反应活性,也可添加一些催化剂加速固相反应的进行,并需注意控制产物的气孔率。固相反应烧结重要的参数:温度、时间、升温速率、气氛控制(气氛的成分、压力、流态等)。

应用固相反应烧结一方面可以在较低温度下制备出基体本身有较高熔点、较难烧结的复合材料,另一方面适合于制备出形状复杂、尺寸精度要求较高的陶瓷基复合材料部件。例如用 $ZrSiO_4$ 和 Al_2O_3 进行固相反应烧结,得到 ZrO_2 增韧莫来石复合材料,该反应在 1 400 ℃ 左右就可以进行。而直接将 ZrO_2 和莫来石粉末烧结需热压且升温至 1 700 ℃ 左右。固相反应烧结的材料一般气孔率比较大,适用于多孔材料的制备。

4. 溶胶-凝胶成型法

溶胶凝胶法即将含有多种组分的溶液,通过物理或化学的方法,使分子或离子成核制成溶胶,在一定的条件下,再经凝胶化处理,获得多组分的复合相的凝胶体,经烧结后或得所需组分的陶瓷基复合材料。采用溶胶-凝胶法制备复合材料,通常有两种:一种是先制得复合陶瓷粉末,经成型,烧结而获得陶瓷基复合材料;另一种是将复合的溶胶相经凝胶化后直接烧结制得整块陶瓷基复合材料。制备复合凝胶体可以使复合各项原子或分子级均匀混合,共同形成溶胶和凝胶;亦可以是复合其中的一相以微粒或纤维的形式存在,而另一相则是通过溶液的成核和生长形成溶胶,该种溶胶将均匀地分散在颗粒或纤维的表面,经凝胶化处理后形成复合相。

溶胶-凝胶法制备陶瓷基复合材料的主要工艺为:选择合适的前驱反应物,控制溶液的浓度、pH 值、气氛,分散剂、胶溶剂的选用,团聚体的去除以及复合各相的分散状态等,对直接由凝胶化制成反应物,需控制溶胶到凝胶体过程中溶剂的蒸发速度等,以获得陶瓷基复合材料。

溶胶凝胶法不仅使各组分能高纯、超细、均相地分子级或包裹式复合,而且所得陶瓷材料性能良好,溶胶凝胶法可广泛地应用于颗粒-基质相、颗粒纤维基质相等的陶瓷复合材料的制备。该方法缺点是工艺过程比较复杂。

5. 高聚物先驱体热解成型法

高聚物先驱体热解成型是通过对高聚物先驱体(通常是有机硅高聚物先驱体)进行热解,直接获取块状陶瓷材料的工艺方法。除单相陶瓷材料外,应用该方法还可获得粒子弥散复相陶瓷和纤维补强陶瓷基复合材料。传统的陶瓷材料制备均需通过粉料制备,混料,干燥,成型,烧结一系列工艺。不仅工艺复杂,工艺条件要求高,而且工艺影响因素多,重复性差,难于制备形状复杂的制件。应用高聚物先驱体热解方法可以直接制备陶瓷块状体材料,此成型法具有烧成温度低,成型容易,工艺重复性高等优点,近年来发展迅速。常用的方法有两种:一种是制备纤维增强复合材料,先将纤维编织成所需形状,然后浸渍上高聚物的先躯体,热解,再浸渍,热解,如此循环。另一种是用高聚物先躯体与陶瓷粉体直接混合,模压成型,再进行热解获得所需材料。缺点是前者周期较长,后者气孔率高,收缩变形大,两者均难于得到具有较高密度的材料

6. 化学气相沉积(CVD)

化学气相沉积(CVD)方法指的是两种或两种以上的气态原材料导入到一个反应室内,然后他们相互之间发生化学反应,形成一种新的材料,沉积到晶片表面上。如淀积氮化硅膜(Si_3N_4)是由硅烷和氮反应形成的。化学气相沉积技术常常通过反应类型或者压力来分类,包括低压化学气相沉积(LPCVD),常压化学气相沉积(APCVD),亚常压化学气相沉积(SACVD),超高真空化学气相沉积(UHCVD),等离子体增强化学气相沉积(PECVD),高密度等离子体化学气相沉积(HDPCVD)以及快热化学气相沉积(RTCVD)。对于金属-陶瓷基复合材料制备需要用到金属有机物化学气相沉积方法(MOCVD),MOCVD成长薄膜时,主要将载流气体通过有机金属反应源的容器时,将反应源的饱和蒸气带至反应腔中与其他反应气体混合,然后在被加热的基板上面发生化学反应促成薄膜的成长。

7. 自蔓燃高温合成法(SHS)

利用两种以上物质反应的生成热,以连续燃烧的形式形成的高温来合成材料。其优点是产品的纯度高、能耗低以及工艺过程比较简单。如果同时施以加压力,则可以得到高密度的燃烧产品,这已被制取 TiC、TiB_2 和 SiC 的研究所证实。此外,关于金属间化合相的燃烧合成的近期研究表明,靠伴随燃烧过程的物理过程,有效地控制最终产品的孔隙率有可能实现。除了上述优点,据称,燃烧合成能够制取具有超性能的材料。

5.3 高分子基生物医用复合材料

高分子基生物医用复合材料的出现与发展是生命科学与材料科学研究进展的必然产物,也是人工器官和人工修复材料、骨填充材料开发与应用的必然要求。其特点是利用高弹性模量的无机生物材料增强高分子材料的刚性,并赋予其生物活性,同时保留高分子材料自身的可塑性。这类材料可以根据材料植入部位或置换要求进行材料的设计,合理调配高分子材料的种类和制备方法,满足临床的需求。

5.3.1 概述

目前常见的高分子基生物医用材料主要有无机-高分子复合生物医用材料,高分子-高分子复合生物医用材料。

高分子材料之所以需要增强体与之复合,主要是因为高分子本身的力学性能不能满足临床应用需求,如不能单独替代硬组织、与天然骨的机械性能不相容,而且即使作为软组织或其他领域应用,在长期的人体负荷和循环重复承载下,也不能达到要求。因此需要与无机材料和高分子颗粒、纤维等增强。表5-3列举了一些高分子基生物医用复合材料的力学性能。

表 5-3　高分子基生物医用复合材料机械性能

材　　料	极限抗拉强度 /MPa	弹性模量 /GPa	延伸率
多羟基丁酸酯/羟基磷灰石,30% w/w	67	2.52	2.65%
8%~24%羟基戊酸酯和羟基丁酸酯共聚物/羟基磷灰石,30% w/w	62~63	2.75~0.47	2.25%~5.42%
化学偶联羟基磷灰石/聚乙烯,7%~40%填充物	18.34~20.67	0.88~4.29	2.6%
磷酸钙/聚乳酸,0~25% v/v	30~60	—	5%~18%
聚丙烯酸/羟基磷灰石	1~5	—	
聚丙烯酸/原位羟基磷灰石,40%~70% w/w	20~60	1~1.8	2%~6%
聚乳酸/羟基磷灰石,10%~30% w/w	—	0.296~2.48	36.1%~93.2%
聚乳酸/羟基磷灰石纤维,0~70% w/w	—	3.5~11	0.006%~0.037 5%
淀粉-乙烯醇塑料/羟基磷灰石,10%~30% w/w	42.3~30.2	1.8~7.0	

5.3.2　无机-高分子复合生物医用材料

作为高分子复合材料的无机填料有:碳纤维、偏磷酸钙晶须、碳酸钙、滑石粉、蒙脱土、二氧化钛、玻璃纤维、羟基磷灰石、二氧化硅、云母粉、高岭土等。

1. 碳纤维-高分子复合材料

碳纤维主要是由碳元素组成的一种特种纤维,是由含碳量较高,在热处理过程中不熔融的人造化学纤维,经热稳定氧化处理、碳化处理及石墨化等工艺制成的。其含碳量随种类不同而异,一般在90%以上。碳纤维具有一般碳素材料的特性,如耐高温、耐摩擦、导电、导热及耐腐蚀等,但与一般碳素材料不同的是,其外形有显著的各向异性、柔软、可加工成各种织物,沿纤维轴方向表现出很高的强度。碳纤维比重小,因此有很高的比强度。碳纤维是一种力学性能优异的新材料,它的比重不到钢的1/4,碳纤维树脂复合材料抗拉强度一般都在3 500 MPa以上,是钢的7~9倍,抗拉弹性模量为23 000~43 000 MPa亦高于钢。因此CFRP的比强度即材料的强度与其密度之比可达到2 000 MPa/(g/cm³)以上,而A3钢的比强度仅为59 MPa/(g/cm³)左右,其比模量也比钢高。

纳米碳纤维作为增强相加入到高分子基体中形成的生物医用复合材料。碳纤维具有优良的传导性,可用于设计更具效果的神经修复体。碳纤维增强凝胶是一种生物相容性好、力学性能和溶胀性能能良好并且容易加工成型的生物复合材料。碳纤维增强甲基丙烯酸甲酯(PMMA)复合材料,与单纯的PMMA相比,其抗拉强度和弹性模量分别提高50%和40%,抗疲劳和蠕变性能也大大提高。因此材料是一种优良的颅骨修复材料。

2. 二氧化钛-高分子复合材料

二氧化钛(TiO₂)是一种重要的无机材料,它无毒、无味,对于紫外光具有很好的屏蔽作用,吸收紫外光后不分解、不变色、具有优良的稳定性和持久性,而且 TiO₂ 还具有有良好的生物相容性及其与细胞的积极的相互作用,二氧化钛是医用高分子的良好添加剂。聚乳酸(PLA)与 TiO₂ 的复合材料能够提高 PLA 纤维膜的断裂强度;在光催化条件下,TiO₂/PLA

复合纳米纤维膜对大肠杆菌和金黄色葡萄球菌表现出良好的抗菌性能。

3. 氧化镁-高分子复合材料

氧化镁是一种无机材料,具备高硬度和高熔点的特点,氧化镁除了在催化、光电等领域应用外,还可以作为吸附有毒化学物质,并且可以提高其复合材料的热稳定性。

4. 羟基磷灰石-高分子复合材料

羟基磷灰石,又称羟磷灰石、碱式磷酸钙,是钙磷灰石$[Ca_5(PO_4)_3(OH)]$的自然矿物化。羟磷灰石是人体骨骼组织的主要无机组成成分。植入体内后,钙和磷会游离出材料表面被身体组织吸收,并生长出新的组织。牙齿表面的珐琅质的主要成分亦是羟磷灰石,羟基磷灰石具有优良的生物相容性和生物活性,并可作为一种骨骼或牙齿的诱导因子,不仅在口腔保健领域中对牙齿具有较好的再矿化、脱敏以及美白作用,还在骨替代材料、整形和整容外科、补钙剂等牙齿或骨骼成分的尖端新材料的制备上。然而羟基磷灰石由于其脆性、较低的强度及较慢的降解速率和骨诱导作用限制了在临床上的应用。因此羟基磷灰石-高分子复合材料兼具有羟基磷灰石优良的生物性能和高分子材料的良好的力学性能、加工性能,称为口腔和骨材料的研究重点。目前广泛研究的与羟基磷灰石复合的生物高分子有聚乳酸、聚己内酯、聚乙交酯、聚乙烯、聚甲基丙烯酸甲酯、壳聚糖、胶原蛋白等。

其中羟基磷灰石-胶原复合材料具有较高的骨诱导性、加速骨重塑过程,将其植入体内,能有效的缩短骨整合时间。

羟基磷灰石-聚乳酸复合材料相比单纯的聚乳酸具有较好的硬度和刚性,并且由于羟基磷灰石的复合延缓材料的早期降解速度,便于骨折早期愈合,随着聚乳酸的降解吸收,羟基磷灰石在体内逐渐转换为自然骨结合,提高材料的生物相容性;并且可以提高材料对 X 射线的显影作用,便于临床观察。

羟基磷灰石-聚乙烯复合材料,由于羟基磷灰石的掺入,使具有生物惰性的聚乙烯具有生物活性,而称为一种生物活性材料,用于临床骨修复。

羟基磷灰石-聚甲基丙烯酸甲酯复合材料作为有机骨水泥迄今应用了 30 多年,它的应用对人工关节起过巨大的推动作用。但由于骨水泥与骨结核性较差,目前使用的聚甲基丙烯酸甲酯防止人工关节的晚期松动的效果并不理想,对此国内外均对复合材料进行改性,使其具有多孔结构,以便骨组织能长入骨水泥中获得生物学固定,对人工骨的松动起到一定的缓冲作用。

5. 生物活性玻璃-高分子复合材料

生物活性玻璃是一种能在玻璃中析出氧氟磷灰石和针状硅灰石晶相的微晶玻璃,具有良好的生物亲和性和强度,植入机体后,可与骨组织形成牢固的化学键合。研究表明生物玻璃增强高密度聚乙烯复合材料与骨相似的力学性能。

6. 层状硅酸盐-高分子复合材料

层状硅酸盐具有高度有序的晶格排列,层状硅酸盐片层间吸附有大量金属阳离子(如Na^+,K^+等),该类阳离子具有天然的亲水性,同时其具有极强的反应活性,与长链的烷基铵盐、季铵盐及季膦盐阳离子发生离子交换,容易得到疏水性的有机硅酸盐,提高了其与聚合物的相容性。层状硅酸盐与聚合复合,可以提高复合材料的热稳定性,改善材料的结晶性能、降解性能。随着层状硅酸盐的加入,使气体分子在 PLA 基体内的扩散路径变的弯曲,从而提高了 PLA 层状硅酸盐纳米复合材料的气体阻隔性。研究发现,气体在 PLA/MMT 复合材料中的渗透性随着其动力学直径的增加而增加,顺序为 $N_2 > O_2 > CO_2$,其中 CO_2 的渗透性最小。

5.3.3 高分子-高分子复合生物医用材料

1. 有机纤维-高分子复合材料

Aramid 是芳香族聚酰胺纤维的总称,其中最有名的是 Kevlar、Nomex、Twaron。Kevlar 是利用聚对苯二甲酰对苯二胺的硫酸溶液从空气中进入水浴凝结纺丝而成。Aramid 纤维不仅具有轻(密度为 1.44 g/cm³)、硬(模量高达 190 GPa)、强(拉伸强度大约 3.6 GPa)的特点,而且具有抗冲击、耐磨损。Aramid 纤维的缺点是易吸湿,其耐压强度大约只有拉伸强度的 1/8。Aramid 纤维复合材料已经商业化,并应用于需要高拉伸强度和硬度、抗损坏、抗疲劳和抗应力断裂的领域。目前应用于齿科和韧带修复。

2. 聚乙烯纤维

由高密度聚乙烯纺制成的聚烯烃纤维,又称乙纶。结晶度 > 85%,斜方晶系,密度 0.95～0.96 g/cm³,熔融温度 124 ℃～138 ℃,玻璃化温度 -75 ℃～-120 ℃,纤维性能分普通型和高强高模型,普通型纤维强度 4.4～7.9 GPa,模量 31～88.3 GPa,断裂伸长 8%～35%。线型聚乙烯一般以 $Al(C_2H_5)_3$-$TiCl_3$ 为催化剂,常压定向聚合而成,纤维成型前者用熔体纺丝法,后者以超高分子量聚乙烯为原料,用凝胶纺丝法或超拉伸法。溶剂有十氢萘、石蜡油、石蜡和煤油。纤维用途,前者用于制造绳索、渔网、过滤布和包装袋;后者用于制造防弹服及防弹制品、防切割织物、缆绳和渔网。

医用聚乙烯纤维-聚乳酸复合材料用于兔的肌肉植入和兔的跟腱修复实验,经电镜观察和 X 射线能谱分析,确定超高相对分子量聚乙烯纤维增强聚乳酸复合材料具有良好的生物功能和生物相容性。观察肌肉植入 90 d 后,炎性细胞反应和囊壁形成均在 I 级以下,兔跟腱修复 6 周后,功能恢复良好并形成了类腱组织。该复合材料作用人工腱,用于修复兔跟腱手术缝合不打结、不断裂,其中的纤维作用永驻体内代用品,在体液和生理应力下不降解、碎裂和老化,不产生任何伤害。

3. Dacron

"的确良"是"Dacron"的粤语音译,也称为涤纶,用于制造人造血管。由于存在生物相容性的问题,只能在直径大于 6 mm 才可使用,否则因材料界面与血液发生生物反应而堵塞。

4. 聚乙酸羟基乙酸共聚物-胶原的复合材料

Ruszcaak 等成功制备了聚乙酸羟基乙酸共聚物(PLGA)-胶原的复合材料。其制备方法是首先制备 PLGA 的带药微球,再将制备好的微球分散于含有胶原和庆大霉素的分散液中,再将混合溶液冷冻干燥得到均一的胶原/PLGA 微球植入体。

5.4 无机非金属基生物医用复合材料

无机非金属材料,由于其无毒副作用,与生物组织有良好的生物相容性、耐腐蚀性和耐磨性,越来越受到重视。目前,生物体内近似惰性生物材料、活性生物材料、可吸收生物材料已经应用于人体硬组织(如骨和齿)的替换、修补,与金属、高分子材料相比,显示出特有的生物学性能,但生物无机非金属材料的脆性,使其应用受到限制。生物无机非金属材料与无机复合材料常以氧化物陶瓷、非氧化物陶瓷、生物玻璃、生物玻璃陶瓷、羟基磷灰石、磷酸钙等材料为基体,以某种结构形式引入颗粒、晶片、晶须或纤维等增强体材料,通过适当的工艺,改善或调整原基体材料的性能。目前常见的无机非金属材料基生物医用复合材料主要有:惰性无机非金属/活性无机非金属的复合材料、活性无机非金属/活性无机非金属复合材料、金属生物医用材料增强活性无机非金属生物医用复合材料。

5.4.1 概述

无机非金属材料基生物医用复合材料制备方法和成型工艺与传统的陶瓷制备工艺相似,但是制备过程中加入的成型辅助剂不同,无机非金属基生物医用复合材料一般加入甲基纤维素、聚乙烯醇、羧甲基纤维素、聚乙二醇、石蜡等。成型工艺按加载方式分为模压(干压)、挤压、流延、注射、压注、冷等静压和热等静压等。无机非金属基生物医用复合材料的制备工艺与材料的应用目的、范围及材料自身的性能相关,因此根据材质采用不同的制备方法,形状复杂的材料选用流动性好的浇注法、注射法;体积较大的材料用挤压、浇注、塑胚法;精密尺寸的材料用注射、压注法等。常用的无机非金属基生物医用复合材料的制备方法和成型工艺见表 5-4。

表 5-4 常用无机非金属基生物医用复合材料的制备与成型方法

成型方法	基本过程	材料	特点
模压成型法	沿单轴方向将金属模具中的无机材料粉末压缩成一定形状和尺寸的压坯	一般无机材料	成型形状简单和尺寸较小的制品
注浆成型法	将浆料注入石膏模内,然后使它缩水干燥而得到复合材料	一般无机材料	适于形状复杂、精密尺寸和粗糙度低的制品,但产量小
冷等静压成型法	利用高压泵把液体介质压入钢制的高压密封容器内,弹性模套内的粉料在各个方向上同时受到液体传递的均衡压力,从而获得密度分布均匀的、强度较好的压坯	$HA+ZrO_2$	可成型复杂的形状和尺寸的制品,摩擦、磨损及成型压力小,模具易制作,浆料无须干燥
无压烧结法	将原料在乙醇溶液中混合,搅拌至完全挥发掉溶剂后在无压下进行高温或低温烧结	生物玻璃+ZrO_2,$HA+ZrO_2$	制备工艺简单,成型条件方便可调
火花等离子烧结	将射频感应等离子烧结制备的粉料置于钢模中,在高温下进行火花等离子烧结	$HA+ZrO_2+CaP$	可制备超细无机复合材料颗粒,机械性能优越,微结构致密
Pechini工艺	在聚合物前驱体和离子网状改性剂存在条件下形成网状结构过程	$ZrO_2+Al_2O_3$	可制备纳米级复合材料,机械强度高

5.4.2 惰性无机非金属/活性无机非金属复合材料

1. ZrO_2-HA 复合材料

ZrO_2-HA 复合材料使氧化锆材料的高强度、高韧性和 HA 的生物活性有机地结合起来。将 $Ca_3(PO_4)_2$ 和 $Ca(OH)_2$ 粉以不同的比例混合后,加入不同量的 ZrO_2 粉,制成料浆后球磨,然后压制,经预烧结合成 HA,再在不同温度烧结来合成 ZrO_2/HA 复合材料。用烧结法制备了 HA-ZrO_2 二元体系复合生物陶瓷材料,其抗折强度达到 120 MPa,断裂韧性值为 1.74 MPa·m$^{-1/2}$,几乎为纯 HA 的两倍,接近骨组织(致密骨的抗折强度为 160 MPa,断裂韧性值为 2.2 MPa·m$^{-1/2}$)。ZrO$_2$-HA 复合材料的表面较为粗糙,且表面是多孔状的,分布着大小为 2～25 μm 的孔洞。复合材料粗糙的表面可增加复合材料在生物体内与其周围组织的有效接触面积;另一方面由于生物组织本身具有非常大的比表面积,故复合材料粗糙的表面与生物组织间的界面相互作用就越大。故粗糙的表面有利于其在生物体内与周围组织的结合,而表面粗糙度越大,则与生物组织的有效接触面积以及相互作用就越强,能为新生骨组织的长入和结合提供有利条件,从而提高复合材料的生物相容性。

2. 碳纤维-TCP 复合材料

利用硝酸液态氧化法对碳纤维进行表面处理,仿照天然骨的结构,将处理后的碳纤维均匀埋于 TCP 材料的受力面,得到长碳纤维增强磷酸钙水泥生物复合材料,其抗折强度为 10.8 MPa。而未经处理的碳纤维增强的复合材料抗折强度为 6.35 MPa,未加碳纤维的骨水泥材料为 5.81 MPa。因此以表面处理后的碳纤维为增强相,可以大大提高与骨水泥之间的界面结合强度,从而有效的传递载荷,使复合材料的力学强度提高 86%。从仿生学角度来看,以机械结合和弱化学力结合为主的碳纤维增强磷酸钙骨水泥复合材料界面结合方式使碳纤维高强、高韧的力学性能得到有效地发挥,提高了生物复合材料性能。

3. 碳纳米管-HA 复合材料

通过化学沉淀法制备了纳米级的 HA 粉末,将其与碳纳米管(CNT)混合,通过机械球磨和超声分散法可以制备出分散均匀的 CNT/HA 复合粉体。复合粉体经干压成型、等静压成型,再经真空无压烧结即可得到 CNT/HA 复合材料。经过 XRD,IR 和 TEM 研究发现,复合粉体混合均匀,碳纳米管的存在可以起到抑制羟基磷灰石晶粒长大的作用。在进一步的研究中发现,当碳纳米管加入羟基磷灰石中后其弯曲强度和断裂韧性都会有一定程度提高。但断裂强度仅提高 11%,而断裂韧性的提高幅度达到 73%,这与烧结工艺有关。

4. 纳米 SiC-HA 复合材料

微米级的 HA 与纳米的 SiC 混料冷静压成型,经常压烧结和气氛烧结制备了 SiC-HA 复合材料。观察发现,纳米 SiC 粒子在复合材料中主要分散在基体 HA 晶粒内部,起着钉扎作用。另外 HA 晶粒内由于纳米 SiC 的存在产生亚晶界,也使材料强度进一步提高。如 0.05MgO 与 0.05SiC 复合的 HA 陶瓷材料的抗弯强度达 110 MPa,抗压强度 718 MPa,比纯 HA 陶瓷相应性能提高了 1～2 倍。

5.4.3 活性无机非金属/活性无机非金属复合材料

1. HA-TCP 复合材料

羟基磷灰石(HA)和磷酸三钙(TCP)都是生物相容性良好的骨修复材料。作为骨缺损修复材料,TCP 比 HA 具有更好的生物可吸收性。

HA-TCP 复合材料的组成、Ca/P 比以及其性能如表 5-5 所示。一般来说,HA-TCP 复合材料优于单相陶瓷材料,HA 的重结晶对 TCP 陶瓷的断裂强度起到了增强作用,HA-TCP 致密复合材料的断裂主要是穿晶断裂,其晶间断裂的强度也大于单相陶瓷材料。

表 5-5　HA-TCP 复合材料组成及其性能

试样	Ca/P 比摩尔比	烧结温度/℃	组成		密度/(g/cm³)	抗弯强度/MPa	弹性模量/GPa
			HA	TCP			
A100	1.68	1 150	100	0	3.05	142±15	80.6±3.8
		1 200	100	0	3.07	125±14	70.3±4.1
		1 250	100	0	3.08	128±9	76.4±4.4
		1 300	100	0	3.09	131±11	79.6±3.1
A95	1.66	1 250	95	5	3.08	116±13	63.8±4.3
		1 300	95	5	3.07	128±7	64.2±2.1
A35	1.56	1 150	35	65	3.07	130±12	79.8±4.0
		1 200	35	65	3.06	147±9	84.5±4.2
		1 250	35	65	3.06	150±13	83.9±3.6
		1 300	35	65	3.07	140±9	79.7±3.7
A30	1.55	1 150	30	70	3.07	155±14	81.7±3.2
		1 200	30	70	3.07	151±18	80.9±2.6
		1 250	30	70	3.07	133±14	80.4±1.2
		1 300	30	70	3.07	145±11	81.4±1.8
A5	1.51	1150	5	95	3.06	153±10	84.6±6.1
		1 200	5	95	3.06	137±10	83.5±5.9

2. 无机骨粒-HA 复合材料

根据骨粒与羟基磷灰石不同的降解速度,用小牛骨和羟基磷灰石按照 1∶4 质量比混合,制成螺纹型结构的圆柱状材料。螺纹可以增加植入体的稳定性:材料本身为微结构,孔径为 200～300 μm,其抗压强度可以达到 3.2 MPa。骨粒在材料中相互连接,与羟基磷灰石形成网架结构,骨粒吸收有利于新骨长入。羟基磷灰石的降解速度缓慢,可以长时间起到网架制成作用,有效维持椎间高度。避免椎间孔变小,导致症状不同程度的复发,保证了远期疗效。临床应用也很好证实了这一点。由于材料无抗原性,无排斥反应,来源广泛,易于手术修正,具有良好的应用价值。

3. HA 晶须-HA 粉末复合材料

将水热合成的直径 1～4 μm,长径比为 3～35,Ca/P 摩尔比为 1.66 的 HA 晶须与 HA 细晶粉末按照不同比例混合,在 1 000 ℃～1 400 ℃下分别采用无压烧结,热压烧结技术,比较了复合材料的性能与工艺、结构的关系。研究表明,HA 晶须-HA 粉末复合材料理论致密度为 90%～97%,维氏硬度为 4～6 GPa,断裂韧性为 1.4 MPa·$m^{-1/2}$。复合材料的韧性比没有 HA 晶须增强的 HA 基体提高了 40%,首次实现了不增加其他相而使 HA 的断裂韧性得以大幅提高。HA 晶须增韧复合材料的机理主要是基体的压应力作用和裂纹的偏转作用。这是由于 HA 晶须单晶体沿 c 轴方向具有较大的热膨胀系数,复合材料烧结后,HA 基体受压力作用,而 HA 晶须受张应力作用。晶须 HA/HA 复合材料中残余应力存在,使复合材料具有较大的断裂韧性,同时裂纹的偏转效应对复合材料也起到增韧作用。

思考题

1. 什么是生物医用复合材料?
2. 生物医用复合材料的特点是什么?
3. 生物医用复合材料受那些因素的影响?
4. 举例说明高分子生物复合材料的作用。

第6章
生物医用材料性能及其改性

6.1 材 料 结 构

材料结构,从宏观到微观可分成不同的层次,即宏观组织结构、显微组织结构和微观结构。宏观组织结构是用肉眼或放大镜能观察到的晶粒、相的集合状态。显微组织结构或称亚微观结构是借助光学显微镜、电子显微镜可观察到的晶粒、相的集合状态或材料内部的微区结构,其尺寸为 $10^{-7} \sim 10^{-4}$ m。比显微组织结构更细的一层结构即微观结构包括原子及分子的结构以及原子和分子的排列结构。

6.1.1 材料结合键

材料的结构与组成材料的原子相互作用息息相关,固体的结构及其几乎所有的物理性质都取决于原子之间的价键的本质和强度。固体结合键的类型可以分为:离子键、共价键、金属键。

1. 离子键

离子键(ionic bond),又被称为盐键或电价键,是化学键的一种,通过两个或多个原子或化学集团失去或获得电子而成为离子后形成。带相反电荷的离子之间存在静电作用,当两个带相反电荷的离子靠近时,表现为相互吸引,而电子和电子、原子核与原子核之间又存在着静电排斥作用,当静电吸引与静电排斥作用达到平衡时,便形成离子键。因此,离子键是阳离子和阴离子之间由于静电作用所形成的化学键。离子键与物体的熔沸点和硬度有关。

此类化学键往往在金属与非金属间形成。失去电子的往往是金属元素的原子,而获得电子的往往是非金属元素的原子。通常,活泼金属与活泼非金属形成离子键,如钾、钠、钙等金属和氯、溴等非金属化合时,都能形成离子键。含有离子键的化合物称为离子化合物。图6-1给出的是 NaCl 晶体的结构示意图,其中 Na 原子失去一个电子,Cl 原子得到一个电子,形成面心立方结构,阴阳离子均构成面心立方且相互穿插而形成。每个阳离子周围紧密相邻有 6 个阴离子,每个阴离子周围也有6 个阳离子,均形成正八面体。每个晶胞中有 4 个阳离子和 4 个阴离子,组成比为 1:1。

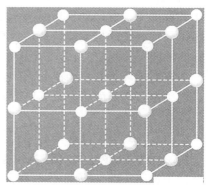

图 6-1　NaCl 晶体的结构示意

2. 共价键

共价键（covalent bond），是化学键的一种，两个或多个原子共同使用它们的外层电子，在理想情况下达到电子饱和的状态，由此组成比较稳定的化学结构叫做共价键，或者说共价键是原子间通过共用电子对所形成的相互作用。其本质是原子轨道重叠后，高概率地出现在两个原子核之间的电子与两个原子核之间的电性作用。需要指出：氢键虽然存在轨道重叠，但通常不算作共价键，而属于分子间作用力。共价键与离子键之间没有严格的界限，通常认为，两元素电负性差值大于 1.7 时，成离子键；小于 1.7 时，成共价键。

共价键与离子键不同的是进入共价键的原子向外不显示电性，因为它们并没有获得或损失电子。共价键的强度比氢键要强，与离子键差不多，有时甚至比离子键强。本质是在原子之间形成共用电子对。比如 C 原子外层有 4 个电子，金刚石中的 C 原子与周围的四个 C 原子共用四个电子，形成四个共价键，而形成空间正四面体结构如图 6-2 所示。石墨中的 C 原子与周围三个 C 原子共用三个电子，形成单个共价键，还有一个原子以游离的形式与上下两层共享，这种形式的键，亦称为金属键。石墨的结构如图 6-2 所示。

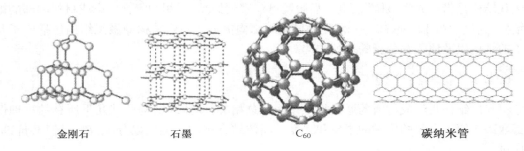

金刚石　　　　　石墨　　　　　　C_{60}　　　　　　碳纳米管

图 6-2　金刚石、石墨、C_{60}、碳纳米管结构示意

3. 金属键

金属键是在化学键的一种，主要在金属中存在。由自由电子及排列成晶格状的金属离子之间的静电吸引力组合而成。在金属晶体中，自由电子作穿梭运动，它不专属于某个金属原子，而为整个金属晶体所共有。

当金属晶体受外力作用而变形时，尽管金属原子发生了位移，但自由电子的连接作用并没变，金属键没有被破坏，故金属晶体具有延展性。温度是分子平均动能的量度，而金属原子和自由电子的振动很容易一个接一个的传导，故金属局部分子的振动能快速地传至整体，所以金属导热性能一般很好。

金属阳离子和自由电子之间作用，即金属键的强弱决定了金属的熔沸点、硬度等物理性质。

4. 次价键

除了与高分子链形成的主要力外，还存在高分子间的作用力，也叫次价键力。这是因为聚合物具有分子量比较的大原因，使存在与分子内非键合原子间或者分子之间的吸力相比小分子更大，有时候超过化学键的键能。在凝聚态结构的维系中起着

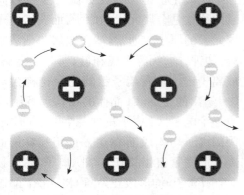

图 6-3　金属晶体结构示意

重要的作用。次价键力包括范德华力(静电力、诱导力、色散力)和氢键。

(1) 静电力-库仑力:发生在极性分子之间,一般大小为 13~21 kJ/mol。

(2) 诱导力:指极性分子和非极性分子之间以及极性分子和极性分子之间都存在诱导力。大小一般为 6~13 kJ/mol。

(3) 色散力:随时产生的分子瞬时偶极间的作用力,存在与一切分子之间,一般为 0.8~8 kJ/mol。

(4) 氢键:氢原子与电负性大的原子 X 以共价键结合,若与电负性大、半径小的原子 Y (O F N 等)接近,在 X 与 Y 之间以氢为媒介,生成 X-H...Y 形式的一种特殊的分子间或分子内相互作用。氢键的强弱决定于 X、Y 的电负性的大小和 Y 的半径,X、Y 的电负性越大,Y 的半径越小,则氢键越强。氢键可以在分子间形成。例如极性的液体水、醇、氢氟酸和有机酸等都有分子间的氢键,在极性的高聚物如聚酰胺、纤维素、蛋白质等中,也都有分子间氢键。氢键大小在 4 kJ/mol 以下。

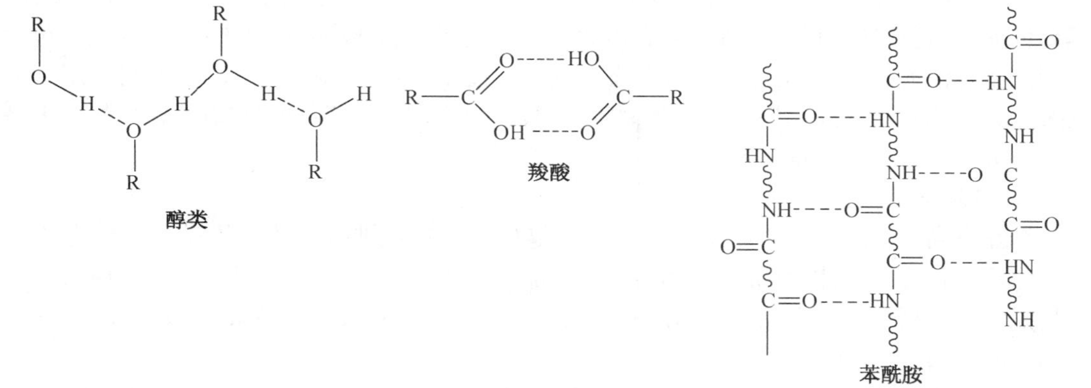

图 6-4　分子间氢键

氢键也可以在分子内形成,例如邻羟基苯甲酸,邻硝基苯酚和纤维素等,都存在内氢键。

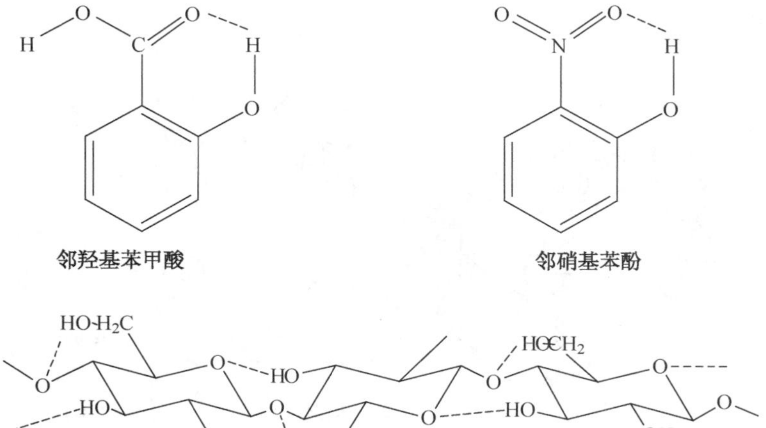

图 6-5　分子内氢键

5. 高分子内部结合键种类

以上讲的是固体主要结合键的种类,对于高分子这种由一系列分子量不同(分散性的)大分子组成,因此高分子内部作用力也不是仅仅是共价键以及次价力,而是根据高分子化学结构不同而不同,对于一些聚电解质也存在离子键的作用,如聚丙烯酸,可以形成聚阴离子和 H^+;其中 Mg^{2+} 为交联剂的聚合物;而对于"金属螯合高聚物"中存在金属键的作用。

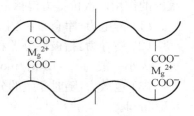

图 6-6 高分子材料中的离子键

6.1.2 高分子凝聚态结构

高分子凝聚态结构也称超分子结构,其研究尺度大于分子链的尺度。主要研究分子链因单键内旋转和(或)环境条件(温度、受力情况)而引起分子链构象(Conformation)的变化和聚集状态的改变。在不同外部条件下,大分子链可能呈无规线团构象,也可能排列整齐,呈现伸展链、折叠链及螺旋链等构象。由此形成非晶态(包括玻璃态、高弹态)、结晶态(包括不同晶型及液晶态)和粘流态等聚集状态。这些状态下,因分子运动形式、分子间作用力形式及相态间相互转变规律均与小分子物质不同,结构、形态有其独自的特点。这些特点也是决定高分子材料性能的重要因素。

1. 结晶态高分子

结晶态高分子从分子角度来说就是分子链按照一定规则排列成三维长程有序点阵结构,如金刚石、食盐晶体、冰等。晶体根据其在晶体理想外形或综合物理性质中呈现的特征对称元素可以划分为 7 个晶系:立方晶系、六方晶系、四方晶系、三方晶系、正交晶系、单斜晶系和三斜晶系。

由于高聚物是长链分子,聚合物的分子量呈现多分散性,聚合物晶体中呈周期性排列的点阵是分子链中的结构单元,而不单个原子或者整个分子,比如聚乙烯晶体中周期性排列点阵就是单体单元—CH_2—CH_2—,如图 6-7 所示。所以往往会出现一条分子链贯穿几个晶胞的现象。此外由于大分子链排列方式多变,会出现结晶态和非晶态并存的状态,如图 6-7 所示。

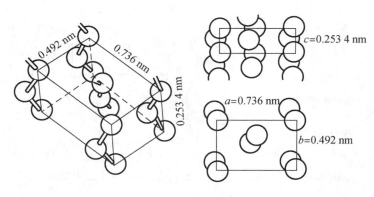

图 6-7 聚乙烯晶体的晶胞

随着人们对聚合物结晶的认识,在现有基础上,提出各种高分子晶态结构的模型,来解释相关的实验现象,进而探讨结晶结构与高聚物性能之间的关系。下面介绍了几种主要的模型。

1) 缨状微束模型

这个模型是 20 世纪 40 年代提出的。认为结晶高聚物中,晶区与非晶区互相穿插,同时存在,在晶区中,分子链互相平行排列形成规整的结构,但晶区尺寸很小,一根分子链可以同时穿过几个晶区和非晶区。

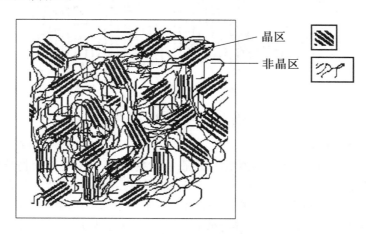

晶区

非晶区

图 6-8　结晶高分子的缨状微束模型

2) 折叠链模型

1957 年 A. Keller 从二甲苯的稀溶液中得到大于 50 μm 的菱形片状聚乙烯单晶。且单晶的薄片的厚度约为 10 nm 且与高聚物的分子链无关。折叠链模型认为,高分子的聚合物凝聚态中伸展的分子链倾向于相互聚集在一起形成链束,构成高分子结晶的基本结构单元。这种规整的结晶链束细而长,表面能很大,不稳定,会自发地折叠成带状结构,片晶中的高分子链的方向总是垂直于晶片平面。

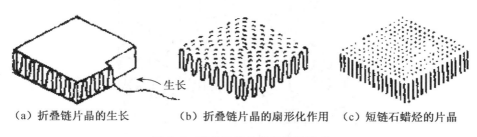

生长

（a）折叠链片晶的生长　　　（b）折叠链片晶的扇形化作用　（c）短链石蜡烃的片晶

图 6-9　高分子结晶的折叠链模型

3) 隧道-折叠链模型

鉴于实际高聚物结晶大多是晶相和非晶相共存的。R. Hosemann 综合了各种结晶模型,提出了一种折衷的模型,称为隧道-折叠链模型。这个模型综合了在高聚物晶态中可能存在的各种形态,适于描叙半结晶高聚物的结构形态。

从结晶状态来看,高聚物分为晶态高聚物和非晶态高聚物,或者两者共存。

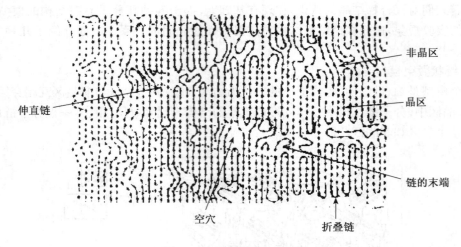

图 6-10　隧道-折叠链模型

2. 非晶态高聚物

高聚物的非晶态的结构是高聚物结构形态中最主要的一种,在高聚物结构研究的初期,人们认为高聚物的非晶态是由高分子链完全无规缠结在一起的所谓"非晶态毛毡"。随着晶态结构的发展,1957 年 Keller 提出折叠链模型,便自然对"非晶态毛毡"模型提出质疑,因为它无法适应折叠链模型所设想的高聚物结晶过程。同时一些实验事实,显示了非晶态的结构中可能存在局部有序的束状或球状结构。于是 1972 年 Yeh 提出了"折叠脸缨状胶束粒子模型",简称两相球粒模型。

1)两相球粒模型

该模型认为非晶态高聚物中存在一定程度的局部有序,包括粒子相和粒间相两个部分,在有序区中,分子链是相互平行排列的,其有序程度与链结构,分子间力和热历史等因素有关。具体如图 6-11 所示。

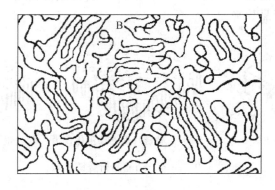

A—有序区；B—粒界区；C—粒间相

图 6-11　折叠链缨状胶束粒子模型示意图

2)无规线团模型

另一方面,P. J. Flory 于 1949 年用统计热力学观点推导出"无规线团模型"(图 6-12),从理论上赋予完全无序的非晶态结构观点以新的生命。Flory 认为,非晶态高聚物的本体中,分子链的构想与在溶液中一样,呈无规线团状,线团分子之间是无规缠结的,因此非晶态高聚物在聚集态上是均相的。

目前对于非晶态的结构争论的焦点主要是完全无序还是局部有序,争论主要在 Flory 的无规线团模型和 Yeh 的两相球粒模型之间进行。由于非晶态结构的研究,对于搞清高分子的聚集态结构与其材料的性质的关系有着十分重要的意义,所以这一争论引起了广泛的重视。尽管目前尚无定论,但是随着研究和争论的深入,理论将不断完善,高分子聚集态结构最终是可以弄清楚的。

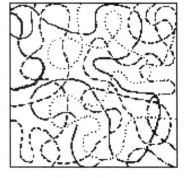

图 6-12 无规线团模型

6.2 材料生物降解性能

目前,存在着 10 余种测试聚合物降解性能的方法,如平板测试、酶测试,无氧测试、土壤测试、堆肥测试等,其测试条件各不相同。许多测试方法的重复性差,从而造成聚合物降解性能的可比性差。聚合物的降解性能可以用重量损失、机械性能下降、相对分子质量下降、氧消耗量、二氧化碳释放量等进行表征,其中,前三者最为常用。为了建立针对聚合物降解性能的有效评价体系,美国测试与材料协会(ASTM)于 1996 年提出了生物降解性能的标准测试方法。此后,国际标准化组织(ISO)也起草了测试标准。国内相关的标准化研究制定工作还处于研究阶段,中国工程塑料降解塑料研究会以及国家环境保护局积极推进对降解塑料的评价测试方法开发和标准制定工作。目前,国家环境保护局中国环境标志产品认证委员会制定并修订了"环境标志产品技术要求——可降解塑料包装制品"(HJBZ012—92)行业标准。国家环保局环境科学研究所对 ASTMD5338—92"控制堆肥条件下测定塑料需氧生物降解的标准实验方法"进行了验证,并将此法用于 HJBZ012—96 中。但是,这些测试标准目前仍然存在许多问题,如环境和接种物的标准化存在很大的困难。目前,对聚合物生物降解的测定还没有十分统一的方法,不同的方法有不同的结果,有待进一步讨论。

生物降解塑料是一种在自然条件下能被生物所分解的塑料,降解的最终产物(二氧化碳、水、蜂巢状的多孔材料和低分子盐类)可被植物用于光合作用吸收,不会对环境造成污染。降解过程主要是指在生物(真菌、细菌等)作用下,聚合物发生降解、同化的过程,可分为三个主要步骤:首先,微生物分泌酶到高分子材料表面。微生物粘附表面的方式受高分子材料表面张力、表面结构、多孔性、环境的搅动程度及可侵占的表面积的影响。其次,微生物在高分子材料表面分泌酶,酶再作用于高分子,通过水解、氧化等反应将高分子化合物转变为低分子化合物,材料被破坏。最后,酶的继续作用使低分子化合物进一步分解成有机酸,并经微生物体内的各种代谢过程,最终分解成二氧化碳和水。一种塑料是否具有生物降解性,取决于塑料分子链的长短和结构、微生物的种类和各种环境因素(如温度、湿度、pH 值)及营养物的可作用性等。塑料生物降解的实质是微生物所分泌酶作用的结果。一般而言,生物降解性越好的塑料(或高聚物),其生产工艺越难,成本也越高。对聚合物而言,一般可生物降解的化学结构顺序为:脂肪族酯键、肽键＞氨基甲酸酯＞脂肪族醚键＞亚甲基。

生物材料降解主要有三种作用机理:

(1)物理机制:生物材料在外力或者周期性的外力作用下,内部的分子结构发生改变,造成裂痕、断裂、磨损等物理性的降解。

(2)生理化学机制:由于生物细胞增长而使聚合物组分水解,电离质子化而发生机械性的毁坏,分裂成低聚物碎片。

(3)生物化学机制:微生物对聚合物作用而产生新物质 CH_4、CO_2 和 H_2O;酶直接作用—被微生物侵蚀部分导致材料分裂或氧化崩裂。

(4)电化学机制:对于一些金属材料,在表面发生电化学腐蚀,被降解成离子或者氧化物。

表 6-1　生物材料发生降解的几种机制

物理机制	蠕变
	磨损
	应力锻炼
	破碎
生理化学机制	吸附生物分子(蛋白质导致不可逆转的污染)
	吸附水或油脂(导致软化或者硬化)
	析出低分子质量的化合物(导致材料变弱或发脆)
	溶解
生物化学机制	氧化或者还原
	矿化、钙化
电化学机制	腐蚀

降解塑料最重要的性能是"降解",即此种塑料应用废弃后在自然条件下(如光、微生物等作用下)完全消失,且不应产生有害物质。降解塑料性能的好坏可用以下方法进行评价。

(1)以不同菌落在降解膜上的生长率表示。降解膜在土壤悬浮液中一个月内微生物覆盖度越大,降解性能越好。

(2)用失重百分率表示。在一定时间内,失重百分率越大,降解性能越好。

(3)以力学性能表示。降解塑料在接触土壤或埋土后,力学性能降低越快,降解性能越好。

生物材料长期在使用中所处的环境(体内环境)可以描述为含有多种阴离子、阳离子、有机物和溶解氧的水溶液环境。阴离子主要有氯离子、磷酸根、碳酸根,重要的阳离子有钠离子、钾离子、钙离子、镁离子和少量的其他离子。表 6-2 给出了人体中各种阴离子和阳离子的浓度。其中体内环境氯离子浓度相当于海水中的氯离子浓度。球蛋白和脂类等有机物对金属的腐蚀过程影响较大。表 6-3 列出了人体中含有的有机小分子的浓度。

表 6-2　血浆和细胞外液中离子浓度

阴离子	血浆浓度/(mmol·L^{-1})	细胞外液浓度/mmol
Cl$^-$	99~11	112~120
HCO$_3^-$	16~31	25.3~29.7
HPO$_4^{2-}$	1~1.5	193~102
SO$_4^{2-}$	0.35~1	0.4
H$_2$PO$_4^-$	2	—
Na$^+$	131~155	135~145
Mg^{2+}	0.7~1.9	1.3
Ca^{2+}	1.9~3	1.4~1.55
K$^+$	3.5~5.6	3.5~4

表 6-3　血浆中主要蛋白质和有机物浓度

血浆中主要蛋白质和有机物的浓度/(g·L^{-1})	
白蛋白	30~55
α-球蛋白	5~10
β-球蛋白	6~12
γ-球蛋白	6.6~15
α-脂蛋白	3.5~4.5
纤维蛋白原	1.7~4.3
胆固醇	1.2~2.5
脂肪酸	1.9~4.5
葡萄糖	0.65~1.1
乳酸	0.5~2.2 mmol/L
尿素	3~7 mmol/Lol/L

6.2.1　聚合物降解

聚合物降解机理有水解和氧化。高分子的水解,就是水跟高分子反应导致高分子键的断裂,高分子与水反应而起的分解。它可以发生在高分子的侧链上,也可以发生在主链上。前者聚合度不变,但聚合物链结构单元组成发生了变化;后者使聚合度下降。

聚合物水解速率的快慢受水的 pH 值,盐的浓度,酶催化的影响。水解反应的速率还与高分子的溶解性、形态有关系。水解反应的速率与温度有关系。

1. 聚合物水解的机理

其中 X 为杂原子或官能团,如—O—、—S—、—N(R)—等;R 为烷基。

1) 聚酰胺、聚硫酯、聚酯的水解反应式

2) 聚氨酯,聚脲,聚碳酸脂的水解反应式

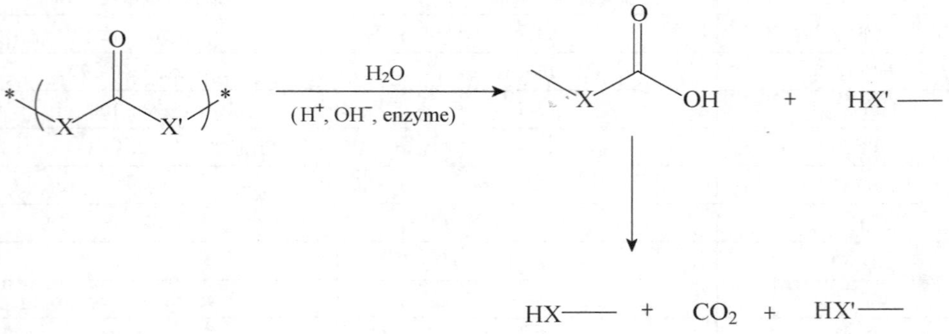

3) 聚酰亚胺,聚酸酐的水解反应

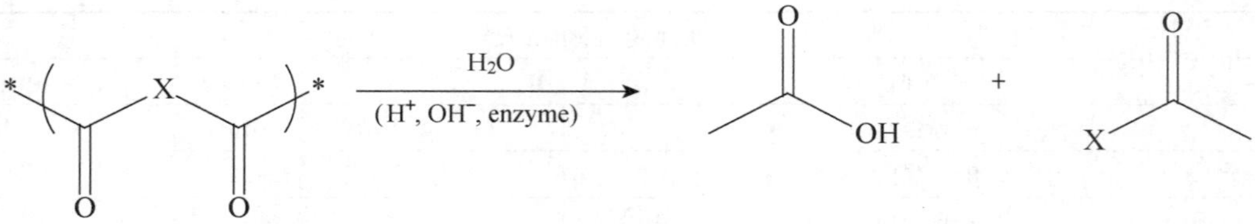

4) 聚醛的水解反应

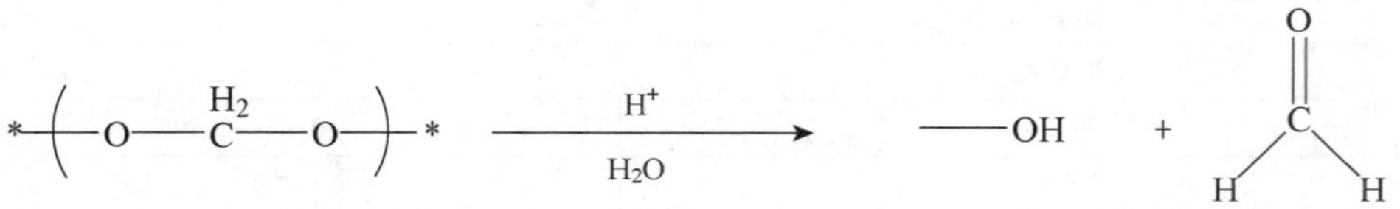

5) 聚醚的水解反应

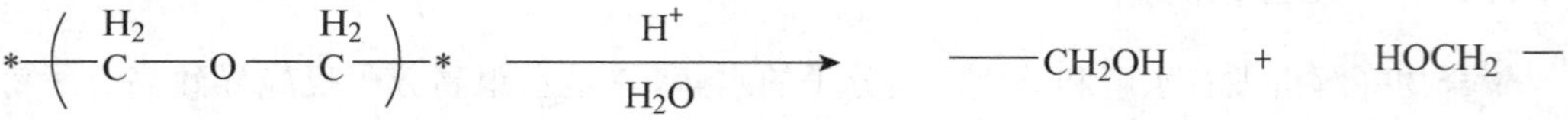

6) 聚腈的水解反应

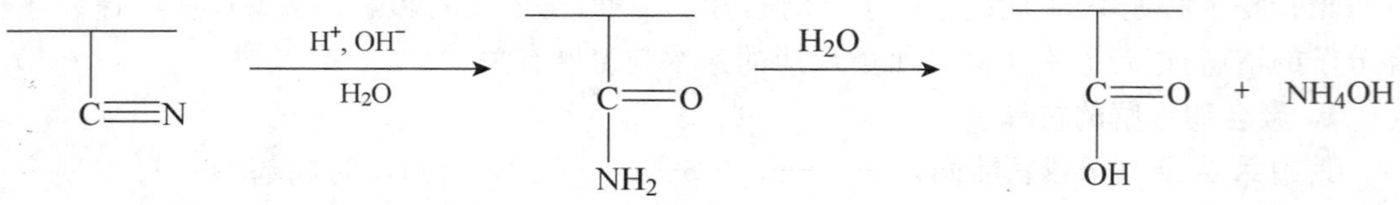

2. 聚合物医疗器械降解评价方法

高分子降解首先表现为物理变化,包括外形、外观、力学性能、失重乃至最后失去功能,这些变化可以体外方法评价。一般是在 37 ℃中性水质中进行降解试验,进行材料的初步筛选。主要是从分子量下降、质量和力学性能变化三个方面比较不同材料的降解速度。

常用的体内降解评价方法如表 6-4 所示：

表 6-4　材料在体内降解的评价方法

降解进程	评价技术	降解进程	评价技术
表观及颜色变化	光学和电子显微镜	力学性能改变	强度测定
体积变化	组织学观察、X 射线透视	生物相容性	组织学观察、临床观察
质量变化	称重	体内吸收过程	细胞生物学
分子量下降	凝胶渗透色谱（GPC）、粘度	降解产物的排出	放射性标记

3. 聚合物降解影响因素和降解速率的调控

聚合物的降解是由多种因素共同作用的结果。表 6-5 中列举出近 20 种影响降解速度的因素

表 6-5　影响聚合物降解的可能因素

因 素 分 类	具 体 因 素
材料因素	化学结构：水解性、亲水性、离子强度等 构型：光学异构性、立体规整度 形态：结晶型或无定型以及结晶度大小 分子量：分子量大小、分子量的多分散性 形状：比表面积的大小 低分子物的存在：自催化作用
植入部位的环境因素	体液：pH 大小、金属离子 酶：种类和浓度 吸附物质的种类
物理因素	外应力的存在、消毒方式、保存历史

上述诸因素中起决定作用的是材料本身的化学结构，其中聚合物主链的易水解性和单体的亲水性是最主要的因素。已知与杂原子（氧、氮、硫）相连的羰基是非常容易水解的键，因而聚酯、聚酰胺、聚碳酸酯、聚原酸酯、聚酸酐、聚氨酯和聚脲都是容易降解的聚合物。此外，聚醚、聚甲醛、纤维素、聚丙烯腈、聚磷酸酯以及聚 α-氰基丙酸酯等主链含有杂原子的聚合物也可以水解，按照化学键水解难易的规律，可以将不同主链结构的高分子在中性水介质中降解难易程度从大到小排列如下：

聚酸酐＞聚原酸酯＞聚羧酸酯＞聚氰基甲酸酯＞聚碳酸脂＞聚醚＞聚烃类

除主链结构外，降解速度很大程度上与材料对水的渗透性有关，即材料的亲水性。聚合物材料的亲水性与单体化学结构和性能决定的。单体的亲水性越强，聚合物越容易发生水解。

在实际应用中，不能仅仅根据化学结构来判断材料的降解能力，聚合物的形态、起始分子量、加工过程、是否存在催化剂和其他添加剂，以及医疗器械产品的整体形状，都能影响材料的降解速度。一般认为，凡是能影响材料水渗透性的物理形态和结构因素都能明显影响降解性，其中聚合物的形态是重要因素。聚合物形态可以分为结晶态和无定型态。对于无定型态聚合物，如果 T_g 高于体温（37 ℃），则植入体内后是玻璃态；如果 T_g 低于 37 ℃，在体内为橡胶态。结晶态聚合物中分子排列有序，结构致密，最大限度地限制了水分子的渗透，因此，结晶态聚合比无定型态聚合物降解慢很多。例如，L-PLA 和 DL-PLA 的化学结构完

全相同,亲水性也相同,但由于 *L*-PLA 比 *DL*-PLA 降解慢近 3 倍。对于半结晶材料,无定型区比结晶区先降解,失重主要是无定型组分的丢失,因而随着降解时间延长,材料的结晶度不断增加。同一材料处于玻璃态比处于橡胶态的渗透性要差,对于 T_g 接近 37 ℃ 的无定型聚合物,这个因素也要考虑到。吸水后聚合物可以使 T_g 降低,当降到接近 37 ℃ 时,植入体内后溶蚀速度可能会突变。

此外,增加比表面积和多孔状结构等都有利于水的渗透,因而可加快降解速度。交联结构、规整的分子结构,高度取向的结构等不利于水的渗透,都可以使降解程度减小。分子量的大小虽不影响降解速度,但分子量越大,达到失重极限的时间就越长,因为对于同一聚合物,分子量越大,有效寿命就越长。

加工过程中可以影响材料的致密性,从而影响它的降解速度。例如用熔融法制成的微球是致密的,而溶剂挥发制成的微球是微孔结构,因而后者的降解速度要比前者快很多。许多水解过程,如酯类水解,是酸、碱催化的,因此催化剂及其他助剂(增塑剂)的存在,有可能加快降解。加工过程中高温和应力作用及灭菌过程的辐射作用等外界因素均会导致分子量下降和降解。以上论述说明,在设计可降解植入装置时,应考虑多方面因素对材料降解的影响。

6.2.2　金属降解

金属基生物材料在生物体内的降解,最常见的腐蚀为电化学腐蚀,实际上是金属表面发生了电化学腐蚀反应。通常有两个反应:产生金属离子的阳极反应(如金属氧化成盐)和消耗电子的阴极反应。精确的阴极反应由电解液的组分性质确定,两个最重要的反应是溶液中氢离子(H^+)和溶解的氧气分子(O_2)在还原,如下式所示:

$$2H^+ + 2e \Longrightarrow H_2$$

金属发生腐蚀与标准电位息息相关,电位越低,则越容易发生腐蚀。标准电极电位是以标准氢原子作为参比电极,即氢的标准电极电位值定为 0,与氢标准电极比较,电位较高的为正,电位较低者为负。如氢的标准电极电位 $H_2 \longleftrightarrow H^+$ 为 0.000 V,锌标准电极电位 $Zn \longleftrightarrow Zn^{2+}$ 为 −0.762 V,铜的标准电极电位 $Cu \longleftrightarrow Cu^{2+}$ 为 +0.342 V。电极电位是表示某种离子或原子获得电子而被还原的趋势。如将某一金属放入它的溶液中(规定溶液中金属离子的浓度为 1 M),在 25 ℃ 时,金属电极与标准氢电极(电极电位指定为零)之间的电位差,叫作该金属的标准电极电位。

表 6-6　金属标准电极电位

金属	电位/V	金属	电位/V
金	1.43	钴	−0.28
铂	1.20	镉	−0.40
汞	0.80	铁	−0.44
银	0.79	铬	−0.73
铜	0.34	锌	−0.76
氢	0	铝	−1.33

（续表）

金属	电位/V	金属	电位/V
铅	−0.13	钛	−1.63
锡	−0.14	镁	−2.03
钼	−0.20	钠	−2.71
镍	−0.25	锂	−3.05

金属生物材料在体内的降解主要原因是水的腐蚀,镁和镁合金的腐蚀是由镁与水的电化学反应所引起的,其腐蚀产物为镁的氢氧化物和氢气。腐蚀过程对氧的浓度差异并不敏感,几乎为纯氢去极化过程。

镁合金在水溶液中会发生反应:

$$Mg(s)+2H_2O(aq) \longrightarrow H_2(g)\uparrow + Mg(OH)_2(s)$$

具体反应步骤为:

$$Mg(s) \longrightarrow Mg^{2+}(aq)+2e^- \quad (阳极反应)$$
$$2H_2O(aq)+2e^- \longrightarrow H_2(g)+2OH^-(aq) \quad (阴极反应)$$
$$Mg^{2+}(aq)+2OH^-(aq) \longrightarrow Mg(OH)_2(s) \quad (产物形成)$$

反应生成的 $Mg(OH)_2(s)$ 疏松多孔,不能对合金起到有效地保护作用。特别是体液中含有的 Cl^- 由于溶解度大和半径小很容易穿透表面膜,与基体发生反应,并为去极化剂和阳离子扩散打开通道,加速腐蚀电流流动;同时 Cl^- 会与 $Mg(OH)_2$ 发生反应:

$$Mg(OH)_2+2Cl^- \longrightarrow MgCl_2+2OH^-,$$

从而进一步促进基体的腐蚀。实验发现当 Cl^- 浓度超过 30 mmol/L 时观察到镁合金发生点状腐蚀,而在人体环境中 Cl^- 浓度高达150 mmol/L。

6.2.3 陶瓷降解

陶瓷材料相比金属材料有更好的抗腐蚀性。陶瓷中的原子之间的键大部分为离子键,部分为共价键,破坏这些化学键需要很高的能量。陶瓷类材料降解依赖于材料的化学组成和微观结构。如磷酸三钙降解速度大于羟基磷灰石。致密材料降解速度慢,微孔材料降解速度快。各国学者对以磷酸钙陶瓷为代表的生物降解陶瓷的降解机理作了广泛探讨,但尚未取得一致的认识,具有代表性的观点是:

Groot 认为:①陶瓷从表面开始溶解、膨胀,使结构疏松,粒子被分散,使面积迅速扩大;②成纤维细胞、多核细胞、巨噬细胞聚集于陶瓷表面,吞噬陶瓷颗粒,随着体液传送至体内各部分,进入体内钙库,参与循环;③降解首先从骨髓腔附近开始,此处残留的陶瓷颗粒较其他植入区少;④降解的陶瓷微粒会在巨噬细胞内引起血浆细胞的单核反应,对新生骨有激活能力。

Gros 将降解条件综合为 3 种因素:①物理因素,即体液冲蚀、磨耗,致使陶瓷碎裂或崩解,使陶瓷颗粒分散;②化学银色,即溶解,局部钙离子浓度过饱和产生新晶相,或出现无定形物;③生物学因素,即破骨细胞、吞噬细胞作用于陶瓷会降低体液 pH 值,产生某些活性物质,增加陶瓷降解速度。

Hollinger 和 Battistone 认为多孔陶瓷生物吸收的驱动因素有两个:①溶液的推动作用,如冲刷、侵蚀、溶解和分散;②细胞的吞噬与传递作用。

Yamamuro 等认为从陶瓷表面浸出的 Ca^{2+}、PO_4^{3+} 离子能被用于生成新骨。而 Groot 等认为陶瓷粒子被细胞吞噬后输送到身体组织中,在植入物相邻的骨中未观察到示踪 $^{45}Ca^{2+}$,在淋巴结中却发现了微量 $^{45}Ca^{2+}$。

李世普等认为:

(1) β-TCP 在体内的降解途径有两种:体液溶解和细胞介导降解。而细胞介导降解的方式又分为胞外和胞内两种方式。参与降解的细胞可能有吸收区,细胞内的酸性水解酶(溶酶体酶、酸性磷酸酶等)也可向细胞外吸收区分泌 H^+,参与局部酸性环境的形成。巨噬细胞内降解后产生的 Ca^{2+}、PO_4^{3+} 可被转运到细胞外;对于直径大于巨噬细胞的颗粒或颗粒团,巨噬细胞会同破骨细胞一样伸出细小突起覆盖颗粒表面,紧密贴附,形成封闭的细胞-材料颗粒接触区,同时,胞浆内的溶酶体就向这些区域释放,细胞内的 CO_2 和 H_2O 可在碳酸酐酶(CA)的作用下合成碳酸,然后分解为 HCO_3^- 和 H^+,在细胞膜质子泵的作用下,H^+ 被分泌到细胞-材料颗粒接触区,造成局部高酸性环境,使接触区域的 β-TCP 颗粒发生降解。降解过程如下所示:

$$CO_2 + H_2O \xrightarrow{CA} H_2CO_3 \xrightarrow{CA} H^+ + HCO_3^-$$
$$Ca_3(PO_4)_2 \xrightarrow{H^+} Ca^{2+} + 2CaHPO_4 \xrightarrow{H^+} 3Ca^{2+} + 2PO_4^{3-}$$

(2) $Ca_3(PO_4)_2$ 解离是钙磷人工骨生物转化的基础,而无机磷酸的活化是降解材料参与生命过程的核心。由于磷的特殊性,在其参与生命活动的过程中,某些含磷的生物分子可以抑制 Ca、P 结晶,以防止产生沉积,如 ATP、磷蛋白等。

(3) TCP 陶瓷产生的 Ca^{2+} 与通过其他途径进入体内的 Ca^{2+} 一样参与正常代谢。它们进入血液并分布到全身,一部分通过肝、肾等脏器组织从尿、粪等排泄,一部分储存于钙库,参与新骨的组成。

由以上数种观点可以看出,以降解机理的认识无非两种观点:一是陶瓷被分散为微粒或碎片,随后被细胞吞噬、转移;二是陶瓷溶解,析出离子,转移到组织液中,沉积成为新晶相。在体内复杂的生理环境下,两种过程可能都在起作用。

6.3　生物材料表面性质及其改性

6.3.1　材料表面性质

1. 材料表面形貌

材料表面性质除了由材料本体化学成分决定,也与材料的表面微观形貌息息相关材料表面的微观形貌在指的是从微观上看,材料表面是由连续凹凸不平的峰和谷组成的。如图6-13所示。

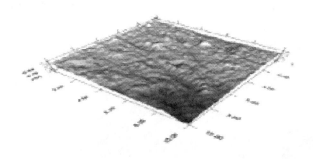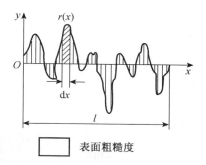

表面粗糙度

图 6-13　材料表面的微观形貌

表面形貌由形状误差、波纹度和表面粗糙度组成。如图 6-14 所示。

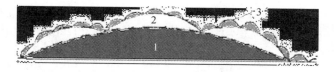

1—表面形状误差；2—波纹度；3—表面粗糙度
图 6-14　固体表面的微观几何特征

1）表面形状误差

实际表面形状与理想表面形状的宏观偏差，是一种连续而不重复的形状偏差。表面形状误差的数值由最大偏差表示，国标 GB 1182-1184—80 规定了形状和位置公差。

2）波纹度

材料表面周期性重复出现的几何形状误差，是有规律、周期性、峰和谷的大小几乎相等的表面宏观误差。

3）表面粗糙度

是固体表面的基本形貌，又称表面微观粗糙度、波距为 2～800 μm，波高为 0.03～400 μm，属表面微观几何形状误差。GB 1031—83 规定了表面粗糙度的参数和数值，工程上通常用表面粗糙度表征表面的形貌参数。表面粗糙度呈现是某种有规律或者是无规律的变化特征。表面粗糙度的表征方法有：

（1）高度特征参数：沿着垂直于中心线的方法测量；

（2）间距特征参数：是沿着中心线方向测量的，能直接反映表面加工纹理的细密程度；

（3）形状特征参数：用轮廓支撑长度率表示。

2. 材料表面亲疏水性

材料表面的亲水性跟表面的理化组成有关，通常来说材料表面带有极性基团的分子，对水有大的亲和能力，可以吸引水分子或溶解于水。这类分子形成的固体材料的表面，易被水所润湿。具有这种特性都是物质的亲水性，如玻璃的表面。而对于材料表面含有疏水性基团或分子，比如蜡烛表面或者聚乙烯薄膜表面，在疏水性表面，水滴不容易浸润材料，如图 6-15 所示，其具体区分见接触角部分。材料表面亲疏水性除了和材料表面的化学结构有关，也与材料表面的物理形貌有关。如自然中的荷叶、水稻叶子、芋头叶子的表面具有疏水性,在 SEM 图下的结构如图 6-16 所示。这些材料表面疏水性是由表面的微纳米结构引起的。

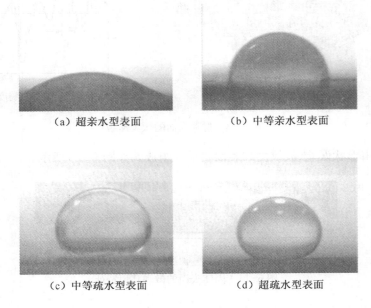

（a）超亲水型表面 （b）中等亲水型表面

（c）中等疏水型表面 （d）超疏水型表面

图 6-15 不同表面水滴接触界面状态

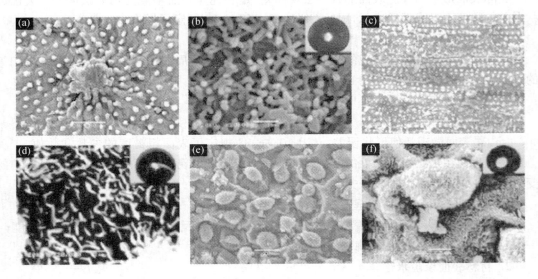

（a）、（c）、（e）分别是荷叶、水稻、芋头叶子表面的低倍 SEM 图片；（b）（d）（f）分别对应为表面高倍 SEM 图

图 6-16 具有微纳米结构的不同植物疏水表面

3. 材料表面性质与材料生物相容性关系

材料表面微观形貌对于材料的生物功能性能影响很大,比如对于骨、齿等硬组织接触的植入材料来说,表面平整光滑的材料与组织接触后,周围形成的是一层较厚的与材料无结合的包囊组织。粗糙的材料表面则促使细胞和组织与材料表面附着和紧密结合。另外增加表

面粗糙度使植入体与骨组织接触面积增加,机械锁合强度增加,提高了长期在体内的植入材料的良性反应。粗糙表面对于细胞、组织的作用不完全是增加接触面积,而是粗糙表面择优粘附成骨细胞、上皮细胞。此外,粗糙表面的形态对细胞生长有"接触诱导"(contanct guidance)作用,即细胞在材料表面的生长形态受材料表面形态的调控。研究表明,钛合金的表明粗糙度对骨细胞行为有很大影响。增加表面粗糙度有利于骨细胞粘附、增殖、分化。然而,也有少数研究表面,增加表面粗糙度不仅刺激而且改变了细胞功能和骨组织形成,当超过一定值时会显著提高验证反应,降低种植体的机械性能和耐蚀性能,因此材料表面的粗糙都必须在一定范围内才有良好的生物功能。

而医用材料的血液相容性与材料的表面的形貌的要求却恰恰相反。一般而言,材料表面越光滑,对血浆蛋白和血小板的吸附性越小,对血细胞的形态和构象的变化影响越小,血液流动的动力学性质越不容易改变,因此对于血管材料、血管支架等与血液接触的生物材料对与材料表面的光滑性要求越高。

材料表面的疏水性对细胞粘附也有一定影响。Steelezl 认为只有具有一定空隙结构和亲水性表面才适合上皮细胞的游走和移动。Mikosurl 采用醇水预湿法对材料进行有效预湿,使空隙率为 86% 的 PLGA 水容量由 59% 增至 97%,不仅利于细胞在支架材料表面的均匀分布,而且有利于体内移植后纤维血管组织的长入和三维立体软骨基质的形成。

材料表明电荷对于其生物相容性也有影响。Shelton 等研究了聚合物表面电荷状况与游走成骨细胞之间的关系发现,表面无论带何种性质的电荷,细胞都能在其上生长,只是形貌有很大区别。带正电荷的材料表面与细胞膜之间是紧密粘附的,细胞形态扁平;而带负电荷的材料表面则与细胞膜之间出现较明显的间隙,当负电荷量较多时细胞也呈现扁平状,当负电荷量较少时细胞成站立状,细胞由大量微突所支持。说明材料表面的电荷性质、电荷密度对细胞生长有重要影响

总之,材料表面物理形貌、表面亲疏水性、表面能、表面电荷、表面化学官能团是材料的生物相容性的重要影响因素。因此对于材料表面性能研究尤为重要。

6.3.2 材料表面分析方法

表 6-7 表面分析的常见方法

方法	分析深度	空间分辨率	分析灵敏度
接触角	3~20 Å	1 mm	低或高决定于化学性质
XPS	10~250 Å	10~150 μm	0.1%(原子分数)
电子能谱	50~100 Å	100 Å	0.1%(原子分数)
SIMS	10A~1 μm	100 Å	非常高
FTIR	1~5 μm	10 μm	0.1%(摩尔分数)
STM	5 Å	1 Å	单个原子
SEM	5 Å	40 Å	不可定量

1. 接触角

当液滴(水)落到固体表面时,它同时受到固-气的界面张力 γ_{sg}、液-气的界面张力 γ_{lg} 和固液界面的张力 γ_{sl},当 $\gamma_{sg} = \gamma_{sl} + \gamma_{lg} \cos \theta$ 时,液滴在表面达到平衡,且具有一定固定形态,θ

为接触角如图6-17所示,是指在气、液、固三相交点处所做的气液界面的切线与固液交界线之间的夹角。接触角是固体润湿程度的量度。若$\theta=0°$,则液体可以完全润湿固体;若$\theta<90°$,则固体是亲液性的,即液体可以润湿固体,若为水滴则为亲水性,接触角越小,则浸润性越好。$\theta=90°$是固体表面是否可以浸润的分界线。若$\theta>90°$,则固体是疏液性的,即液体不能浸润固体。当$\theta=180°$,液体完全不能浸润固体,为完全疏液界面。当$\theta>150°$,固体表面称为超疏液表面。

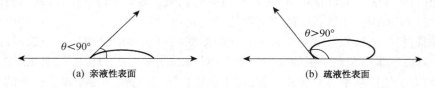

图 6-17　接触角示意

2. 电子能谱

利用光电效应的原理测量单色辐射从样品上打出来的光电子的动能(并由此测定其结合能)、光电子强度和这些电子的角分布,并应用这些信息来研究原子、分子、凝聚相,尤其是固体表面的电子结构的技术。根据电子能谱的激发源不同,电子能谱又分为X射线光电子能谱(XPS)、俄歇电子能谱(AES)、紫外光电子能谱(UPS)及电子能量损失谱(EELS)。其中XPS、AES是目前广泛使用的电子能谱表面分析技术。

X射线光电子能谱(XPS),所用激发源(探针)是单色X射线,探测从表面初涉的光电子的能量分布,由于X射线的能量较高,所以其取样范围从表面到深度为$50\sim70$ Å的分析技术。XPS可以测除H、He以外所有元素。检测灵敏度约为0.1 at%。XPS对材料分析是非结构破坏的。XPS是一种元素分析技术,提供独特的被检测元素的化学状态信息,如测量硫元素中硫酸盐和硫化物的形式。这个过程是用单色X射线照射样品而产生散射光电子,这些光电子释放的能量是取样范围内元素的特征。图6-18是XPS对Si薄膜的扫描谱图。

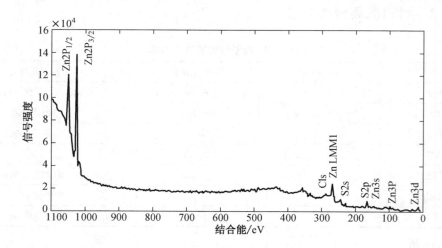

图 6-18　XPS 对 Si 薄膜的扫描谱图

从XPS谱图(图6-18)上可以看出薄膜表面含有Zn和S元素。俄歇电子能谱(AES)

是法国科学家俄歇研究光电效应时发现的一种物理现象。当用能量为几千伏的入射电子束与固体中某一原子相互作用时。将可将原子最内层电子激发电离，导致原子最内层的形成一个电子空穴，而同时在原子次内层的电子跃迁到最内层的电子空穴上，并且释放能量，能量以光子的形式释放出来。这个过程就是俄歇效应。被电离的电子为俄歇电子。由于某一元素原子各个电子层上能量均有不同的特征值。因此只要检测俄歇电子动能，对其进行元素识别。

可以测除 H、He 以外所有元素；检测灵敏度约为 1 at%。探测深度为 1～10 nm，可以快速半定量元素分析。可以同时对 Ar 离子剖析。

3. SIMS

二次离子质谱分析技术（SIMS）是用来检测低浓度掺杂剂和杂质的分析技术。它可以提供范围在数埃至数十微米内的元素深度分布。SIMS 是通过一束初级离子来溅射样品表面。二次离子在溅射过程中形成并被质谱仪提取分析，这些二次离子的浓度范围可以高达被分析物本体水平或低于 ppm 痕量级以下。

4. 傅立叶变换红外光谱（FTIR）

傅立叶变换红外光谱提供关于化学键和分子结构的详细信息，使它有益于有机材料和某些无机材料的分析。化学键以特有的频率振动，当接触到红外线辐射时，它们以与振动模式相匹配的频率吸收红外线。作为频率的函数测量辐射吸收得到用于识别官能团和化合物的光谱。

5. 原子力显微镜（AFM）

扫描探针显微镜，俗称原子力显微镜（AFM），提供原子或接近原子分辨率的表面图形，是测定埃尺度表面粗糙样本的理想技术。除显示表面图像，AFM 还可以提供的特征尺寸定量测量、例如步进高度测量、其他样本特性，如为确定载体和掺杂剂的分布和测量电容。

6. 扫描隧道显微镜（SEM）

通过细针尖在样品上进行扫描，检测隧道电流的变化，获得样品表面的微观形貌。其垂直分辨率在 0.01 nm 量级。扫描隧道显微镜的局限性在于，被测物件必须导电，垂直和水平测量范围小（约 1 um），必须在真空中测量。此外，若表面形貌的波长的峰、谷差太小，在复制表面时，高分子膜难以渗入，不能正确反映表面真实形貌。

6.3.3 生物材料表面改性的方法

1. 等离子喷涂法

等离子喷涂技术是较早用于钛及钛合金表面改性的，它使用高温等离子火焰（高达10 000 ℃ 以上），将待喷涂的粉料瞬间熔化，然后高速喷涂在冷态基体上形成涂层。涂层厚度通常为 0.05～0.1 mm。为改善钛及钛合金生物相容性，一般喷涂生物相容性优良的羟基磷灰石涂层。

等离子喷涂涂层还承载涂层与钛及合金间物理性能（主要是弹性模量）差别较大问题，在界面处会产生梯度较大的内应力，降低了涂层和基体的结合强度。因此，近年来发展了在钛合金表面等离子喷涂生物活性梯度涂层的研究，在基体与羟基磷灰石涂层之间形成一个化学组成梯度变化的过度区域，大大降低了降低了界面处的应力梯度，改善涂层之间物理性能不相容等问题。

2. 化学气相沉积法

化学气相沉积(Chemical vapor deposition,简称CVD)是反应物质在气态条件下发生化学反应,生成固态物质沉积在加热的固态基体表面,进而制得固体材料的工艺技术。

化学气相沉积有如下特点:

(1) 沉积种类多,可以沉积金属、碳化物、氮化物、氧化物和硼化物等;

(2) 能均匀涂覆几何形状复杂的零件;

(3) 涂层和基体结合牢固;

(4) 设备简单、操作方便。

现在医疗器械行业中使用的最多的两种涂层是类金刚石涂层(DLC),和TiN涂层。使用有机烷烃和氢气或者氮气混合,在高温下用化学气相沉积法在表面形成DLC膜,研究表明DLC膜具有更好的抗细胞粘附的功能,可以提高血液相容性。TiN的制备方法是用气态的$TiCl_4$、N_2、H_2和Ar气,通过二级脉冲直流放电等离子增强化学气相沉积的方法在不锈钢的手术器械上形成TiN薄膜,可以提高不锈钢的耐腐蚀能力,并且具有良好的生物相容性。

3. 溶胶凝胶法

溶胶凝胶法是指金属有机或无机化合物经过溶液、溶胶、凝胶而固化,再经热处理而形成氧化物或其他化合物固体的方法。这种方法具有纯度高、均匀度好、可有效控制薄膜成分微观结构等特点。而且其在低温操作,工艺设备简单,可以大面积在各种不同形状、不同材料的基体上制备薄膜,甚至可以在粉末表面形成薄膜。

有机醇盐水解法是溶胶凝胶技术中应用最广泛的一种方法。常采用金属醇盐为前驱体溶于溶剂(水或有机溶剂)中形成均匀的溶液,溶质与溶剂间发生水解或醇解反应,反应生成物聚集几到几十纳米左右的粒子并形成溶胶。以金属醇盐为前驱体的溶胶凝胶过程包括水解和缩聚两个过程。反应过程中的温度、浓度影响反应生成物的尺寸和结构,反应过程如下:

1) 水解反应

$$M(OR)_n + xH_2O \longrightarrow M(OH)(OR)_{n-x} + xROH$$

2) 缩聚反应

脱水缩聚:$-M-OH + OH-M \longrightarrow -M-O-M + H_2O$

脱醇缩聚:$-M-OR + OH-M \longrightarrow -M-O-M + ROH$

采用凝胶溶胶工艺制备薄膜的方法有浸渍法、转盘法、喷涂法等。浸渍法是将洗净的基片浸入预先制备好的溶胶中,然后以精确控制的均匀速度将基片平稳的从溶胶中提拉来,在黏度和重力作用下基片表面形成一层均匀的液膜,接着溶剂迅速蒸发,于是附着在基片表面溶胶迅速凝胶化而形成一层凝胶膜。转盘法是在均胶机上进行,将基片水平固定在均胶机上,滴管垂直于基片并固定在基片正上方,将准备好的溶胶液通过滴管在匀速旋转的基片上,在均胶机旋转产生的离心力的作用下溶胶迅速均匀地铺展在基片表面。喷涂法是将洗净的基片放到专用加热炉内,加热温度通常为350 ℃~500 ℃,然后用专用喷枪以一定的压力和速度将溶胶喷至热的基片表面形成凝胶膜,薄膜的厚度取决于溶胶的浓度、压力、喷枪的速度和喷涂时间。

4. 表面化学接枝法

材料表面通过共价键的形式将聚合物链的一端连接上,另一端背向沿着垂直于材料表面的方向伸展形成的排列紧密有序,类似于刷子状聚合物链的集合。

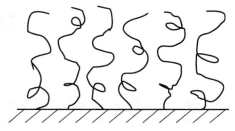

Tseng 等人应用 PEG 和 FNPA 反应合成 APN-PEG,然后次阿勇紫外光照射将 APN-PEG 接枝到玻璃上,经过这样修饰的玻璃表面对血小板吸附性大为下降,提高了表面的血液相容性。

Papra 等人将硅烷化的 PEG 接枝到 SiO_2 上,并且将硫醇化的 PEG 接枝到金属基上,通过分析发现,此方法提高了表面亲水性,并且降低了对血小板的吸附性。

图 6-19　表面化学接枝法示意

思考题

1. 画出非结晶性高聚物的热机械曲线(温度-形变曲线),并从分子运动的角度对曲线各阶段特征加以解释。

2. 医疗器械表面与生物相容性具有什么联系?

3. 什么是化学气相沉积? 气相沉积法的优点是什么?

4. 什么是溶胶凝胶法?

5. 生物材料降解有哪几种途径?

参 考 文 献

[1] Andrianov A K, Payne L G. Protein release from polyphosphazene matrices[J]. Advanced Drug Delivery Reviews, 1998, 31(3):185-196.

[2] Diane L. Hern, Hubbell J A. Incorporation of adhesion peptides into nonadhesive hydrogels useful for tissue resurfacing[J]. Journal of Biomedical Materials Research, 1998, 39(2):266-276.

[3] Dong K H, Hubbell J A. Synthesis of Polymer Network Scaffolds froml-Lactide and Poly(ethylene glycol) and Their Interaction with Cells[J]. Macromolecules, 1997, 30(20):6077-6083.

[4] Han D K, Park K D, Hubbell J A, et al. Surface characteristics and biocompatibility of lactide-based poly(ethylene glycol) scaffolds for tissue engineering[J]. Journal of Biomaterials Science Polymer Edition, 1998, 9(7):667-680.

[5] Hill B J. Selection of biomaterials for peripheral nerve regeneration using data from the nerve chamber model[J]. Biomaterials, 2004, 25(9):1593-1600.

[6] Huang S, Ingber D E. The structural and mechanical complexity of cell-growth control[J]. Nature Cell Biology, 1999, 5(1):131-138.

[7] Hwang M J, Suh J M, Bae Y H, et al. Caprolactonic poloxamer analog: PEG-PCL-PEG[J]. Biomacromolecules, 2005, 6(2):885-890.

[8] ISO 13356:2015. Implants for surgery-Ceramic materials based on yttria-stabilized tetragonal zirconia (Y-TZP)[M]. Geneva:International Organization for Standardization, 2015.

[9] ISO 6474—1:2010. Implants For Surgery-Ceramic Materials-Part 1: Ceramic Materials Based On High Purity Alumina[M]. Geneva:International Organization for Standardization, 2010.

[10] Jeong B, Kibbey M R, Birnbaum J C, et al. Thermogelling Biodegradable Polymers with Hydrophilic Backbones: PEG-g-PLGA[J]. Macromolecules, 2000, 33(22):8317-8322.

[11] Jeong B, Lee K M, Gutowska A, et al. Thermogelling biodegradable copolymer aqueous solutions for injectable protein delivery and tissue engineering[J]. Biomacromolecules, 2002, 4(3):865-868.

[12] Jeong B, You H B, Lee D S, et al. Biodegradable block copolymers as injectable drug-delivery systems[J]. Nature, 1997, 6645(388):860-862.

[13] Ju Y M, Ahn K D, Kim J M, et al. Physical Properties and Biodegradation of Lactide-based Poly (ethylene glycol) Polymer Networks for Tissue Engineering[J]. Polymer Bulletin, 2003, 50(1):107-114.

[14] Kidane A, Szabocsik J M, Park K. Accelerated study on lysozyme deposition on poly(HEMA) contact lenses[J]. Biomaterials, 1998, 22(19):2051-2055.

[15] Kokubo T. A/W glass-ceramic: processing and properties[M]. Singapore:World Scientific Publishing Company, 1993.

[16] Lee K Y, Mooney D J. Hydrogels for tissue engineering[J]. Chemical Reviews, 2001, 101(7):1869-1879.

[17] Lee K Y, Rowley J A, Eiselt P, et al. Controlling Mechanical and Swelling Properties of Alginate

Hydrogels Independently by Cross-Linker Type and Cross-Linking Density[J]. Macromolecules, 2000, 33(11):4291-4294.

[18] Li Q, Wang J, Shahani S, et al. Biodegradable and photocrosslinkable polyphosphoester hydrogel[J]. Biomaterials, 2006, 27(7):1027-1034.

[19] Liu D M. Bioactive glass-ceramic: formation, characterization and bioactivity[J]. Materials Chemistry & Physics, 1994, 36(3-4):294-303.

[20] Loty C, Sautier J M, Boulekbache H, et al. In vitro, bone formation on a bone-like apatite layer prepared by a biomimetic process on a bioactive glass-ceramic[J]. Journal of Biomedical Materials Research, 2000, 49(4):423-434.

[21] Luderer A A, Hahn E W. Glass-ceramic-mediated, magnetic-field-induced localized hyperthermia: response of a murine mammary carcinoma[J]. Radiation Research, 1983, 94(1):190-198.

[22] Marghussian V K, Mesgar S M. Effects of composition on crystallization behaviour and mechanical properties of bioactive glass-ceramics in the MgO-CaO-SiO_2-P_2O_5 system[J]. Ceramics International, 2000, 26(4):415-420.

[23] Marti A, Marti A. Inert Bioceramics(Al_2O_3, ZrO_2) for Medical Application, Injury[J]. Injury-international Journal of the Care of the Injured, 2001, 31(S4):33-6.

[24] Oguntebi B, Clark A, Wilson J. Pulp capping with Bioglass and autologous demineralized dentin in miniature swine[J]. Journal of Dental Research, 1993, 72(2):484-489.

[25] Oonishi H, Kushitani S, Yasukawa E, et al. Particulate bioglass compared with hydroxyapatite as a bone graft substitute[J]. Clinical Orthopaedics & Related Research, 1997, 334(1):316-325.

[26] Rattier, Buddy D, Hoffman, et al. Biomaterials Science: An Introduction to Materials in Medicine [J]. Journal of Clinical Engineering, 2003, 22(1):26.

[27] Rosenblum M A, Schulman A. A review of all-ceramic restorations[J]. Journal of the American Dental Association, 1997, 128(3):297-307.

[28] Shishido T, Clarke I C, Williams P, et al. Clinical and simulator wear study of alumina ceramic THR to 17 years and beyond[J]. Journal of Biomedical Materials Research Part B Applied Biomaterials, 2003, 67(1):638-647.

[29] Sous M, Bareille R, Rouais F, et al. Cellular biocompatibility and resistance to compression of macroporous β-tricalcium phosphate ceramics[J]. Biomaterials, 1998, 23(19):2147-2153.

[30] Stanley H R, Hall M B, Clark A E, et al. Using 45S5 bioglass cones as endosseous ridge maintenance implants to prevent alveolar ridge resorption: a 5-year evaluation[J]. International Journal of Oral & Maxillofacial Implants, 1997, 12(1):95-105.

[31] Vyu A, Eyu M, Batrakova E V, et al. Hypersensitization of multidrug resistant human ovarian carcinoma cells by pluronic P85 block copolymer[J]. Bioconjugate Chemistry, 1996, 7(2):209-216.

[32] Wang D A, Williams C G, Qiang L, et al. Synthesis and characterization of a novel degradable phosphate-containing hydrogel[J]. Biomaterials, 2003, 24(22):3969-3980.

[33] Wang J, Mao H Q, Leong K W. A novel biodegradable gene carrier based on polyphosphoester[J]. Journal of the American Chemical Society, 2001, 123(38):9480-9481.

[34] Wang J, Sun D D N, Yoshitsune Shinya A, et al. Stimuli-Responsive Hydrogel Based on Poly (propylene phosphate)[J]. Macromolecules, 2004, 37(2):670-672.

[35] Wang J, Zhang P C, Mao H Q, et al. Enhanced gene expression in mouse muscle by sustained release of plasmid DNA using PPE-EA as a carrier[J]. Gene Therapy, 2002, 18(9):1254-1261.

[36] Wang S, Lu L, Gruetzmacher J A, et al. Synthesis and characterizations of biodegradable and

crosslinkable poly(ε-caprolactone fumarate), poly(ethylene glycol fumarate), and their amphiphilic copolymer[J]. Biomaterials, 2006, 27(6):832-841.

[37] Wichterle O, Lím D. Hydrophilic gels for biological use[J]. Nature, 1960, 185:117-118.

[38] Yannas I V. Tissue and organ regeneration in Adults[M]. New York:Springer. 2001.

[39] Yoo J J, Kim Y M, Kang S Y, et al. ALUMINA-ON-ALUMINA TOTAL HIP ARTHROPLASTY [J]. Journal of Bone & Joint Surgery American Volume, 2005, 87(3):530-535.

[40] Zhang Y, Won C, Chu C. Synthesis and characterization of biodegradable hydrophobic-hydrophilic hydrogel networks with a controlled swelling property[J]. Journal of Polymer Science Part A Polymer Chemistry, 2000, 38(13):2392-2404.

[41] Zhao Z, Wang J, Mao H Q, et al. Polyphosphoesters in drug and gene delivery[J]. Advanced Drug Delivery Reviews, 2003, 55(4):483-499.

[42] Zhu J M, Beamish J A, Tang C, et al. Extracellular Matrix-like Cell-Adhesive Hydrogels from RGD-Containing Poly(ethylene glycol) Diacrylate[J]. Macromolecules, 2006, 39(4):1305-1307.

[43] 巴迪·D.拉特纳,艾伦·S.霍夫曼,弗雷德里克·J.舍恩,等. 生物材料科学:医用材料导论[M]. 北京:科学出版社,2011.

[44] 曾国庆,肖薇,黄占杰. 生物活性陶瓷基础研究及临床应用进展[J]. 中国骨与关节损伤杂志,1995(3):191-192.

[45] 陈兵,司徒朴,肖能坎,等. 块状羟基磷灰石人工骨隆鼻的实验研究及临床应用[J]. 中华整形外科杂志,1994(5):368-370.

[46] 陈芳,贾莉. 发泡法制备TCP陶瓷的工艺及其结构与性能研究[J]. 武汉理工大学学报:自然科学版,1995(4):140-142.

[47] 陈勤,李世普,何季平,等. 多孔β-TCP生物陶瓷骨内植入后的X射线能谱分析[J]. Acta Biochimica Et Biophysica Sinica, 1999(4):409-414.

[48] 储成林,朱景川,尹钟大,等. 致密羟基磷灰石(HA)生物陶瓷烧结行为和力学性能[J]. 功能材料,1999(6):606-609.

[49] 邓碧秋,王治君. 羟基磷灰石口腔临床应用初探[J]. 四川医学,2001,22(3):276-277.

[50] 付昆,李俊,周健强. 双极羟基磷灰石涂层人工股骨柄的临床应用[J]. 海南医学院学报,2002,8(2):93-94.

[51] 耿芳,石萍,杨大智. NiTi形状记忆合金在生物医用领域的研究进展[J]. 功能材料,2005,36(1):11-14.

[52] 龚树生,汪吉宝,师洪,等. 羟基磷灰石陶瓷人工听骨的临床应用[J]. 华中科技大学学报:医学版,1996(6):467-469.

[53] 顾汉卿,徐国风. 生物医用材料学[M]. 天津:天津科技翻译出版社,1993.

[54] 郭锦平,金博明,卜政园. 羟基磷灰石微粒人工骨植入治疗鞍鼻临床应用[J]. 黑龙江医学,1997(7):32-33.

[55] 韩健,曹秀杰. 炭纤维人工气管的研究[J]. 炭素技术,1996(6):6-9.

[56] 郝孝丽,龙剑平,林金辉. 镁基羟基磷灰石涂层生物复合材料的研究现状[J]. 中国非金属矿工业导刊,2011(4):7-11.

[57] 何曼君,张红东,陈维孝,等. 高分子物理[M]. 3版. 上海:复旦大学出版社,2007.

[58] 和峰,刘昌胜. 骨修复用生物玻璃研究进展[J]. 玻璃与搪瓷,2004,32(4):45-50.

[59] 侯向辉,陈强,喻春红,等. 碳/碳复合材料的生物相容性及生物应用[J]. 功能材料,2000,31(5):460-463.

[60] 黄晶晶,杨柯. 镁合金的生物医用研究[J]. 材料导报,2006,20(4):67-69.

[61] 黄占杰.磷酸钙陶瓷生物降解研究的进展[J].功能材料,1997(1):1-4.

[62] 金日光,华幼卿.高分子物理[M].4版.北京:化学工业出版社,2013.

[63] 赖琛,唐绍裘.生物陶瓷材料在生物材料中的应用[J].陶瓷工程,2000(6):41-43.

[64] 劳少琼.块状羟基磷灰石人工骨在颌面整形的应用[J].中国实用护理杂志,1994(2):27.

[65] 李立华.生物微晶玻璃研究的现状与展望[J].材料导报,1994(5):39-43.

[66] 李瑞,王青山.生物材料生物相容性的评价方法和发展趋势[J].中国组织工程研究,2011,29(15):5471-5474.

[67] 李声伟,王大章,彭泽勋,等.致密多晶羟基磷灰石微粒人工骨植入整复上颌齿槽突裂[J].华西口腔医学杂志,1987(3):145-149.

[68] 李世普.生物医用材料导论[M].武汉:武汉理工大学出版社,2000.

[69] 李顺林.复合材料工作手册[M].北京:航空工业出版社,1988.

[70] 李涛,张海龙,何勇,等.生物医用镁合金研究进展[J].功能材料,2013(20):2913-2918.

[71] 李霞,陈令富.生物活性玻璃及生物活性陶瓷研究进展[J].齐鲁工业大学学报:自然科学版,2000(2):42-45.

[72] 李秀云,秦永,崔荣国.炭石墨材料的生物机械性能和骨固定材料[J].炭素技术,2004,23(5):27-32.

[73] 李拥秋,袁支润.热解碳研究概况及其在生物医学领域中的应用[J].四川化工与腐蚀控制,2003,6(2):34-38.

[74] 李玉宝.生物医学材料[M].北京:化学工业出版社,2003.

[75] 梁芳慧.生物陶瓷及其在人体硬组织替代中的应用[J].中国材料进展,2000(6):23-25.

[76] 林启昭.高分子复合材料及其应用[M].北京:中国铁道出版社,1988.

[77] 马德柱,何平笙,徐种德,等.高聚物的结构与性能[M].北京:科学出版社,1995.

[78] 宁聪琴,周玉.医用钛合金的发展及研究现状[J].材料科学与工艺,2002,10(1):100-106.

[79] 戚孟春,由彦玲.羟基磷灰石在牙种植外科骨中的应用[J].医学理论与实践,2002,15(3):285-287.

[80] 阮建明,邹俭鹏,黄伯云.生物医用材料学[M].北京:科学出版社,2004.

[81] 舒畅.羟基磷灰石生物陶瓷人工听骨的临床应用[J].生物医学工程与临床,2003,7(1):14-15.

[82] 束红蕾,陈江.磷酸钙骨水泥的研究进展[J].口腔材料器械杂志,2000,9(4):226-228.

[83] 宋应亮.DICOR铸造玻璃陶瓷冠碎裂的研究[J].口腔医学,1996(1):51-52.

[84] 宋应亮.对铸造玻璃陶瓷在口腔修复前景的认识[J].医学与哲学,1995(11):606-607.

[85] 陶婉蓉,吴叙勤,张元民.高性能聚合物基复合材料[M].上海:上海科学技术出版社,1989.

[86] 王国建.高分子现代合成方法与技术[M].上海:同济大学出版社,2013.

[87] 王慧敏,秦晓梅.生物玻璃陶瓷可切削性能及测量的研究[J].机械设计与制造工程,1999(3):40-41.

[88] 王家伟.IPS-Empress陶瓷材料的研究概况[J].国际口腔医学杂志,1997(2):70-73.

[89] 王莉丽,王秀峰,丁旭,等.Ti/HA生物复合材料的研究进展[J].材料导报,2012,26(17):80-82.

[90] 王士斌,郑昌琼,冉均国,等.多孔β-磷酸三钙生物陶瓷的理化性能[J].化学工程与装备,1998(2):44-45.

[91] 魏月贞.复合材料[M].北京:机械工业出版社,1987.

[92] 吴熹,陈凡,马旺扣,等.新一代人工心脏瓣膜材料血液相容性的实验研究[J].江苏医药,2001,27(3):175-177.

[93] 奚廷斐.我国生物医用材料现状和发展趋势[J].中国医疗器械信息,2013,12(8):1-5.

[94] 熊党生.生物材料与组织工程[M].北京:科学出版社,2010.

[95] 熊信柏,李贺军,黄剑锋,等.医用碳材料对骨组织的响应及其生物活化改性[J].稀有金属材料与工程,2005,34(4):515-520.

[96] 薛朋飞,张菲,李岩,等.钛基形状记忆合金研究进展[J].稀有金属,2015(1):84-90.

[97] 闫玉华,许原. 可降解 β-$Ca_3(PO_4)_2$ 陶瓷的物化性能与生物性能[J]. 武汉工业大学学报:自然科学版,1995(4):116-119.

[98] 严尚诚,袁毓. 羟基磷灰石涂层人工股骨柄的临床应用[J]. 中华骨科杂志,1997(3):167-170.

[99] 杨飞,王身国. 中国生物医用材料的科研与产业化现状[J]. 新材料产业,2010(7):42-45.

[100] 杨柯,任玲,任伊宾. 医用不锈钢研究新进展[J]. 中国医疗器械信息,2012,18(7):14-17.

[101] 杨柯,任伊宾. 医用不锈钢的研究与发展[J]. 中国材料进展,2010,29(12):1-10.

[102] 杨为中. A-W 生物活性玻璃陶瓷的研究和发展[J]. 生物医学工程学杂志,2003,20(3):541-545.

[103] 俞耀庭,张兴栋. 生物医用材料[M]. 天津:天津大学出版社,2000.

[104] 张飙. 白榴石对牙科玻璃陶瓷强度的影响[J]. 北京口腔医学,1999(1):44-47.

[105] 张立德,牟季美. 纳米材料学[M]. 沈阳:辽宁科学技术出版社,1994.

[106] 张启焕,齐志涛,戴红莲,等. β-磷酸三钙陶瓷的制备及应用[J]. 佛山陶瓷,2004,14(11):4-7.

[107] 赵成如,夏毅然,史文红. 医用高分子材料在医疗器械中的应用[J]. 中国医疗器械信息,2006,12(5):9-16.

[108] 赵蕾. 羟基磷灰石的牙周骨缺损修复[J]. 上海口腔医学,1993,4(2):229-232.

[109] 赵士芳,王树人,严君烈. 种植体周骨缺损时羟基磷灰石颗粒植入的实验研究[J]. 中华口腔医学杂志,1998(6):353-354.

[110] 郑启新,杜靖远,朱通伯,等. 多孔磷酸三钙陶瓷人工骨修复儿童骨缺损[J]. 中华小儿外科杂志,1996(2):70-72.

[111] 郑启新,李世普. 多孔磷酸三钙陶瓷人工骨的研制及临床应用[J]. 同济医科大学学报,1990(6):382-385.

[112] 郑玉峰,李莉. 生物医用材料学[M]. 西安:西北工业大学出版社,2009.

[113] 郑玉峰,刘彬,顾雪楠. 可生物降解性医用金属材料的研究进展[J]. 材料导报,2009,23(1):1-6.

[114] 郑岳华,侯小妹,杨兆雄. 多孔羟基磷灰石生物陶瓷的进展[J]. 硅酸盐通报,1995(3):20-24.

[115] 周敏,杨觉明,周建军,等. 玻璃陶瓷的研究与发展[J]. 西安工业大学学报,2001,21(4):343-348.

[116] 周爽英,沙月琴,张刚. 应用纯相 β-磷酸三钙治疗牙周炎骨病损的临床观察[J]. 现代口腔医学杂志,2005,19(1):29-30.

[117] 资文华,陈庆华,缪松兰,等. 羟基磷灰石生物陶瓷的研究状况及发展趋势[J]. 中国陶瓷工业,2003,10(1):38-43.

[118] 左健,王立锋. 医用碳纤维的拉曼散射[J]. 光谱学与光谱分析,1995(1):37-38.